Chan (Hrsg.)
Praktische Notfall-Radiologie

Verlag Hans Huber
Programmbereich Medizin

HUBER

Bücher aus verwandten Sachgebieten

Voegeli
Praktische Thoraxradiologie
5. Aufl. 2009. ISBN 978-3-456-84702-3

Voegeli
Praktische Skelettradiologie
4. Aufl. 2005. ISBN 978-3-456-84227-1

Roth
Strahlenschutz in der Medizin
Praktische Anleitung zum Strahlenschutz in Röntgendiagnostik, Nuklearmedizin und Strahlentherapie
2008. ISBN 978-3-456-84537-1

Dobbertin/Dierkesmann/Kohlhäufl
Lehrbuch und Atlas der Bronchoskopie
Geschichte, Techniken, Krankheitsbilder
2. Aufl. 2008. ISBN 978-3-456-84489-3

Schmitz
Notarzt-Einsatz!
Ein Spielebuch für (angehende) Notärzte
2010. ISBN 978-3-456-84777-1

Otto Chan
(Herausgeber)

Praktische Notfall-Radiologie

Aus dem Englischen von Markus Vieten

Verlag Hans Huber

Die Originalausgabe erschien 2007 unter dem Titel
ABC of Emergency Radiology, 2nd ed., bei BMJ Books, Oxford.

Lektorat: Dr. Klaus Reinhardt
Herstellung: Nadia Laouini
Umschlag: Claude Borer, Basel
Bildnachweis Umschlag: Bild rechts: iStockphoto
Druckvorstufe: Kösel, Krugzell
Druck und buchbinderische Verarbeitung: Kösel, Krugzell
Printed in Germany

Bibliografische Information der Deutschen Nationalbibliothek
Die Deutsche Nationalbibliothek verzeichnet diese Publikation in der Deutschen Nationalbibliografie; detaillierte bibliografische Daten sind im Internet über http://dnb.d-nb.de abrufbar.

Anregungen und Zuschriften an:
Verlag Hans Huber
Lektorat Medizin
Länggass-Strasse 76
CH-3000 Bern 9
Tel.: 0041 (0)31 300 4500
Fax: 0041 (0)31 300 4593
verlag@hanshuber.com
www.verlag-hanshuber.com

1. Auflage 2010

ISBN 978-3-456-84829-7

Inhalt

Autoren 7

Vorwort 9

1. Allgemeines zum Trauma *(Lee F. Rogers)* 11

2. Grundlagen der Röntgenbildbefundung *(Otto Chan und Robin Touquet)* 15

3. Hand *(Otto Chan und Tudor H. Hughes)* 25

4. Handgelenk *(Otto Chan, Carolin C. Parlier-Cuau und Ali Naraghi)* 30

5. Ellbogen *(Gerald de Lacey und Otto Chan)* 38

6. Schulter *(May-ai Seah, David A. Elias und Otto Chan)* 47

7. Becken und Hüfte *(James A. S. Young, Jeremy W. R. Young und Otto Chan)* 55

8. Knie *(Rashika Fernando, David A. Elias und Otto Chan)* 65

9. Knöchel *(Paul McAlinden und James Teh)* 74

10. Fuß *(Peter Renton, Muaaze Ahmad und Otto Chan)* 82

11. Thorax *(Ali Naraghi und Otto Chan)* 90

12. Abdomen *(Niall Power, Tim Fotheringham und Otto Chan)* 100

13. Kopf *(Amrish Mehta und Otto Chan)* 111

14. Gesicht *(Simon Holmes, Laurence H. Berman und Otto Chan)* 126

15. Halswirbelsäule *(Clint W. Sliker und Kathirkamanathan Shanmuganathan)* 135

16. Brust- und Lendenwirbelsäule *(Roger N. Bodley, Andreas Koureas und Otto Chan)* 145

17. Pädiatrische Notfallradiologie *(Marina J. Easty und Rosy Jalan)* 153

18. Lebensbedrohliches Trauma *(Otto Chan, Alastair Wilson und Michael Walsh)* 164

Sachregister 169

Autoren

Muaaze Ahmad Consultant Muscoloskeletal Radiologist, Barts and The Royal London NHS

Laurence H Berman Ultrasound Consultant, Addenbrooke's Hospital, Cambridge

Roger N Bodley Consultant Radiologist, Stoke Mandeville Hospital, Buckinghamshire

Otto Chan Consultant Radiologist, The London Independent Hospital, London

Gerald de Lacey Consultant Radiologist, Radiology Red Dot Courses, London

Marina J Easty Consultant in Paediatric Radiology, Great Ormond Street Hospital, London

David A Elias Consultant Radiologist, King's College Hospital, London

Rashika Fernando Specialist Registrar in Diagnostic Radiology, King's College Hospital, London

Tim Fotheringham Consultant Interventional Radiologist, The Royal London Hospital, London

Simon Holmes Consultant Maxillofacial Surgeon, The Royal London Hospital, London

Tudor H Hughes Associate Professor of Radiology, University of California San Diego, USA

Rosy Jalan Consultant Paediatric Radiologist, Royal London Hospital, London

Andreas Koureas Lecturer, University of Athens, Athens, Greece

Paula McAlinden Consultant Radiologist, Royal Bournemouth Hospital, Bournemouth

Amrish Mehta Consultant Neuroradiologist, Charing Cross Hospital, London

Ali Naraghi Assistant Professor of Radiology, Mount Sinai Hospital and University Health Network, University of Toronto, Toronto, Canada

Caroline C Parlier-Cuau Hôpital Lariboisière, Paris, France

Niall Power Consultant Radiologist, Royal London Hospital, London

Peter Renton (deceased) Formerly Consultant Radiologist, University College Hospital London

Lee F Rogers Professor, University of Arizona Health Sciences Center, Tucson, Arizona, USA

May-ai Seah Specialist Registrar in Diagnostic Radiology, King's College Hospital, London

Kathirkamanathan Shanmuganathan Professor, Department of Diagnostic Radiology, University of Maryland School of Medicine, Baltimore, USA

Clint W Sliker Assistant Professor, University of Maryland Medical School, Baltimore, USA

James Teh Consultant Radiologist, Nuffield Orthopaedic Centre, Oxford

Robin Touquet Consultant in Emergency Medicine, St Mary's Hospital, London

Michael Walsh Consultant Trauma and Vascular Surgeon, The Royal London Hospital, London

Alastair Wilson Consultant in Accident and Emergency, The Royal London Hospital, London

James AS Young Specialist Registrar in Radiology, Barts and The Royal London NHS Trust, London

Jeremy WR Young DISC Imaging, Mount Pleasant SC United States

Vorwort

Die diagnostische Bildgebung hat in den vergangenen 20 Jahren dramatische technische Fortschritte gemacht, doch bleibt die konventionelle Röntgenaufnahme aufgrund ihrer raschen Verfügbarkeit und Befundung die Hauptstütze eines erfolgreichen Erstmanagements kranker oder traumatisierter Patienten in der Notaufnahme.

In einer Notaufnahme kann man praktisch allen Krankheiten und Verletzungen, die es gibt, begegnen. So ist auch das für eine zufriedenstellende Erstbehandlung der Patienten erforderliche Wissen enorm. Unglücklicherweise werden die meisten dieser Patienten initial von relativ unerfahrenen Medizinern, Studenten und Pflegenden gesehen, denen es oft auch an der notwendigen Übung bei der Befundung konventioneller Röntgenaufnahmen mangelt. Die schnelle und sorgfältige Befundung dieser Aufnahmen ist jedoch häufig der Schlüssel zu einer raschen und adäquaten Behandlung der Notaufnahmepatienten. Obwohl Sicherheitsstrukturen vorhanden sind, ist der Radiologe doch zum Zeitpunkt der Vorstellung, wenn er am dringendsten benötigt wird, oft nicht anwesend. Das anwesende medizinische Personal muss somit in der Lage sein, die Aufnahmen im Hinblick auf eine rasche, gründliche und effektive Behandlung zu interpretieren und Befundungsfehler, ungeeignete Behandlungen und die daraus möglicherweise erwachsenden rechtlichen Konsequenzen zu vermeiden. Die Autoren dieses Bandes haben einen einfachen und logisch aufgebauten Ansatz gewählt, mit dessen Hilfe man sich Schritt für Schritt auf den Weg durch die Befundung eines Röntgenbildes begibt. Das Buch ist nach anatomischen Regionen aufgebaut, denen noch je ein Kapitel zur Pädiatrie und zum schweren Trauma folgt. Die Kapitel beginnen jeweils mit den röntgenanatomischen Grundlagen. Es folgen die Beschreibung der Standardaufnahmen und ein einfaches systematisches Befundungsschema (ABC) und eine kurze Darstellung der Anomalien sowie eine Zusammenfassung.

Das Buch bietet einen einfachen und prägnanten Ansatz zur Befundung konventioneller Röntgenaufnahmen. Für Studenten, Assistenzärzte und Fachärzte jeder Richtung, die in einer Notaufnahme Dienst tun, und besonders für Radiologen dürfte das Buch eine große Hilfe sein.

Otto Chan

Meiner Familie

1 Allgemeines zum Trauma

Lee F. Rogers

Das Trauma stieß in der Medizin lange Zeit als Studien- und Forschungsgegenstand auf kein großes Interesse. Heute wird die Morbidität und Mortalität durch Traumen stärker wahrgenommen und die enormen gesellschaftlichen Kosten der initialen Behandlung sowie der Nachsorge und Rehabilitation statistisch erfasst. Die Zahlen sind sehr hoch, und das Trauma ist jetzt auf allen Ebenen im Bewusstsein von Ärzteschaft und Gesellschaft angelangt. Es hat letztendlich die Aufmerksamkeit erlangt, die es verdient.

1966 zeigte die Veröffentlichung des wichtigen Weißbuches «Accidental death and disability – the neglected diesease of modern society» der amerikanischen National Academy of Sciences die gesamten Folgen auf, die von einem Trauma ausgehen können, was zu grundlegenden Veränderungen führte. Es entstanden Richtlinien für die Einrichtung regionalisierter Traumazentren, die in weiten Teilen der USA übernommen wurden. Anderson et al. führten eine ähnliche Untersuchung in Großbritannien durch, welche dort ebenfalls grundlegende Veränderungen des Traumamanagements auslöste. Große Bedeutung erlangte die Einführung des ATLS-Trainings (advanced trauma life support). Dort, wo die Trainings eingeführt wurden, verbesserten spezialisierte Traumazentren spürbar die Versorgung traumatisierter Patienten. Forschungen zum Trauma sind unerlässlich, weil sie sich direkt auf die Lebensqualität von Unfallopfern auswirken und eine große Bedeutung für die Behandlungskosten haben (alleine in den USA über 20 Mrd. $).

> **Traumen:**
>
> - sind häufig
> - tragen erheblich zu Morbidität und Mortalität bei
> - verursachen hohe Behandlungskosten.
>
> Die Vorbeugung und Verringerung von Unfällen trägt sowohl zur Lebensqualität als auch zur Verringerung der Gesundheitsausgaben entscheidend bei.

Traumaepidemiologie

Ein Trauma kann jeden Menschen jederzeit treffen. Zu Knochenbrüchen kann es bei praktisch aller Aktivitäten kommen. Die Wahrscheinlichkeit eines Bruches hängt von der Art der Betätigung ab, und niemand ist davor gefeit, unabhängig von Alter, Geschlecht, Aktivität und körperlicher Verfassung. Ein Trauma ereignet sich plötzlich und unerwartet. Im besten Fall führt ein Trauma zu geringen Unannehmlichkeiten, im schlimmsten Fall zum Tode. Vor dem Ereignis kann der Betroffenen sich bester Gesundheit erfreut haben, und im nächsten Moment kann sein Leben am seidenen Faden hängen. Niemanden verwundert es, dass kriminelle Aktivitäten, Anschläge oder Schlägereien zu Skelettverletzungen führen können, aber tatsächlich ist keine menschliche Aktivität ohne Risiko, und sogar banale alltägliche Tätigkeiten zuhause, bei der Arbeit oder beim Spiel bergen ein gewisses Risiko.

Bei repetitiven Aktivitäten im industriellen Umfeld ist das Risiko per se erhöht, und es lassen sich präventive Maßnahmen ergreifen, welche die Unfallinzidenz verringern. In anderen Situationen konnte man wirksame präventive Maßnahmen einführen, die dann aber nur teilweise angenommen wurden. Es hat lange gedauert, bis Gesetze zur Geschwindigkeitsbegrenzung (Abb. 1-1), zum Verbot von Alkohol am Steuer und zur Gurtpflicht verabschiedet worden waren, und immer noch missachten viele Menschen diese Gesetze und stellen somit eine Gefahr für sich und ihre Mitmenschen dar.

> Motorradfahrer haben ein 13-mal höheres Risiko, im Straßenverkehr ums Leben zu kommen, als Autofahrer, auch wenn sich wiederholt gezeigt hat, dass das Tragen von Helmen zur Verringerung von Verletzungen, Behinderungen und Todesfällen bei Motorradfahrern führt.

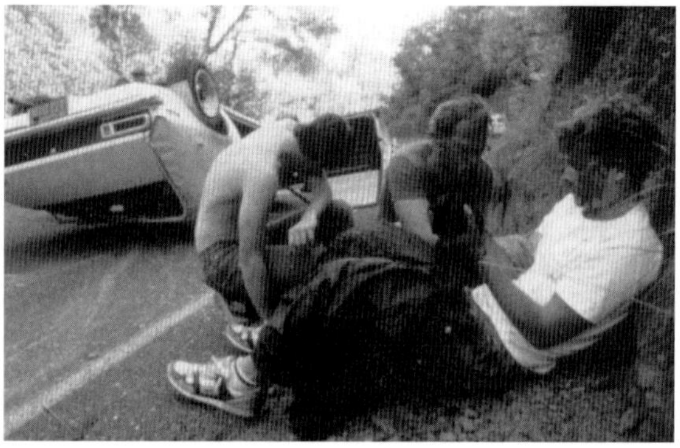

Abbildung 1-1: Verletzungen und Todesfälle im Zusammenhang mit überhöhter Geschwindigkeit sind zu einer regelrechten Epidemie geworden (mit freundlicher Genehmigung von Peter Menzel, Science Photo Library).

Häufigkeit und Verteilung von Frakturen

Die Lokalisierung, die Art und die Anzahl der Frakturen hängen vom Alter des Betroffenen, von der Art und Schwere des Traumas und vom Zustand des Skeletts ab.

Die Aktivität, während derer eine Person einen Unfall erleidet, steht im Zusammenhang mit dem Alter. Junge Menschen werden wahrscheinlich beim Spiel oder sportlichen Aktivitäten verletzt. Erwachsene Personen im Alter zwischen 20 und 50 Jahren werden eher in einem Fahrzeug oder bei der Arbeit zum Unfallopfer. Stürze sind bei älteren Menschen häufiger die Ursache von Verletzungen als etwa Verkehrsunfälle. Viele ältere Menschen sitzen überwiegend, sind oft von Osteoporose betroffen und werden mit größerer Wahrscheinlichkeit durch einen Sturz bei normalen Aktivitäten verletzt wie z. B. beim Gehen, Treppensteigen, von der Bordsteinkante steigen oder bei Aktivitäten im Badezimmer.

> Das Skelett ist schwach, wenn es noch unreif ist, am stärksten im Erwachsenenalter und wieder schwach im fortgeschrittenen Alter. Unabhängig vom Alter wird das Skelett durch Krankheiten (Metastasen, Polyarthritis) oder durch Hormonstörungen bei Nierenerkrankungen, Rachitis, Skorbut, Cushing-Krankheit, Diabetes mellitus oder exogener Steroidzufuhr geschwächt.

Trauma mit Todesfolge

In der zivilisierten Welt sind Verletzungen die häufigste Ursache für Todesfälle bis nach der Hälfte der erwarteten Lebensspanne (zwischen 1 und 43 Jahren, Abb. 1-2). Das Trauma ist insgesamt die vierthäufigste Todesursache nach Herzinfarkt, Krebs und Apoplexie. Jedes Jahr sterben in den USA 150 000 Menschen jeden Alters infolge eines Traumas, wovon etwa ein Drittel auf Verkehrsunfälle zurückzuführen sind (Abb. 1-3). Verkehrsunfälle sind wiederum die häufigste Todesursache im Alter zwischen 5 und 34 Jahren.

Die Weltgesundheitsorganisation (WHO) hat geschätzt, dass im Jahr 2000 weltweit 1,26 Millionen Menschen durch Verkehrsunfälle ums Leben kamen. Traumen lassen alle anderen Ursachen für Todesfälle bei Kindern und jungen Erwachsenen zahlenmäßig weit hinter sich. Beinahe die Hälfte aller Todesfälle US-amerikanischer Kinder ist die Folge eines Traumas. Unfälle mit Autos und Kindern auf der Straße sind die häufigste Ursache für multiple Verletzungen bei Kindern. Mit weitem Abstand folgen dann Unfälle mit Kindern als Fahrzeuginsassen, Unfälle mit Kindern auf Fahrrädern, Unfälle mit Autos und Motorrädern und Stürze aus großer Höhe. Kinder überleben multiple Verletzungen eher als Erwachsene.

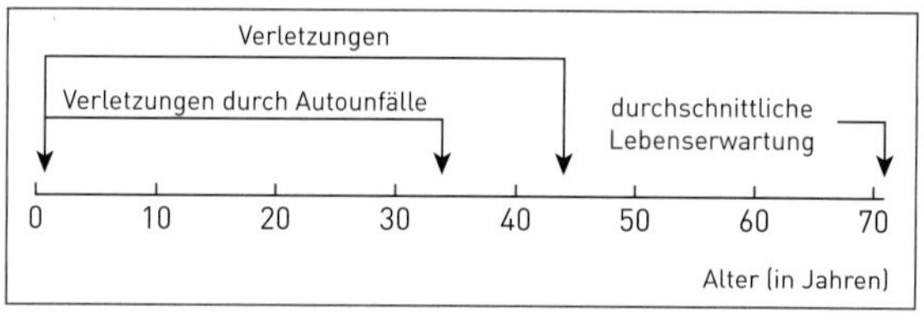

Abbildung 1-2: Zeitraum, in dem in den USA Verletzungen die häufigste Todesursache sind (nach Baker SP: Injuries – the neglected epidemic. Stone Lecture 1985. American Trauma Society Meeting. J Trauma 1987; 27, 343).

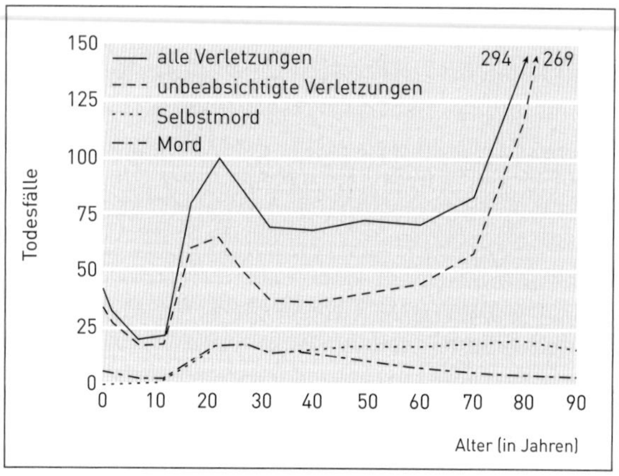

Abbildung 1-3: Todesraten in den USA bei Verletzungen im Verhältnis zum Alter (1930 – 1980) (nach Baker SP: Injuries – the neglected epidemic. Stone Lecture 1985. American Trauma Society Meeting. J Trauma 1987; 27, 343).

Die Todesrate für Personen insgesamt, die multiple Verletzungen erleiden, liegt bei 10 bis 25 %. Menschen über 70 sind von Unfällen schwerer betroffen als Personen anderer Altersgruppen. Das Trauma ist die fünfthäufigste Todesursache bei Menschen über 65 Jahre. Obwohl sich Personen dieser Altersgruppe mit geringerer Wahrscheinlichkeit eine Verletzung zuziehen als jüngere Menschen, sterben ältere mit größerer Wahrscheinlichkeit an ihren Verletzungen. Bei älteren Menschen ist die Mortalität nach Unfällen fünfmal höher als bei jungen Menschen.

Eingangsuntersuchung verletzter Personen

Die ersten beiden Schritte bei der Versorgung verletzter Personen sind eine gründliche Anamnese und die körperliche Untersuchung (Abb. 1-4). Die Untersuchung der Atemwege und die Prüfung auf einen möglichen Schockzustand, auf Blutungen und auf offene Wunden sind essenziell. Auf all diesen Gebieten müssen ggf. sofortige Gegenmaßnahmen getroffen werden. Frakturen werden vermerkt und geschient. Dies erleichtert den Umgang mit dem Patienten und vermindert die Morbidität bei schwer verletzten Patienten.

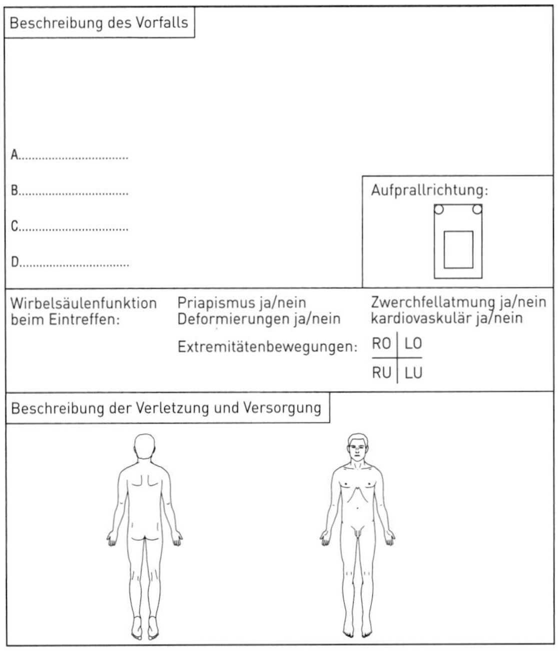

Abbildung 1-4: Bei der Erhebung der Anamnese lässt sich in einem einfachen anatomischen Diagramm mit einem Stift oder Kuli deutlich anzeigen, wo der Patient Schmerzen hat, was äußerst hilfreich ist. Diese Figur stammt von einem Patientenfragebogen der Besatzung eines Einsatzfahrzeugs.

Die körperliche Untersuchung komatöser oder polytraumatisierter Patienten (nicht selten bei Unfallopfern) gestaltet sich schwierig, da der Patient nicht kooperieren und nicht auf Fragen antworten kann. Dadurch können Verletzungen leichter übersehen werden, was die Bedeutung der bildgebenden Diagnostik erhöht.

Die Röntgenuntersuchung sollte nie als Ersatz für die Anamnese oder die körperliche Untersuchung herangezogen werden. Schwere Verletzungen können selbst dann vorliegen, wenn sie nicht auf dem Röntgenbild erkannt werden.

> Für den Patienten kann es so aussehen, als sei das Wichtigste für die Mitarbeiter in der Notaufnahme die Beschäftigung mit Formularen, Versicherungsnachweisen und einer Menge anderer Dinge, die nichts mit den Verletzungen des Patienten zu tun haben. Jeden Arzt sollte es angehen, wenn die bürokratischen Anforderungen scheinbar – oder wirklich – immer wichtiger werden im Verhältnis zur Untersuchung und Behandlung des Patienten.

Bildgebende Verfahren in der Beurteilung verletzter Personen

Die erfolgreiche Behandlung von Skelettverletzungen beginnt mit der exakten Diagnose. Erforderlich dafür sind eine sorgsame Anamnese, eine gründliche körperliche Untersuchung sowie die Sicherstellung der hämodynamischen Stabilität des Patienten.

> Die Röntgenuntersuchung darf nie ein Ersatz für die Anamnese und körperliche Untersuchung des Patienten sein.

Dann kommt die akkurate Durchführung und sorgfältige Befundung von Röntgenbildern. Dazu werden die Standardaufnahmen gewählt, da sie die meisten Auffälligkeiten zu Tage fördern. Hält man sich nicht an diese Standardaufnahmen, erhöht sich das Risiko, etwas zu übersehen und eine Fehldiagnose zu stellen.

Eine Röntgenuntersuchung zum Ausschluss von Skelettverletzungen in einer beliebigen Körperregion darf niemals nur in einer Ebene erfolgen. Die minimale Anforderung sind zwei senkrecht zueinander stehende Ebenen. Die Röntgendiagnostik der Gelenke erfordert zum Ausschluss von Frakturen und Dislokationen zusätzliche Schrägaufnahmen. Schwer traumatisierte Patienten werden einer CT zugeführt, um Verletzungen des ZNS, der Herzregion, des Thorax und der Baucheingeweide zu erkennen oder auszuschließen sowie um mögliche Verletzungen des Gesichtskeletts, der Wirbelsäule und des Beckens zu finden.

Die Beurteilung des Röntgenbildes (oder eines anderen bildgebenden Verfahrens) durch einen Mediziner oder Radiologen wird durch geeignete anamnestische Angaben auf dem Anforderungsschein erheblich erleichtert. Die anamnestischen Angaben für den Radiologen können leider auch oberflächlich, unvollständig oder sogar irreführend sein. Das Fehlen guter anamnestischer Angaben beeinträchtigt die Auswertung der Bilder. Die Anamnese sollte präzise aufführen, wo der Patient Schmerzen verspürt, und den klinischen Eindruck wiedergeben, z. B: «Schmerzen in der Tabatière, Ausschluss einer Navikularefraktur». Das Wissen um die Schmerzlokalisation lenkt die Aufmerksamkeit auf das Gebiet mit der primären klinischen Relevanz und bewahrt den Radiologen vor fraglichen Befunden an anderen Stellen der Aufnahme, die keine klinische Bedeutung haben.

Verletzungen wiederholen sich, d. h. in jeder anatomischen Region gibt es häufigere und seltenere Verletzungen. Bei der Befundung von Aufnahmen von Traumapatienten sollten einem die häufigsten Verletzungen jeder Region geläufig sein, die dann an diesen speziellen Stellen ausgeschlossen werden sollten. So sollte z. B. bei Schmerzen im Handgelenk beim Heranwachsenden die epiphyseale distale Radiusfraktur ausgeschlossen werden, beim jungen Erwachsenen die Kahnbein- und die Dreiecksbeinfraktur und bei älteren Personen die Colles-Fraktur.

Weichteilsymptome, die auf eine zugrunde liegende Knochen- und Gelenkverletzung hinweisen, werden gesondert identifiziert oder ausgeschlossen. Dazu gehören das Fettpolsterzeichen in der Ellbogenregion, das für eine Hämarthrose spricht, und das Fett-Flüssigkeit-Zeichen am Kniegelenk, das den Arzt auf eine intraartikuläre Kniegelenksfraktur hinweist.

Zusammenfassung:

- Traumatische Verletzungen kommen in jedem Alter vor und sind bei Kindern und jungen Erwachsenen die häufigste Todesursache.
- Bildgebende Verfahren haben eine Schlüsselrolle für die Untersuchung und Behandlung von verletzten Menschen.
- Die umgehende und exakte Identifizierung von Verletzungen gewährleistet eine angemessene Behandlung und verringert somit die Morbidität und Mortalität unter den Verletzten, was ein lohnendes Ziel für all diejenigen ist, die mit der Versorgung von Unfallopfern betraut sind.

2 Grundlagen der Röntgenbildbefundung

Otto Chan und Robin Touquet

In der Notfallmedizin treffen nicht selten junge und unerfahrene Ärzte auf kritisch kranke Patienten – eine gefährliche Kombination mit potenziell ernsten Konsequenzen. Die Menge der für eine adäquate Versorgung dieser Patienten erforderlichen Informationen ist ungeheuer, da praktisch jeder Zustand möglich ist. Die Schwierigkeiten vervielfachen sich, weil bei vielen Patienten Röntgenbilder erforderlich sind. Diese Aufnahmen werden dann von relativ unerfahrenen und häufig müden Ärzten befundet, die darin nur wenig Übung haben.

Die Zweierregeln

Die Zweierregeln sind eine einfache Sammlung von Richtlinien. Die meisten Regeln dürften einleuchtend sein und manche beziehen sich auf spezifische Probleme, doch helfen diese Grundsätze bei der Vermeidung von Befundungsfehlern und beim Patientenmanagement.

Zehn einfache Zweierregeln:

1. zwei Aufnahmen – eine Aufnahme ist eine Aufnahme zu wenig
2. zwei Gelenke – Aufnahmen des Gelenks oberhalb und unterhalb eines langen Knochens
3. zwei Seiten – Vergleich mit der Gegenseite (nur in schwierigen Fällen)
4. zwei Anomalien – nach einer zweiten Abweichung suchen
5. zwei Gelegenheiten – Vergleich mit Voraufnahmen (besonders bei Thoraxaufnahmen)
6. zwei Durchgänge – Wiederholung der Aufnahme nach einer Behandlung oder nach einem zeitlichen Intervall
7. zwei Meinungen – Zweitmeinung von Kollegen einholen oder Red-Dot-System nutzen
8. zwei Dokumentationen – Notierung klinischer und radiologischer Befunde
9. zwei Spezialisten – Einholen eines formalen radiologischen Befundes
10. zwei Untersuchungen – Berücksichtigung anderer Verfahren wie Ultraschall, CT, MRT und Knochenszintigraphie

Regel 1
Zwei Aufnahmen

Nach Möglichkeit sollten die beiden Aufnahmeebenen senkrecht aufeinander stehen (Tab. 2-1). Diese Regel gilt für praktisch alle Röntgenaufnahmen, ausgenommen für Thorax-, Abdomen- und Beckenaufnahmen. Manchmal ist eine Anomalie auf der ersten Aufnahme kaum oder überhaupt nicht sichtbar (Abb. 2-1).

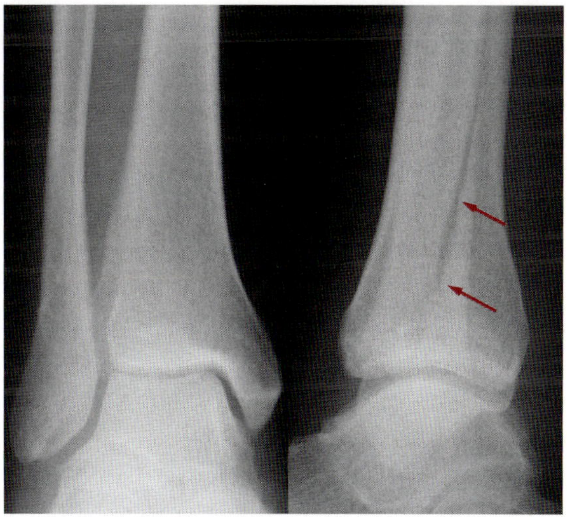

Abbildung 2-1: Regel 1: a.-p.- (links) und Seitaufnahmen des rechten Knöchels (rechts). Die a.-p.-Aufnahme wurde als unauffällig angesehen, während die Seitaufnahme eine dislozierte schräge Fibulafraktur zeigt (Pfeile).

Tabelle 2-1: Übliche Aufnahmerichtungen

Ort	Aufnahme	Anmerkung
Finger	anteroposterior und lateral	
Hand	anteroposterior und schräg	
Handgelenk	anteroposterior und lateral	vier Aufnahmen bei Verdacht auf Kahnbeinfraktur
Ellbogen	anteroposterior und lateral	zusätzliche Aufnahmen bei nachweisbarem Fettpolster
Schulter	anteroposterior und Y-Aufnahme	
Becken und Sakrum	anteroposterior	Steißbeinaufnahmen selten erforderlich
Hüfte	anteroposterior und schräg	anteroposterior beider Hüften und schräg oder lateral der verletzten Hüfte
Knie	anteroposterior und lateral	lateral im horizontalen Strahlengang
Knöchel	anteroposterior und lateral	a.-p.-Aufnahme des OSG in Innenrotation (sog. Mortice View) bei Trauma
Fuß und Zehen	anteroposterior und schräg	
HWS	anteroposterior, lateral und Zielaufnahme des Dens axis	die Lateralaufnahme muss C7/Th1 zeigen (anderenfalls CT)
BWS und LWS	anteroposterior und lateral	
Thorax	posteroanterior aufrecht oder anteroposterior	bei Trauma auch anteroposterior in Rückenlage
Abdomen	anteroposterior in Rückenlage	aufrechte anteroposterior Thoraxaufnahme hilfreich
Kopf	CT	reine Schädelaufnahmen sind selten indiziert
Gesicht	okzipitomental und 30° okzipitomental	posteroanterior oder 20° posteroanterior
Unterkiefer	anteroposteriore Aufnahme und Orthopantomogramm	wenn kein Orthopantomogramm verfügbar Schrägaufnahme
Fremdkörper	anteroposterior und lateral oder tangential	Metallmarker an der Eintrittsstelle; zunächst Ultraschall oder CT erwägen

Regel 2

Zwei Gelenke

Fertigen Sie Aufnahmen des Gelenks oberhalb und unterhalb eines langen Knochens an. Dies bezieht sich besonders auf Mittelschaftverletzungen des Unterarms (Radius und Ulna) und des Unterschenkels (Tibia und Fibula, Abb. 2-2). Manchmal gibt es in dem Gelenk ober- oder unterhalb der offensichtlichen Fraktur weitere diskrete Verletzungen.

Regel 3

Zwei Seiten

In seltenen Fällen ist die Anomalie schwer zu identifizieren und der Vergleich mit der Gegenseite hilfreich, was am ehesten bei Kindern vorkommt (Abb. 2-3). Man sollte immer eine zweite Meinung einholen, bevor man eine weitere Röntgenaufnahme anfordert, weil sie für den Patienten eine zusätzliche Strahlenbelastung darstellt (was im Hinblick auf Kinder von besonderer Bedeutung ist).

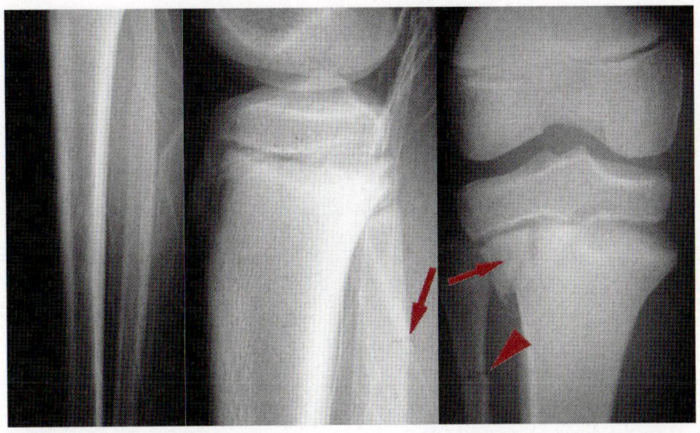

Abbildung 2-2: Regel 2: a.-p.-Aufnahme des rechten Beins (links), Seitaufnahme des rechten Knies (Mitte) und a.-p.-Aufnahme des rechten Knies (rechts). Zu sehen ist eine Salter-Harris-Verletzung Typ II – die proximale Metaphyse der Tibia ist frakturiert mit Ablösung und Dislokation der Epiphysenfuge sowie nicht dislozierter Fibulafraktur (Pfeilspitze).

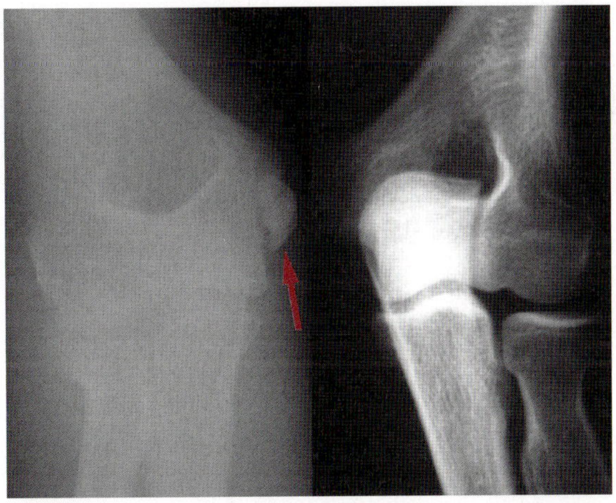

Abbildung 2-3: Regel 3: a.-p.-Aufnahme des rechten Ellbogens (links) und a.-p.-Aufnahme des linken Ellbogens (rechts). Am rechten Ellbogen ist ein pseudarthrotischer, abgerissener rechter medialer Epikondylus erkennbar (Pfeil). Die Verletzung wird im Vergleich zur unauffälligen linken Seite mit verschmolzenen Epiphysen erkennbar.

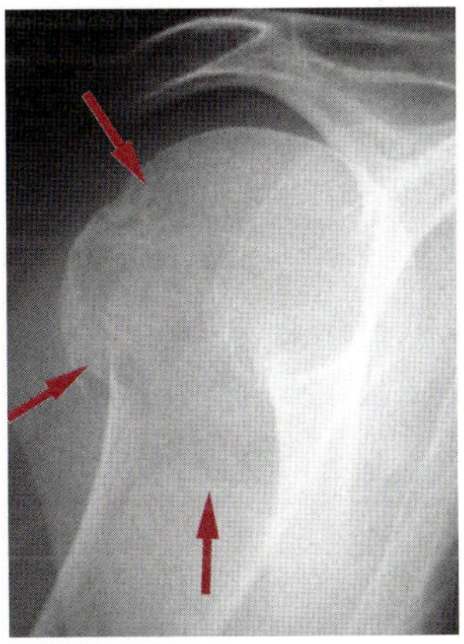

Abbildung 2-4: Regel 4: a.-p.-Aufnahme des rechten Humerus mit pathologischer Fraktur aufgrund einer lytischen Metastase (Pfeil).

Regel 4

Zwei Anomalien

Hören Sie nicht mit der Befundung auf, wenn Sie eine Anomalie gefunden haben. Es könnte eine zugrunde liegende prädisponierende Ursache für die Fraktur geben (pathologische Fraktur, Abb. 2-4) oder einen nicht im Zusammenhang stehenden Zufallsbefund (z. B. solitäres Enostom, «Knocheninsel»).

Regel 5

Zwei Gelegenheiten

Wenn Voraufnahmen zur Verfügung stehen, sollten Sie stets die Gelegenheit nutzen, sich diese anzusehen. Das gilt besonders für Thoraxaufnahmen, weil Voraufnahmen einen Hinweis darauf geben, ob die Befunde in der jüngeren Aufnahme alt oder neu sind (Abb. 2-5). Ähnlich verhält es sich bei knöchernen Anomalien, besonders wenn der Verdacht auf eine Osteomyelitis oder eine septische Arthritis besteht, denn hier sind Voraufnahmen entscheidend für die Frühdiagnose (Abb. 2-6).

Regel 6

Zwei Durchgänge

Wiederholen Sie immer nach einer Behandlung die Aufnahmen, besonders nach einer Operation, nach einer gegipsten Fraktur, nach einer Reposition oder nach einer Fremdkörperentfernung (Abb. 2-7).

Manchmal sollte ein Patient nach einer bestimmten Zeit für eine erneute Aufnahme wiederkommen, um zu sehen, ob die Anomalie verschwunden, schlimmer geworden oder unverändert geblieben ist. Typischerweise kommt dies beim Verdacht auf eine Kahnbeinfraktur oder bei Auffälligkeiten im Röntgenthorax zum Tragen, wenn keine Vergleichsaufnahmen zur Verfügung stehen.

Regel 7

Zwei Meinungen

Wann immer möglich, sollten Sie eine zweite Meinung einholen oder die Aufnahme jemand anderem zeigen. Das ist besonders wichtig, wenn Sie sich bei der Befundung unsicher sind. Das Red-Dot-System wurde in den USA zur Unterstützung von Ärzten in der Notaufnahme eingeführt. Es handelt sich um ein freiwilliges System, bei dem die Röntgenassistentin, welche die Aufnahme angefertigt hat, einen roten Punkt neben die Stelle aufklebt, wo sie glaubt, eine Anomalie zu erkennen. Es wurde anfänglich – und in den meisten Krankenhäusern bis heute – nur bei Aufnahmen des peripheren Skeletts eingesetzt, d. h. bei Gliedmaßenverletzungen. Das System senkt die Fehlerquote und erhöht die Richtigkeit.

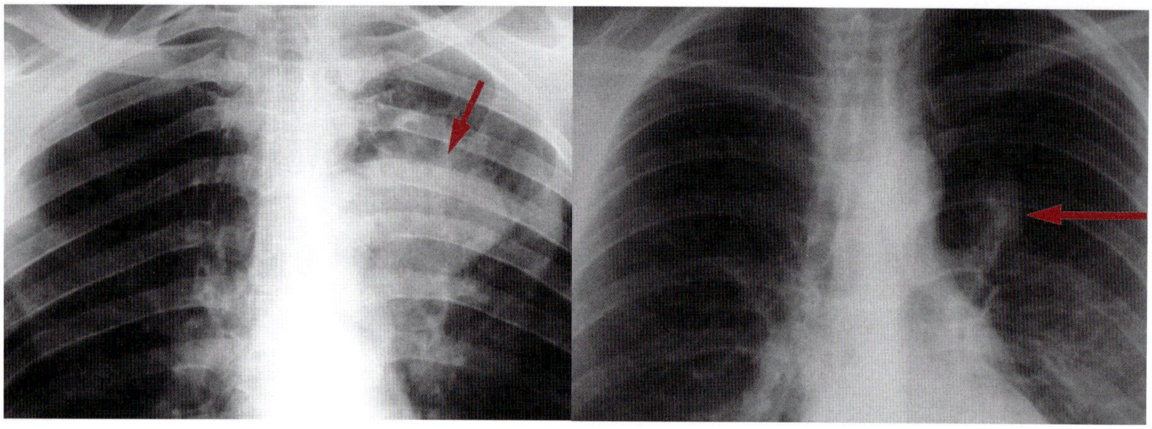

Abbildung 2-5: Regel 5: p.-a.-Röntgenthorax (Vergrößerung) mit primärem Bronchialkarzinom. Im Vergleich mit dem Röntgenthorax desselben Patienten von einem Jahr zuvor (rechts) wird die Vergrößerung der linken Hilusmasse während dieses Zeitraums sichtbar. Der Röntgenthorax rechts (Vergrößerung) war ein Jahr zuvor als unauffällig angesehen worden, doch ist der Tumor im Rückblick sichtbar (Pfeil).

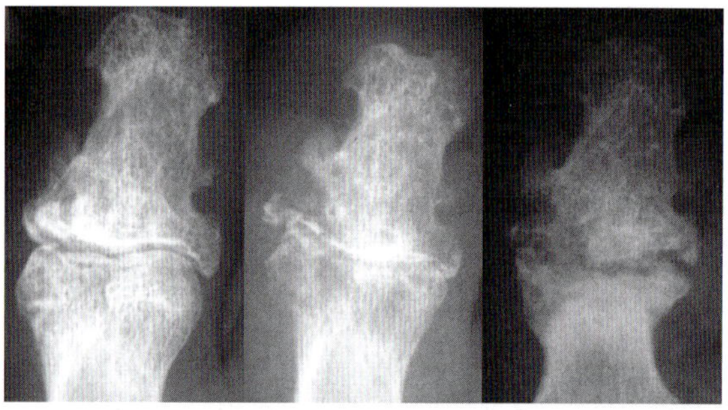

Abbildung 2-6: Regel 5: septische Arthritis im großen Zeh. Zunächst wurde die initiale Aufnahme (links) als unauffällig eingestuft, doch bestätigen der verschmälerte Gelenkspalt und das rasche Fortschreiten die Diagnose. Die mittlere Aufnahme wurde angefertigt, als die Diagnose gestellt wurde, die linke Aufnahme entstand zwei Wochen zuvor und die rechte sechs Wochen danach.

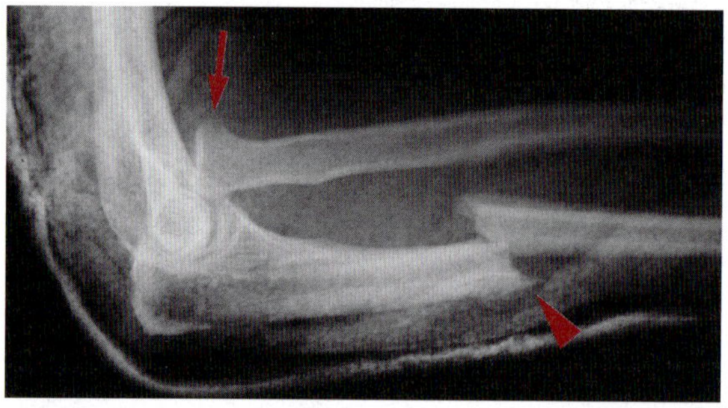

Abbildung 2-7: Regel 6: Seitaufnahme des Ellbogens im Gips. Der mittlere Ulnaschaft ist frakturiert (Pfeilspitze), aber das dislozierte Radiusköpfchen wurde nicht reponiert (Pfeil).

Röntgenassistenten sind gewöhnlich äußerst erfahren nicht nur bei der Anfertigung von Röntgenbildern, sondern auch bei deren Betrachtung und Befundung. Fragen Sie stets zuerst die Röntgenassistentin nach ihrer Meinung, vor allem, wenn ein roter Punkt aufgeklebt ist und Sie keine Anomalie erkennen können.

Regel 8
Zwei Dokumentationen

Vermerken Sie zusätzlich zu Ihren Aufzeichnungen zur Anamnese und den Ergebnissen der körperlichen Untersuchung stets auch die Befunde aus den Röntgenaufnahmen. Beim Betrachten der Aufnahme vergisst man leicht, sich dabei Notizen zu machen. Bilder können verloren gehen, und dann sind Ihre Aufzeichnungen eventuell die einzigen Informationen zu einem Röntgenbild.

> Je interessanter ein Röntgenbild ist, desto wahrscheinlicher geht es verloren oder wird gestohlen.

Regel 9
Zwei Spezialisten

Alle Aufnahmen sollten von einem Radiologen formal begutachtet werden. Dies gilt besonders für Aufnahmen, die zunächst als unauffällig eingestuft worden waren, weil der Patient dann gewöhnlich entlassen ist und eventuell bei niemandem mehr vorstellig wird.

Regel 10

Zwei Untersuchungen

Bei einem unauffälligen Röntgenbefund verlangt manchmal die Klinik des Patienten nach weiteren Untersuchungen. Aus Studien ergab sich, dass Patienten mit den klinischen Symptomen einer Kahnbeinfraktur und normalem Röntgenbefund wenn möglich besser einer MRT zugeführt werden sollten, statt eine Schiene oder einen Gips anzulegen, 10 bis 14 Tage zu warten und dann eine neuerliche Aufnahme anzufertigen, was «gängige Praxis» ist.

Außerdem machen schwere Anomalien, die auf einem Röntgenbild diagnostiziert werden, weitere bildgebende Untersuchungen erforderlich. Wenn sich eine Fraktur bis auf die großen Gelenke erstreckt (z. B. Azetabulum- und Tibiakopffraktur), sollte routinemäßig eine CT des Gelenks angefertigt werden, um das Ausmaß der Gelenkbeteiligung zu ermitteln und Knochenfragmente auszuschließen.

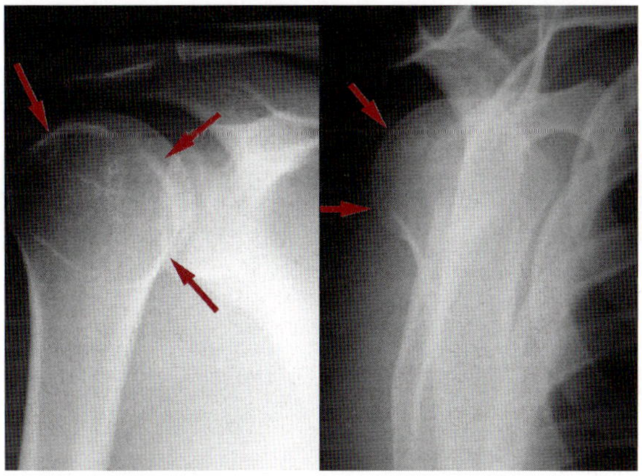

Abbildung 2-8: Regel 7: a.-p.-Aufnahme (links) und Y-Aufnahme (rechts) der rechten Schulter mit subtiler posteriorer Dislokation der Schulter (Pfeil). Zunächst waren diese Aufnahmen als normal befundet worden. Der Patient wurde dann vom Radiologen zu einer neuerlichen klinischen Untersuchung in die Notaufnahme einbestellt.

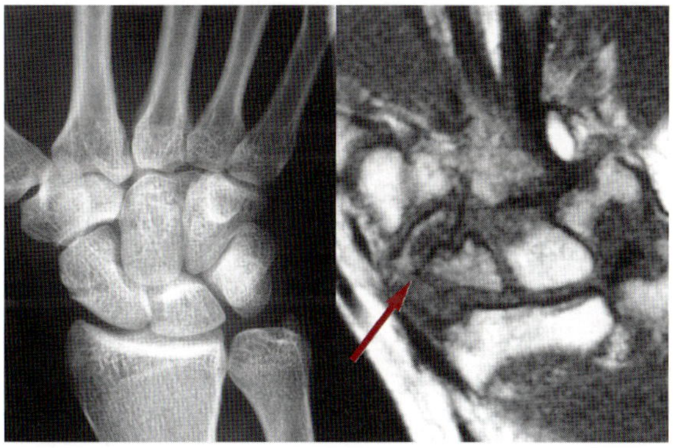

Abbildung 2-9: Regel 10: a.-p.-Aufnahme des Kahnbeins (links) und T1-gewichtete koronare MRT (rechts) mit Kahnbeinfraktur. Die Röntgenbilder waren normal, während in der MRT eine Fraktur zu erkennen ist (Pfeil).

Die zehn Gebote

Touquets zehn Gebote sind ein einfacher Leitfaden, um Mitarbeiter und Krankenhäuser vor den unvermeidlichen Fehlern unerfahrener Ärzte zu schützen. Leider werden die Gebote oft ignoriert. Viele der Gebote finden sich auch in den Zweierregeln wieder.

Tabelle 2-2: Touquets zehn Gebote der Notfallradiologie

Erstes Gebot Behandle den Patienten, nicht das Röntgenbild.
Zweites Gebot Erhebe die Anamnese und untersuche den Patienten, bevor ein Röntgenbild angefordert wird.
Drittes Gebot Fordere ein Röntgenbild nur an, wenn es notwendig ist.
Viertes Gebot Betrachte nie ein Röntgenbild, ohne den Patienten gesehen zu haben, und betrachte nie den Patienten, ohne nochmals das Röntgenbild zu prüfen.
Fünftes Gebot Betrachte das Röntgenbild, das ganze Bild und das Röntgenbild als Ganzes in einer angemessenen Umgebung.
Sechstes Gebot Untersuche den Patienten erneut, wenn das Röntgenbild nicht mit den erwarteten Befunden übereinstimmt.
Siebtes Gebot Denke an die Zweierregeln.
Achtes Gebot Fertige Röntgenbilder vor und nach der Behandlung an.
Neuntes Gebot Wenn ein Röntgenbild unklar erscheint, frage nach und höre zu (Regel 7 der Zweierregeln).
Zehntes Gebot Stelle die Qualität durch ein Fehlererkennungssystem sicher.

Erstes Gebot

Behandle den Patienten, nicht das Röntgenbild

Bestimmte Zustände oder Verletzungen sollten zunächst auf Grundlage der klinischen Untersuchungsergebnisse behandelt werden, vor allem wenn die Verletzungen einen lebensbedrohlichen Charakter besitzen (z.B. ein Spannungspneumothorax, Abb. 2-10). Bei anderen Verletzungen ist die Verzögerung der initialen Behandlung durch ein Röntgenbild unnötig (z.B. bei einem dislozierten Knöchel, Abb. 2-11). Die Verzögerung ist entweder lebensbedrohlich oder hat langfristige Folgen. Außerdem kann ein Befund auf einem Röntgenbild ein Zufallsbefund sein (4. Regel der Zweierregeln).

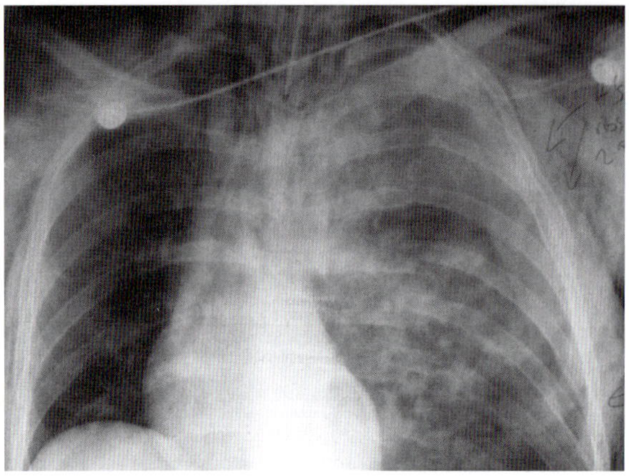

Abbildung 2-10: Erstes Gebot: Spannungshämatothorax links. Der Patient sollte eine Thoraxdrainage erhalten, bevor das Röntgenbild angefertigt wird.

> Ein Spannungspneumothorax, luxierte Gelenke (z.B. Hüfte oder Knöchel) und eine Chassaignac-Luxation bei einem Kleinkind sind Beispiele für Situationen, in denen die Behandlung schon auf Grundlage der klinischen Untersuchung beginnen sollte.

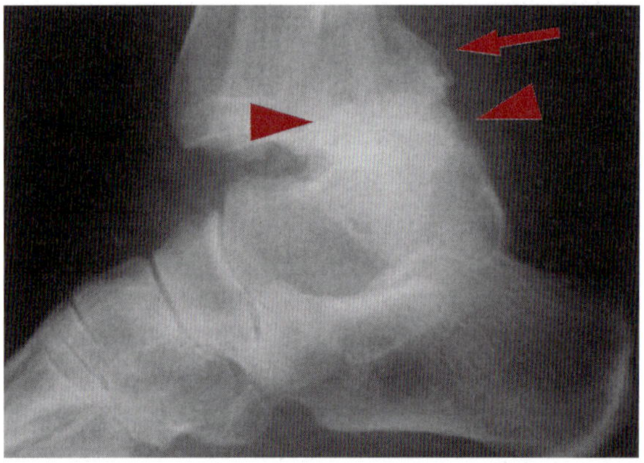

Abbildung 2-11: Erstes Gebot: Dislozierter Knöchel links. Der Knöchel hätte ohne Röntgenaufnahme reponiert werden sollen.

Zweites Gebot

Erhebe die Anamnese und untersuche den Patienten, bevor ein Röntgenbild angefordert wird

Eine gründliche Anamnese mit sorgfältiger körperlicher Untersuchung ermöglicht es, den Verletzungsmechanismus nachzuvollziehen, sodass dann das geeignete Röntgenbild angefordert werden kann (Abb. 2-12). Das Wissen um den Verletzungsmechanismus

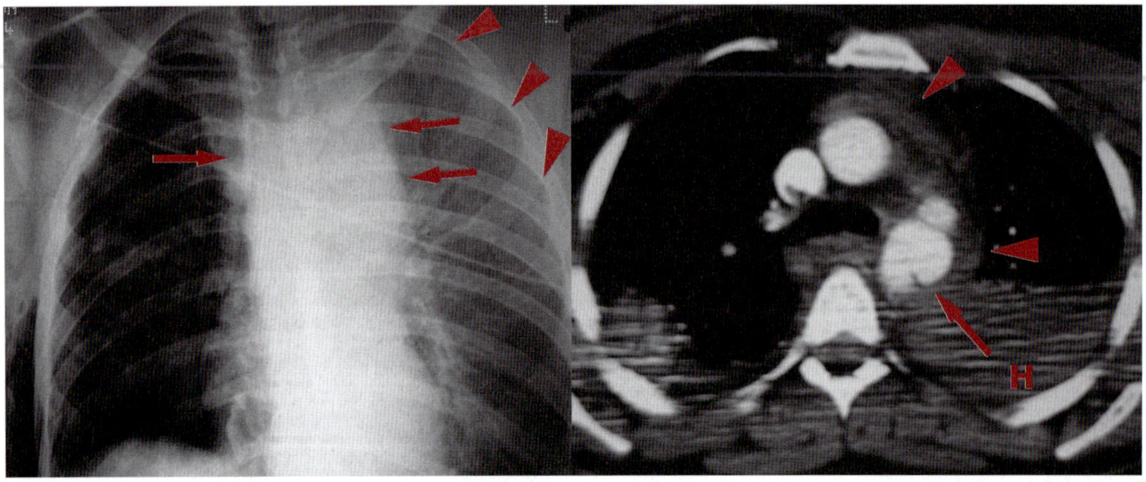

Abbildung 2-12: Zweites Gebot: Röntgenthorax nach Verkehrsunfall (links) mit erweitertem Mediastinum (Pfeil) und Hämatothorax (Pfeilspitzen). Es bestand der Verdacht auf eine Aortenverletzung, was zur Anfertigung einer CT führte. Die CT (rechts) bestätigt die Aortenverletzung (Pfeil) mit assoziiertem Mediastinalhämatom (Pfeilspitze) und einem ausgedehnten Hämatothorax links (H).

hilft oft bei der Bestimmung des wahrscheinlichen Verletzungsmusters.

Drittes Gebot

Fordere ein Röntgenbild nur an, wenn es notwendig ist

Viele angeforderte Untersuchungen ändern nichts an der Behandlung des Patienten, und in manchen Fällen sind sie sogar irreführend. Bei Kopfverletzungen gibt es praktisch keine Indikation für eine konventionelle Röntgenaufnahme des Schädels (Abb. 2-13). Die meisten Patienten mit einer schweren Kopfverletzung sollten einer CT zugeführt werden, was die sicherste Vorgehensweise ist (Abb. 2-14).

> Kreuzbeintraumen, die meisten klinisch offensichtlichen Nasenbeinfrakturen, Kopfverletzungen (erfordern eine CT) und einfache Rippenbrüche sind Beispiele für Situationen, in denen keine Röntgenaufnahmen erforderlich sind.

Viertes Gebot

Betrachte nie ein Röntgenbild, ohne den Patienten gesehen zu haben, und betrachte nie den Patienten, ohne nochmals das Röntgenbild zu prüfen

Betrachten Sie ein Röntgenbild immer sorgfältig und unvoreingenommen und nähern Sie sich ihm systematisch. Erheben Sie immer die Anamnese, bevor Sie sich eine Meinung bilden. Dann werden Sie häufig Anomalien erkennen, die Sie sonst übersehen hätten. Verlassen Sie sich nie auf die Meinung einer anderen Person, und berichten Sie nie über eine Aufnahme, das Sie nicht selbst gesehen haben. Das ist besonders wichtig, wenn Patienten am Ende einer Schicht übergeben werden oder wenn ein Patient von woanders übernommen wird.

Fünftes Gebot

Betrachte das Röntgenbild, das ganze Bild und das Röntgenbild als Ganzes in einer angemessenen Umgebung

In der angespannten Atmosphäre einer Notaufnahme wird man leicht mitgerissen und macht Fehler. Die Befundung eines Röntgenbildes in großer Eile bei schlechtem Licht und geräuschvoller Umgebung mit zahlreichen Ablenkungen ist der sichere Weg zur Fehldiagnose. Die Begutachtung eines Röntgenbildes sollte in ruhiger Weise in einer stillen und angemessen beleuchteten Umgebung mithilfe eines Leuchtkastens oder eines Monitors erfolgen. Ein verbreitetes Problem besteht darin, dass sich die beurteilende Person sofort auf die erwartete Anomalie konzentriert.

Auch wenn die Anamnese bekannt ist, sollten Sie sie zunächst ignorieren und sich der Aufnahme in systematischer Weise annähern. Es ist jedoch ein Problem, dass man stets die Anamnese erhebt, bevor man sich abschließend äußert, weil die radiologischen Befunde im Zusammenhang mit den klinischen Befunden und der Beantwortung der Fragen gesehen werden müssen.

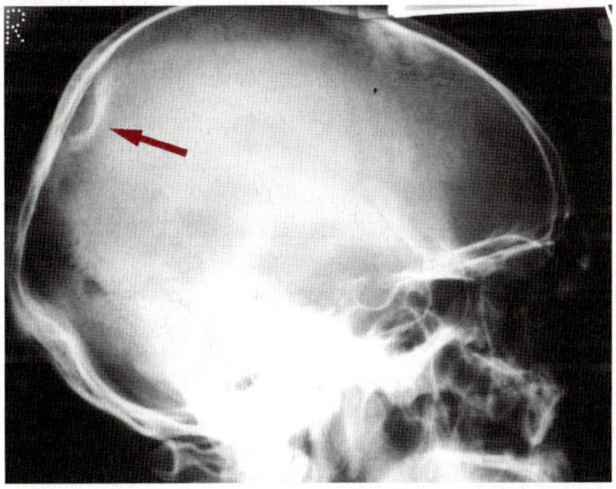

Abbildung 2-13: Drittes Gebot: Schädelaufnahmen sind gewöhnlich nicht erforderlich, wenn es sich um Kopfverletzungen handelt. Wichtige Befunde sind im Allgemeinen subtil und werden oft übersehen. Bei diesem Patienten liegt eine Schädelimpressionsfraktur vor (Pfeil).

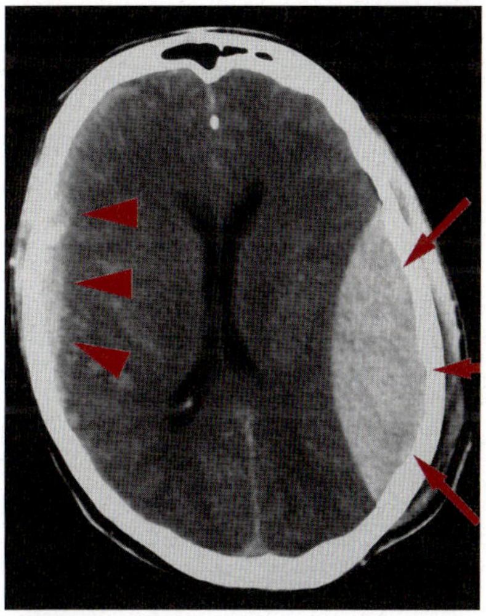

Abbildung 2-14: Drittes Gebot: Die Schädel-CT zeigt links ein ausgedehntes Epiduralhämatom (Pfeil) und rechts ein subtiles großes Subduralhämatom (Pfeilspitzen).

Sechstes Gebot

Untersuche den Patienten erneut, wenn das Röntgenbild nicht mit den erwarteten Befunden übereinstimmt

Kontrollieren Sie die radiologischen Befunde im Hinblick auf die anamnestischen Angaben und die klinischen Untersuchungsergebnisse. Wenn das Röntgenbild nicht dazu passt, überprüfen Sie die Angaben und die Resultate der klinischen Untersuchung oder bitten Sie um Hilfe (Abb. 2-15). Vielfach werden weitere Bildgebungen notwendig, z. B. wird bei älteren Patienten mit Verdacht auf einen Oberschenkelhalsbruch eine MRT oder eine Knochenszintigraphie erforderlich, auch wenn das Röntgenbild anfänglich für unauffällig gehalten wurde (Abb. 2-16).

Siebtes Gebot

Erinnere dich an die Zweierregeln

Besonders wichtig sind: zwei Aufnahmen, zwei Gelenke, zwei Gelegenheiten.

Achtes Gebot

Fertige Röntgenbilder vor und nach der Behandlung an

Siehe Regel 6: zwei Durchgänge.

Neuntes Gebot

Wenn ein Röntgenbild unklar erscheint, frage nach und höre zu

Siehe Regel 7: zwei Meinungen.

Zehntes Gebot

Stelle die Qualität durch ein Fehlererkennungssystem sicher

Siehe Regel 8 und 9: zwei Dokumentationen und Befundung durch zwei Spezialisten.

> Bei Fallkonferenzen sind die Röntgenbilder oft nicht auffindbar oder verlorengegangen, doch Sie benötigen unbedingt Angaben zu diesen Aufnahmen. Sie sollten dann wenigstens die Aufzeichnungen des Radiologen haben, oder Sie müssen die Aufnahme wiederholen.

Anomalien werden von allen Ausbildungsgraden und allen Fachrichtungen übersehen. Ein Bericht von einem Radiologen oder auch persönliche Informationen vom Notaufnahmeteam helfen jedoch dabei, die Auswirkungen solcher Fehler für den Patienten und gegenüber dem Gesetz zu minimieren. Die Berichte sollten zeitnah und sorgfältig abgefasst sein. Dieses Fehlererkennungssystem sollte regelmäßig geprüft werden. Eine Verletzung radiologisch zu übersehen muss nicht fahrlässig sein, doch kein System zur Minimierung solcher Fehler zu haben, ist es.

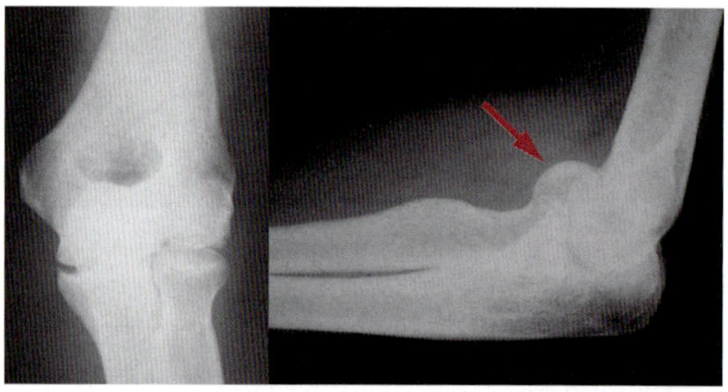

Abbildung 2-15: Sechstes Gebot: a.-p.- und Seitaufnahme des Ellbogens mit dislozierter Fraktur des Capitulum humeri. Klinisch war der Patient sehr empfindlich bei eingeschränktem Bewegungsausschlag. Erst in einer sekundären Röntgenaufnahme wurden die Fraktur und die Dislokation erkannt (Pfeil).

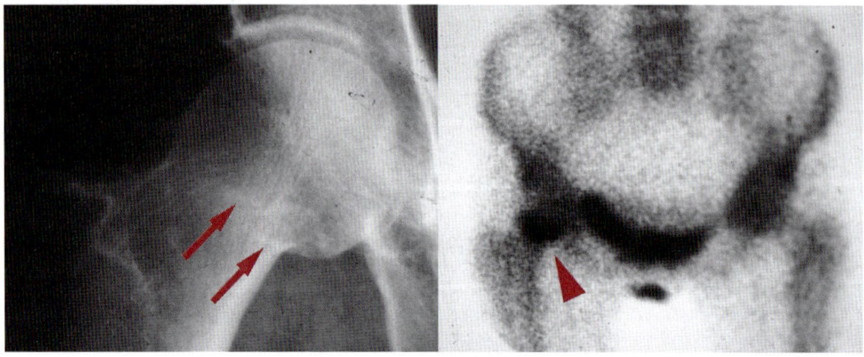

Abbildung 2-16: Sechstes Gebot: a.-p.-Aufnahme der rechten Hüfte mit subtiler Oberschenkelhalsfraktur (Pfeil), die zunächst übersehen worden war (links), jedoch später in der Knochenszintigraphie als Fraktur bestätigt wurde (Pfeilspitzen).

Tabelle 2-3: Die Befundungs-ABCs (das A steht in allen Systemen auch für Anatomie)

Peripheres Skelett

- **A**lignment (Ausrichtung)
- **B**ones (Knochen)
- **C**artilage (Knorpel) und Gelenke
- Weichteile und Fremdkörper

Brust

- **A**dequacy (Angemessenheit) aller Linien – Verlauf von Trachea und Bronchien verfolgen
- **B**reathing (Atmung) – linke und rechte Lunge vergleichen
- **C**irculation (Kreislauf) – Beurteilung von Herz, Hilus und pulmonaler Gefäßzeichnung
- **D**iaphragma
- **E**dges (Ränder) – Pleuraränder verfolgen
- Skelett – Knochenkonturen, Beurteilung der Weichteile und Suche nach Fremdkörpern

Abdomen

- **A**ir (Luft) – Suche nach freier Luft in der Bauchhöhle und abnormen Luftvorkommen
- **B**owel Gas Pattern (Verteilung von Darmgasen)
- **C**alcification (Kalzifikation, Verkalkungen)
- **D**ensities (Verdichtungen) – z. B. Suche nach Fremdkörpern oder Tabletten
- **E**dges (Ränder) – z. B. Hernienöffnungen oder Lungenbasis
- **F**at Signs (Fettstreifen) – am M. psoas, an den Nieren und an der Blase
- Skelett und Weichteile

Kopf (kraniale CT)

- **A**irspaces (Lufträume)
- **B**rains and **B**ones (Gehirn und Knochen)
- **C**erebrospinal Fluid Spaces (Liquorräume)
- **D**ura
- **E**yes (Augen)
- **F**ace (Gesicht)
- Weichteile

Gesicht

- **A**lignment (Ausrichtung) – Verfolgung der McGrigor- und der Campbell-Linien
- **B**ones (Knochen) – LeFort-Klassifizierung
- **C**artilage (Knorpel) – Abgrenzung der Sutura zygomaticofrontalis und des Temporomandibulargelenks
- **D**ensities (Verdichtungen) – Suche nach Fremdkörpern, Glas, Metall
- Weichteile und Sinus – z. B. frontal, ethmoidal und maxillar

Wirbelsäule

- **A**dequacy (Angemessenheit) aller Linien und **A**lignment (Ausrichtung)
- **B**ones (Knochen)
- **C**artilage (Knorpel) – Prüfung der Zwischenwirbelscheiben und Gelenke
- Weichteile – prävertebral, paravertebral und Psoasgebiet

Die Befundungs-ABCs

Die Zweierregeln und die «zehn Gebote» sind hilfreich, wenn es darum geht, wer, was, wie und wann röntgt und wie dabei Fehler und ihre Folgen minimiert werden können.

Die Befundungs-ABCs widmen sich der Interpretation von Röntgenbildern. Davon profitieren besonders junge Ärzte, die nur wenig oder gar keine Erfahrung mit der Befundung von Röntgenbildern haben. Der hier vorgestellte Ansatz lässt die Befundung normaler Röntgenbilder vertrauter werden und minimiert Interpretationsfehler.

Die Befundungs-ABCs sehen für jedes Körpersystem anders aus. Für das periphere Skelett sind sie gleichbleibend, doch kann es sich lohnen, ihre Reihenfolge leicht abzuändern, um nach spezifischen Zeichen zu suchen, wie z. B. ein Fettpolster am Ellbogen (Abb. 2-17) oder ein Fett-Flüssigkeit-Spiegel (Lipohämarthrose) am Knie (Abb. 2-18). Beide Zeichen sind leicht zu erkennen und sollten einen sogleich an eine wahrscheinliche Fraktur denken lassen. Somit beginnt man am Ellbogen und am Knie mit dem Blick auf die Weichteile.

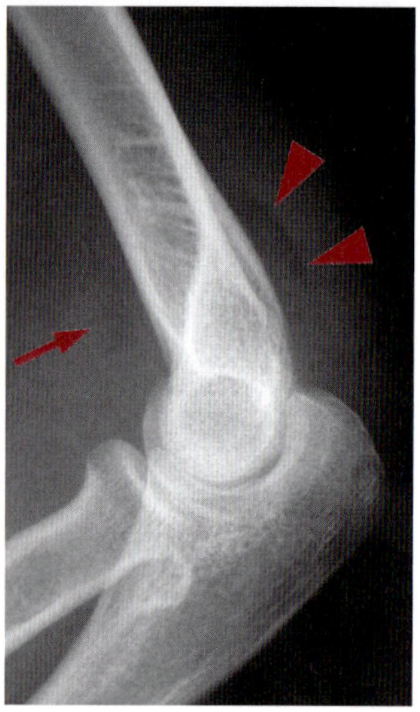

Abbildung 2-17: Seitaufnahme des Ellbogens. Man suche zunächst nach dem Fettpolsterzeichen. Bei einem anterioren (Pfeil) und posterioren (Pfeilspitze) Fettpolsterzeichen ist eine Fraktur wahrscheinlich.

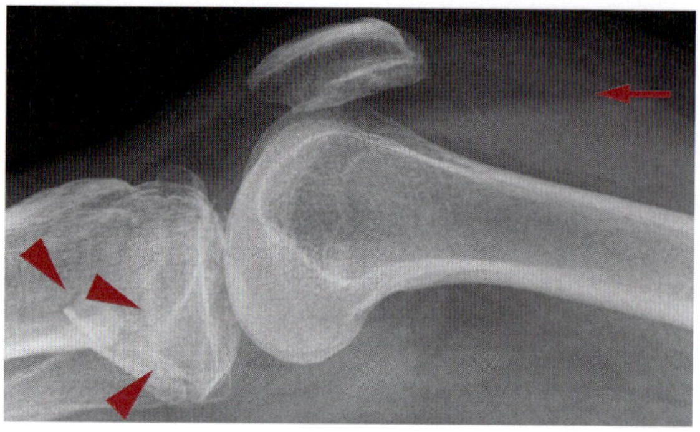

Abbildung 2-18: Seitaufnahme im horizontalen Strahlengang des Knies mit Lipohämarthrose (Pfeil). Das Fett (schwarz) schwimmt auf dem Blut (weiß). Dies ist ein Zeichen für eine Fraktur (Pfeilspitzen), die im Rückblick erkannt wurde.

Zusammenfassung:

- Fordern Sie die korrekte Röntgenaufnahme an.
- Gute Anatomiekenntnisse sind die Voraussetzung für die Befundung eines Röntgenbildes.
- Die Einhaltung grundsätzlicher Prinzipien hilft, die Zahl der Fehler zu verringern.
- Erinnern Sie sich an die Zweierregeln und an die zehn Gebote.
- Nähern Sie sich einem Röntgenbild in systematischer Weise (ABCs).

Literatur

American College of Surgeons, Committee on Trauma. *Advanced trauma life support for doctors (ATLS) instructors' manual* Chicago: American College of Surgeons, 2005

Dick E, Francis I Renfew I. *Emergency radiology – rules and tools* London: Remedica, 2003

Keats TE. *Atlas of normal roentgen variants that may simulate disease.* St.Louis: CV Mosby, 2001

Raby N, Berman L, de Lacey G. *Accident and emergency radiologie: a survival guide.* 2nd ed. Philadelphia: Saunders, 2005

Rogers LF. *Radiologie of skeletal trauma.* 3rd ed. London: Livingstone, 2004

Stern JE. *Trauma radiologie companion.* Philadelphia: Lippincott, Williams and Wilkins, 1997

Touquet R, Driscoll P, Nicholson D. Teaching in accident and emergency medicine: 10 commandments of accident and emergency radiology. BMJ 1995;**310:**642–5

Touquet R, Fothergill J, Fertleman M, McCann P. Ten clinical safeguards for accident and emergency departments. *Clin Risk* 1999;**1**:44–9

Touquet R, Fothergill J, Henry J, Harris NH, eds. *Clinical negligence.* 3rd ed. London: Butterworths, 2000

3 Hand

Otto Chan und Tudor H. Hughes

Die Hand ist ein exponiertes Körperteil und verletzungsgefährdet. Es ist daher nicht überraschend, dass Handverletzungen die häufigsten Skelettverletzungen ausmachen und 10 bis 20 % der Klientel in Unfallkliniken und Notaufnahmen ausmachen. Fingerfrakturen sind häufiger als Frakturen der Mittelhandknochen. Die distalen Fingerfrakturen machen etwa die Hälfte aller Fingerfrakturen aus. Verletzungen der Mittelhandknochen betreffen vorwiegend den Daumen und den Kleinfinger.

Die meisten Handverletzungen sind leicht zu erkennen und korrelieren gut mit den klinischen Befunden. Die Identifizierung von Verletzungen ist entscheidend, weil die frühe Erkennung und die angemessene Behandlung gewöhnlich zur Wiedererlangung der normalen Funktion führen. Umgekehrt kann eine verzögerte Diagnostik einer vermeintlichen weniger schweren Anomalie zu einer schweren Beeinträchtigung führen. Operative Eingriffe sind selten erforderlich und nur bei sehr speziellen Verletzungen indiziert. Aus der klinischen Untersuchung ergibt sich, welche Aufnahmen angefordert werden sollten.

Anatomie

Jeder Finger besteht aus einem Mittelhandknochen und drei Phalangen, der Daumen aus einem Mittelhandknochen und zwei Phalangen (Abb. 3-1). Jeder Knochen besteht aus Kopf, Schaft und Basis. Kräftige ulnare und radiale Kollateralbänder verhindern die Seitbewegungen der Gelenke. Die Gelenkkapsel der interphalangealen und metakarpalen Gelenke ist palmarseitig verdickt und bildet eine dichte fibröse Struktur (palmare Sehnenplatte). Diese setzt an den Basen der Phalangen an. Jeder Finger verfügt über zwei Beuge- und eine Strecksehne. Palmarseitig können Sesambeine auffallen, meist in den Beugesehnen des Daumens in Höhe des Metakarpophalangealgelenks.

Befundungs-ABC (Tab. 3-1)

Adequacy (Angemessenheit) und Alignment (Ausrichtung)

Bei Fingerverletzungen werden a.-p.- und Seitaufnahmen angefertigt, bei Handverletzungen a.-p.- und Schrägaufnahmen (Abb. 3-2 und 3-3). Bei besonderen Verletzungen wie etwas des Daumens sind eventuell spezielle Aufnahmen erforderlich.

Kontrollieren Sie die Ausrichtung jedes Fingers in zwei Ebenen.

Bones (Knochen)

Schließen Sie eine Fraktur aus, indem Sie sorgfältig die Knochenkontur jedes Fingers in beiden Ebenen verfolgen. Beurteilen Sie dann die Knochendichte und das Trabekelmuster. Manchmal verwechselt man einen Gefäßsulkus mit einer Fraktur.

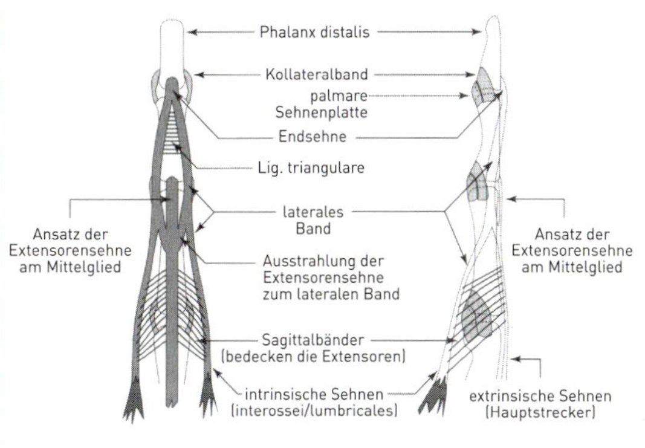

Abbildung 3-1: Dorsal- (links) und Seitansicht (rechts) des linken Zeigefingers (Zeichnung von Norbert Kang).

Tabelle 3-1: Befundungs-ABC Hand

Adequacy (Angemessenheit) und Alignment (Ausrichtung)

- Zum Ausschluss einer Fingerdislokation sind zwei Ebenen erforderlich.
- Schräg- oder Seitaufnahmen sind notwendig, um eine Bennett-Fraktur auszuschließen.
- Sonographisch lässt sich ein Skidaumen nachweisen.

Bones (Knochen)

Die häufigsten Schädigungsorte sind:

- Fingerspitze (Kompressionsfraktur)
- Basis des Fingerendgliedes (Mallet-Finger)
- Basis (Hals oder Schaft) des Metakarpale V (Boxerfraktur)

Cartilage (Knorpel) und Gelenke

- Man achte auf überlappende Gelenkspalten, was für eine subluxierte oder dislozierte Fraktur spricht (z. B. Bennet-Fraktur).

Weichteile und Fremdkörper

- Zum Fremdkörpernachweis benötigen Sie einen Marker und eine Weichteileinstellung.
- Im Röntgenbild kann das Ausmaß der Weichteilschädigung sichtbar werden.

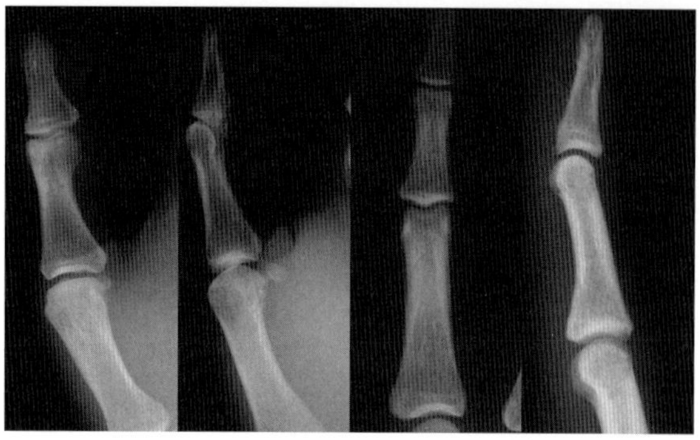

Abbildung 3-2: A.-p.- (links) und Seitaufnahme (2. v. l.) des Daumens, a.-p.- (2. v. r.) und Seitaufnahme (rechts) des Fingers.

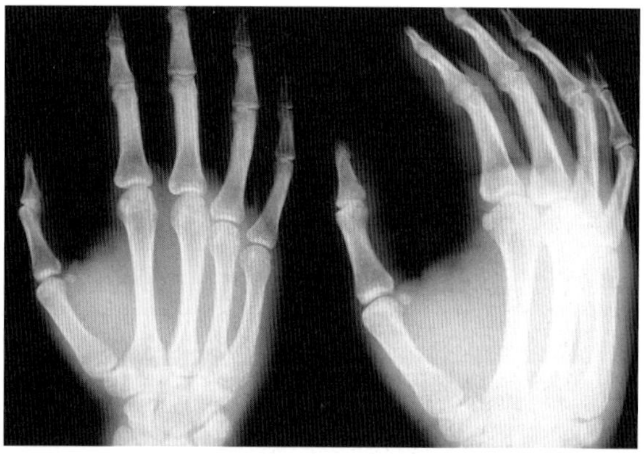

Abbildung 3-3: A.-p.- (links) und Schrägaufnahme (rechts) der Hand.

Cartilage (Knorpel) und Gelenke

Der Gelenkspalt sollte gleichmäßig weit sein. Ein überlappender Knochenrand kann Ausdruck einer Dislokation sein, was die zweite Ebene bestätigen sollte (Abb. 3-4).

Weichteile und Fremdkörper

Wenn Sie nach einer Weichteilschwellung suchen, sollten Sie helleres Licht verwenden (oder die digitalen Bildfenster verändern). Sie kann der einzige Hinweis auf eine Verletzung sein.

Wenn die Aufnahme zum Nachweis eines Fremdkörpers angefertigt wurde, sollte immer ein Metallmarker auf die Stelle der Verletzung gelegt werden, und zwar tangential zur Eintrittsstelle. Fremdkörper sind manchmal nur auf einer Aufnahme nachweisbar.

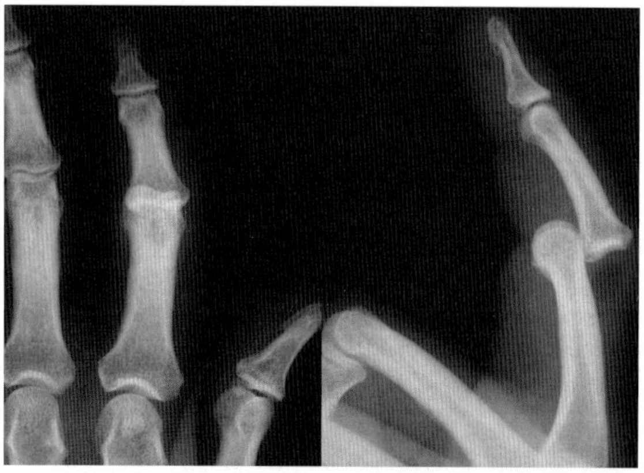

Abbildung 3-4: A.-p.-Aufnahme des Zeigefingers (links) mit Weichteilschwellung über dem proximalen Interphalangealgelenk. Die Seitaufnahme (rechts) zeigt zudem eine Dislokation.

Verletzungen an der Phalanx distalis

Kompressionsfraktur

Dies ist eine äußerst häufige Verletzung, bei der das Endglied gequetscht wird und es zu einer Absplitterung oder zu einem Trümmerbruch kommt (Abb. 3-5). Im Allgemeinen liegt bei einer Kompressionsfraktur auch eine Verletzung des Nagelbettes oder der Fingerbeere vor.

Mallet-Finger (Baseball-Finger)

Die Verletzung wird oft durch einen direkten Stoß auf den ausgestreckten Finger verursacht, was zu einer Ruptur der Fingerstrecksehne an der Basis des Fingerendgliedes führt. Etwas seltener ist der Ausriss eines kleinen Knochenfragments an der Dorsalseite der Fingerendgliedbasis (Abb. 3-6). Die Diagnose wird klinisch gestellt und ist bei einer Flexionsdeformierung des distalen Interphalangealgelenks offensichtlich.

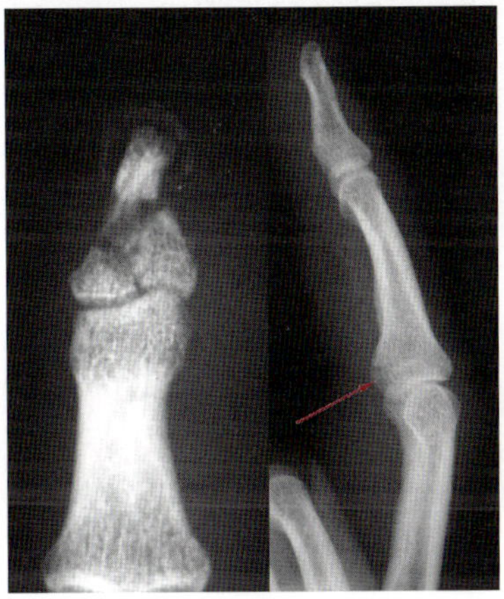

Abbildung 3-5: A.-p.-Aufnahme des Zeigefingers mit Kompressionsfraktur (links) und Ausriss der palmaren Sehnenplatte.

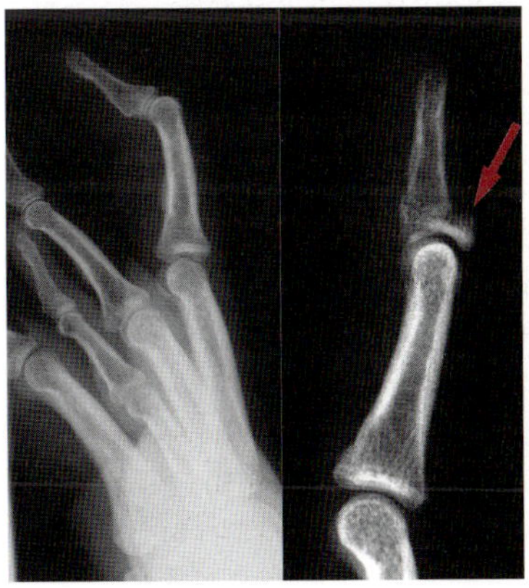

Abbildung 3-6: Mallet-Finger ohne Ausriss (links) und mit Ausriss (rechts).

Eine Röntgenaufnahme wird durchgeführt, um die Größe des Knochenfragments zu bestimmen. Die meisten Verletzungen dieser Art heilen mithilfe einer einfach Gelenksschiene (Mallet-Fingerschiene) ab, doch sollte bei einer vollständigen Ruptur operiert werden.

Verletzungen an der Phalanx medialis

Knopflochdeformität

Bei dieser Deformierung liegt eine Beugestellung im Fingermittelgelenk und eine Überstreckung im Fingerendgelenk vor, ohne knöcherne radiologische Auffälligkeiten (Abb. 3-7). Die Insertion der Extensoren ist gerissen. Zur Vermeidung einer langfristigen Fixierung in Beugestellung wird das proximale Interphalangealgelenk in Hyperextensionsstellung geschient.

Ausriss der palmaren Sehnenplatte

Diese Fraktur ist recht häufig. Sie folgt auf ein Hyperextensionstrauma und ist manchmal mit einer Dislokation des proximalen Interphalangealgelenks verbunden. Das ausgerissene Knochenfragment ist häufig sehr klein und schwer zu erkennen. Manchmal sieht man es nur in der Schrägaufnahme als kleine Knochenschuppe. Der entscheidende Hinweis auf seine Existenz ist die Weichteilschwellung.

Verletzungen an der Phalanx proximalis

Rotationsbruch oder Querfraktur

Bei dieser Fraktur ist der Finger häufig verkürzt und rotiert. Gewöhnlich ist die Verletzung auf einen direkten Schlag zurückzuführen. Im Allgemeinen ist die

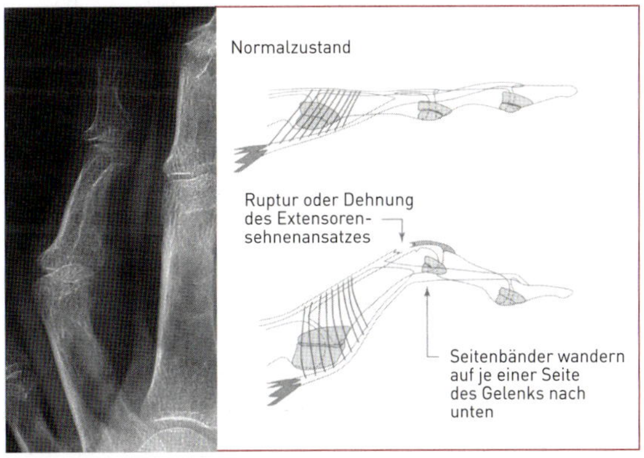

Abbildung 3-7: Knopflochdeformität (Zeichnung von Norbert Kang).

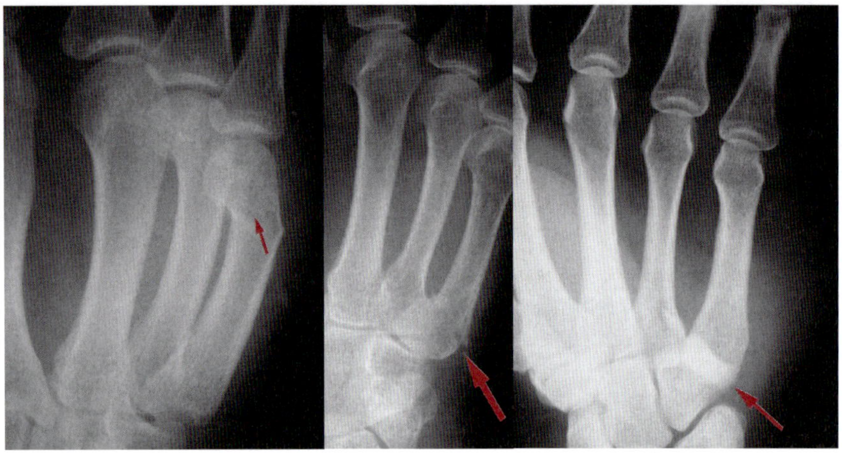

Abbildung 3-8: Boxerfraktur des Metakarpale V am Hals (links) bzw. an der Basis (Mitte) und dislozierte Fraktur des 4. und 5. Karpometakarpalgelenks (rechts).

Deformierung deutlicher, wenn der Patient seine Finger beugt. Die Achsenabweichung lässt sich am besten in einer Seit- oder Schrägaufnahme beurteilen. In der a.-p.-Aufnahme werden der Grad der Achsenabweichung und Verkürzung gewöhnlich unterschätzt.

Verletzungen an den Metakarpalknochen

Boxerfraktur

Hierbei handelt es sich um die unmittelbare Folge eines Faustschlags. Der Hals des Mittelhandknochens ist gebrochen und das Köpfchen ist nach palmar verschoben (Abb. 3-8). In der Regel ist das Metakarpale V betroffen, aber es können auch die Köpfchen aller anderen Knochen betroffen sein. Die Ergebnisse der Anamnese und die klinische Untersuchung mit dem abgeflachten Knöchel sind typisch (auch wenn die Patienten oft einen Faustkampf bestreiten). Eine gewisse Achsenabweichung kann toleriert werden, da diese zu keiner nennenswerten funktionellen Beeinträchtigung führt.

Weitere Metakarpalverletzungen

Außerdem kommen Schräg- oder Querbrüche des Schafts oder der Basis der Mittelhandknochen (Abb. 3-9) sowie Frakturen und Dislokationen der Karpometakarpalknochen vor. Manchmal betrifft eine Fraktur die Basis und das Karpometakarpalgelenk, und es besteht die Möglichkeit einer zusätzlichen Dislokation oder Subluxation des Gelenks. Diese Frakturen werden manchmal am besten mit einem Nagel versorgt.

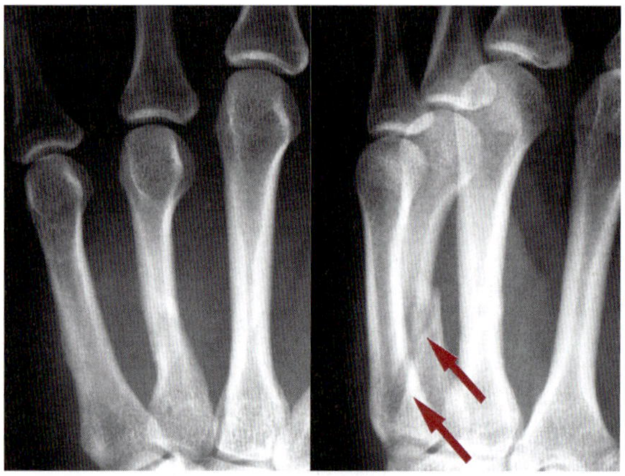

Abbildung 3-9: Die a.-p.-Aufnahme des Ringfingers scheint beinahe normal zu sein (links), doch wird in der Schrägaufnahme ein Schrägbruch im Schaft des Metakarpale IV sichtbar (Pfeile rechts).

Daumenverletzungen

Bennet-Fraktur und Dislokation

Es handelt sich um einen Schrägbruch der Basis des Metakarpale I mit dorsaler Dislokation oder Subluxation des Metakarpale I (Abb. 3-10). Die Fraktur erstreckt sich bis in das Karpometakarpalgelenk, und die Dislokation wird durch die Abduktoren des Metakarpale I schlimmer und zunehmend instabil. Über die beste Behandlung dieser Verletzung herrscht noch keine Einigkeit. Mögliche Wege sind die geschlossene Rückführung mithilfe von Schienen, die geschlossene und perkutane Behandlung mit einem Nagel oder die offene Behandlung und Nagelung. Auf jeden Fall ist die Überweisung an einen spezialisierten Orthopäden oder Handchirurgen erforderlich.

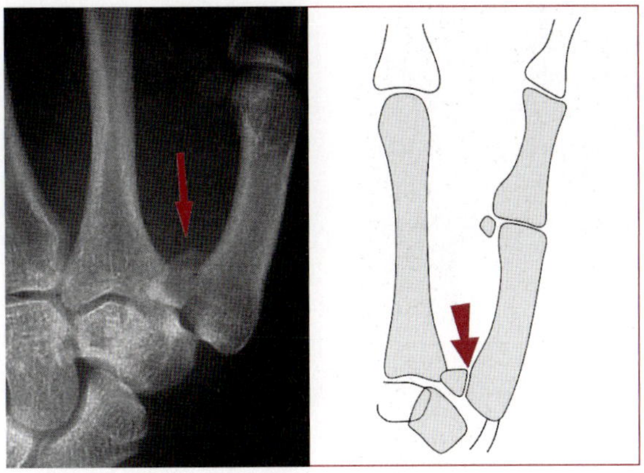

Abbildung 3-10: Bennett-Fraktur und Dislokation der Basis des Metakarpale I (Pfeile).

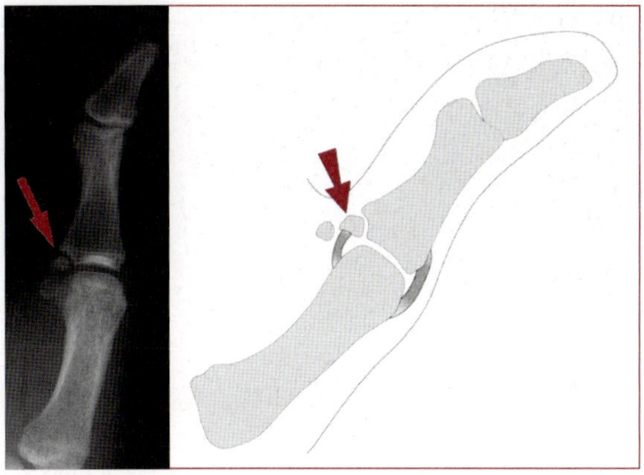

Abbildung 3-11: Skidaumen. Die Pfeile weisen auf ein Frakturstück mit Verbindung zum Lig. collaterale ulnare (beachte das Sesambein).

Skidaumen

Zu einer Abduktionsverletzung des Daumens kommt es durch eine nach auswärts gerichtete Distraktion des Daumens mit Ausriss des Lig. collaterale ulnare (was auch mit einem knöchernen Ausriss verbunden sein kann, Abb. 3-11). Aufnahmen unter Belastung können eine zusätzliche Aufweitung des ulnaren Gelenkspaltes aufzeigen, werden jedoch nicht empfohlen, da sie den Zustand verschlechtern können. Die Diagnose sollte sonographisch bestätigt werden können. Diese Verletzungen werden konservativ behandelt, doch bei einer kompletten Zerreißung des Lig. collaterale ulnare ist ein operativer Ansatz erforderlich.

Zusammenfassung:

- Die Anamnese spielt eine große Rolle, da der Verletzungsmechanismus oft den Schlüssel zur Diagnose liefert.
- Die klinische Untersuchung bietet wertvolle Hinweise auf die Diagnose.
- Für die vollständige Wiederherstellung sind die rechtzeitige Diagnose und eine angemessene Behandlung essenziell.
- Zur Befundung des Röntgenbildes sollte nach dem ABC-Schema verfahren werden.

4 Handgelenk

Otto Chan, Carolin C. Parlier-Cuau und Ali Naraghi

Frakturen des distalen Unterarms und des Handgelenks sind die häufigsten Frakturen des Körpers, und die meisten sind das Ergebnis eines Sturzes auf die ausgestreckte Hand. Die Unfallmechanismen ähneln sich, und die resultierende Verletzung hängt von verschiedenen Faktoren ab. Allerdings ist nur das Alter ein hilfreicher Anhaltspunkt für die wahrscheinliche Verletzung. Die Handknochen sind bei Kindern nur selten verletzt. Kinder bis 10 Jahre werden wahrscheinlich einen metaphyseale Querfraktur erleiden, und bei einer Verletzung zwischen dem 11. und dem 16. Lebensjahr wird am ehesten die Epiphysenfuge betroffen sein (Salter-Harris-Fraktur). Personen zwischen 17 und 40 Jahren neigen zu Frakturen des Skaphoids und zu Abrissfrakturen des Os triquetrum. Patienten über 60 mit osteoporotischen Knochen erleiden Colles-Frakturen am distalen Radius und an der Ulna. Dabei wird das distale Radiusbruchstück auf die Dorsalseite des Handgelenks disloziert. Selten wird das Stück auf die Palmarseite verschoben (Smith-Fraktur) oder sind die radiokarpalen Knochen verschoben (Barton-Fraktur).

Gelegentlich ist eine Fraktur des Radiusschaftes mit einer Dislokation des distalen Radioulnargelenks verbunden (Galeazzi-Fraktur). Das Gegenteil der Galeazzi-Fraktur ist die einfache Ulnafraktur mit zusätzlicher Dislokation des Radiusköpfchens in den Ellbogen (Monteggia-Fraktur). Eine Dislokation der Karpalknochen betrifft gewöhnlich das Os lunatum; andere karpale Dislokationen sind äußerst selten.

Unglücklicherweise sind viele Handgelenksfrakturen und Dislokationen sehr diskret oder radiologisch initial sogar ganz unauffällig (cave: Skaphoidfraktur), und die klinischen Befunde können minimal sein.

> Die Identifizierung von Handgelenksverletzungen (sowie von Verletzungen der Hand) ist sehr wichtig, weil die frühzeitige Entdeckung und angemessene Behandlung gewöhnlich zur vollständigen Wiederherstellung der normalen Funktion führt. Umgekehrt führt die verzögerte Diagnostik von vermeintlich geringfügigen Schädigungen (z. B. eine Skaphoid-Fraktur) u. U. zu schweren Beeinträchtigungen und langfristigen Problemen.

Anatomie

Das Handgelenk besteht aus zwei Reihen von Karpalknochen (Abb. 4-1, 4-2):

- Die proximale Reihe artikuliert mit dem distalen Radius und der Ulna und mit dem TFCC (Triangular Fibrocartilage Complex).
- Die distale Reihe artikuliert mit der Basis der Metakapalknochen (Karpometakarpalgelenk).

Die Karpalknochen werden von kräftigen interkarpalen Bändern zusammengehalten (z. B. Lig. scapholunatum und Lig. lunatotriquetrum). Der distale Radius

Tabelle 4-1: Faktoren, die sich auf Unterarm- und Handverletzungen auswirken

- Alter des Patienten
- Schwere der Verletzung
- Richtung der Krafteinwirkung
- Winkel und Stellung des Gelenks am Maximum der Krafteinwirkung

Alterstypische Verletzungen:

Alter	Art der Verletzung
4–10	Wulstbruch und Grünholzfraktur
11–16	Salter-Harris-Verletzungen
17–40	Skaphoid- und Triquetrum-Verletzungen
> 60	Colles-Frakturen

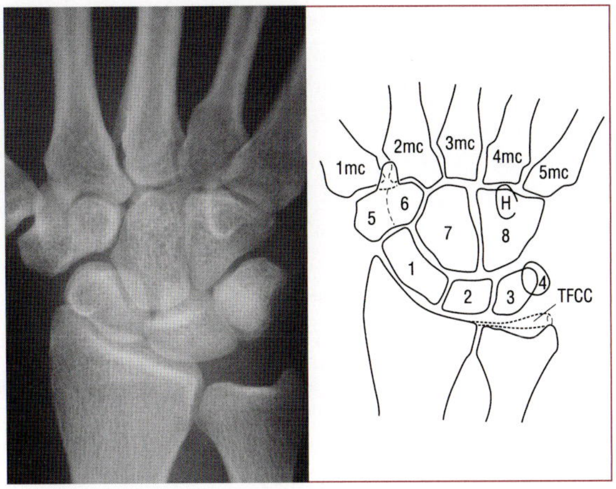

Abbildung 4-1: A.-p.-Aufnahme des rechten Handgelenks. 1 Os scaphoideum, 2 Os lunatum, 3 Os triquetrum, 4 Os pisiforme, 5 Os trapezium, 6 Os trapezoideum, 7 Os capitatum, 8 Os hamatum, H Haken des Os hamatum, mc Metakarpale, TFCC Triangulär Fibrocartilage Complex (ulnokarpaler Bandkomplex).

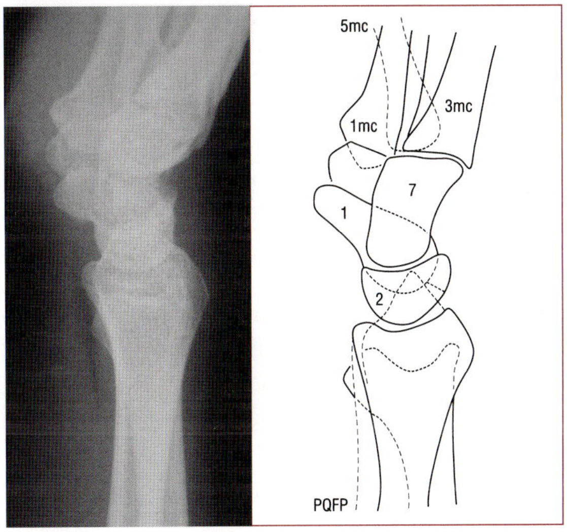

Abbildung 4-2: Seitaufnahme des rechten Handgelenks. 1 Os scaphoideum, 2 Os lunatum, 7 Os capitatum, mc Metakarpale, PQFP Fettpolster des M. pronator quadratus.

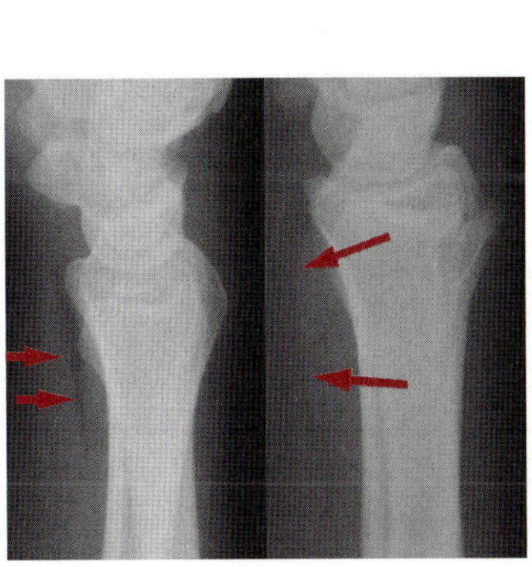

Abbildung 4-3: Seitaufnahme des Handgelenks. Normales Fettpolster des M. pronator quadratus (Pfeile links); disloziertes Fettpolster des M. pronator quadratus (Pfeile rechts).

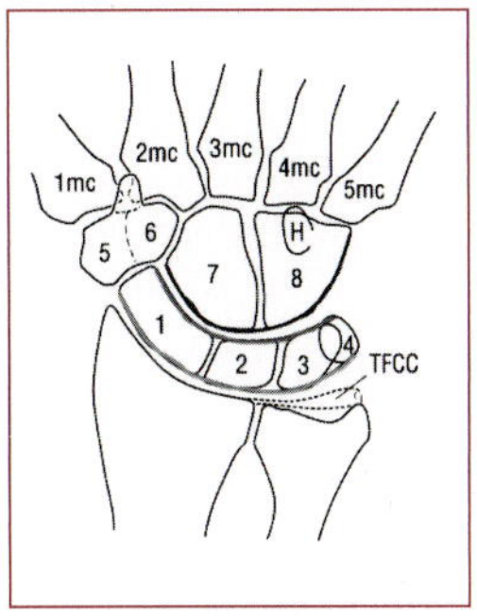

Abbildung 4-4: Die Anterioransicht des rechten Handgelenks zeigt die drei parallelen Bögen. 1 Os scaphoideum, 2 Os lunatum, 3 Os triquetrum, 4 Os pisiforme, 5 Os trapezium, 6 Os trapezoideum, 7 Os capitatum, 8 Os hamatum, H Haken des Os hamatum, mc Metakarpale, TFCC Triangular Fibrocartilage Complex (ulnokarpaler Bandkomplex).

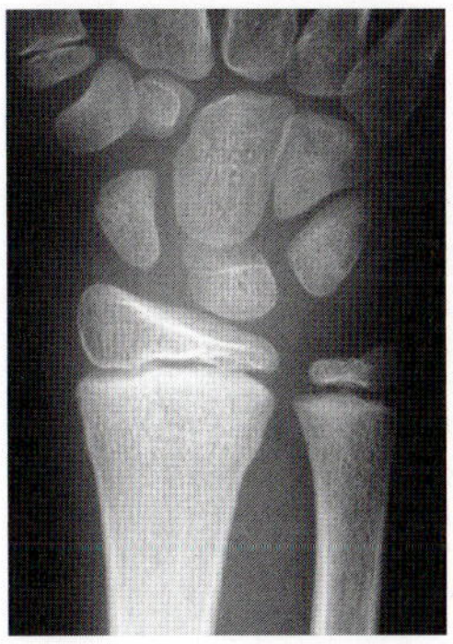

Abbildung 4-5: Normale a.-p.-Aufnahme der Hand eines 6-jährigen Kindes.

ist durch den TFCC, der an der Basis des Proc. styloideus der Ulna ansetzt, mit der Ulna verbunden.

Das Karpalgelenk weist eine Achsenabweichung von 10 bis 15° nach palmar auf. Zusätzlich liegt der radiale Proc. styloideus distal zum ulnaren, sodass die Hand gewöhnlich in leichter Ulnardeviation und Flexion gehalten wird (schauen Sie es sich an Ihrer eigenen Hand an).

Der quadratische M. pronator quadratus liegt flach auf dem palmaren Aspekt des distalen Radius und der distalen Ulna. Er ist auf praktisch allen Röntgenbildern als dicke Fläche erkennbar (Abb. 4-3). Eine Verlagerung, Einwölbung oder der Wegfall dieser dicken Fläche legt eine distale Radiusfraktur nahe. Diese Fläche ist von besonderer Bedeutung, da ihre vollständig normale Darstellung eine ernste Fraktur praktisch ausschließt.

Die Karpalknochen der Kinder (primäre Ossifikationszentren) sind erstmals etwa im Alter von drei Monaten sichtbar (Os capitatum). Alle sind dann bis zum 6. Lebensjahr sichtbar (Abb. 4-4, 4-5). In diesem Alter kann das Alter des Kindes durch Abzählen der sichtbaren Epiphysen minus 1 bestimmt werden. Die sekundären Ossifikationszentren (Epiphysen) der Metakarpalen und Phalangen treten mit 2 bis 3 Jahren in Erscheinung und verschmelzen in der Pubertät. Das Handröntgen kann bis zum Altern von 18 Jahren zur Bestimmung des Knochenalters eingesetzt werden.

Tabelle 4-2: Befundungs-ABC Handgelenk

Alignment (Ausrichtung)

- Eine interkarpale Gelenksweite von 2 bis 3 mm und mehr spricht für eine karpale Instabilität.
- Die Unterbrechung der Bögen spricht auch für eine karpale Instabilität.
- Der radiale Griffelfortsatz (Proc. styloideus) sollte sich distal des ulnaren befinden. Anderenfalls besteht der Verdacht auf eine Colles-Fraktur.

Bones (Knochen)

- Eine vorgewölbte Kortikalis spricht für einen Wulstbruch.
- Ein nach dorsal abgewinkelter Radius zeigt eine Colles-Fraktur an.
- Ein nach palmar abgewinkelter Radius zeigt eine Smith-Fraktur an.
- Ein dreieckiges Os lunatum auf der a.-p.-Aufnahme zeigt eine karpale Dislokation an.
- Eine leere lunäre Konkavität in der Seitaufnahme spricht für eine karpale Dislokation.
- Bei einer Empfindlichkeit des Skaphoids und unauffälligen Röntgenbildern wird so behandelt, als läge eine gesicherte Skaphoidfraktur vor. Die Röntgenaufnahme wird nach zwei Wochen wiederholt oder eine MRT erwogen.
- Knochenschuppen im dorsalen Aspekt des Karpus in der Seitaufnahme zeigen eine Abrissfraktur des Os triquetrum an.

Cartilage (Knorpel) und Gelenke

- Ein erweiterter Gelenkspalt zeigt eine karpale Instabilität an.

Weichteile und Fremdkörper

- Ein verschobenes Fettpolster über dem M. pronator quadratus spricht für eine distale Radiusfraktur.

Befundungs-ABC (Tab. 4-2)

Adequacy (Angemessenheit) und Alignment (Ausrichtung)

Bei Handgelenksverletzungen sind a.-p.- und Seitaufnahmen indiziert.

Betrachten Sie zunächst die **a.-p.-Aufnahme**. Prüfen Sie bei Erwachsenen, ob alle Gelenkspalten gleich weit sind (1 bis 2 mm) und parallel stehen. Ziehen Sie je eine Linie durch die Spitzen und den Grund der Ossa scaphoideum, lunatum und triquetrum. Ziehen Sie dann eine dritte Linie durch die proximale Oberfläche der distalen Karpalknochen (Abb. 4-5). Eine Unterbrechung dieser Parallelen (Gilula-Bogen) kann auf eine karpale Instabilität oder auf eine Subluxation oder Dislokation der Karpalknochen hindeuten. Das Os pisiforme wird vom Os triquetrum überlagert.

Prüfen Sie die quadratische Form des Os lunatum (eine dreieckige Form spricht für eine lunäre oder perilunäre Dislokation, Abb. 4-6). Eine Aufweitung des Gelenkspalts zwischen Os scaphoideum und Os lunatum zeigt einen Bruch des skapholunaten Gelenks und eine Ruptur des Lig. scapholunatum an.

Die distale Ulna sollte den distalen Radius leicht überlappen oder ihn beinahe berühren. Ein Spalt zwischen beiden zeigt einen Bruch der Art. radioulnaris distalis an. Der distale Radius sollte distal zum Proc. styloideus ulnaris mit einer Ulnardeviation von 10 bis 15° stehen (anderenfalls besteht der Verdacht auf eine distale Radiusfraktur, sog. Colles-Fraktur, oder auf eine Dislokation der Ulna).

Die **Seitaufnahme** gewährleistet, dass keine wichtige Verletzung übersehen wird. Radius, Os lunatum, Os capitatum und die Basis des Metakarpale III sollten alle miteinander artikulieren. Das Os lunatum sollte mondförmig sein (daher der Name) und mit seiner Konkavität, die vom Os capitatum ausgefüllt wird, stets nach distal gerichtet sein. Wenn die Konkavität leer ist, handelt es sich um eine lunäre oder perilunäre Dislokation (Abb. 4-7). Die palmare Achsenabweichung der Art. radiocarpalis sollte 10 bis 15° betragen.

Bei Verdacht auf eine Skaphoidfraktur wird ein Navikularequartett angefordert (Abb. 4-8).

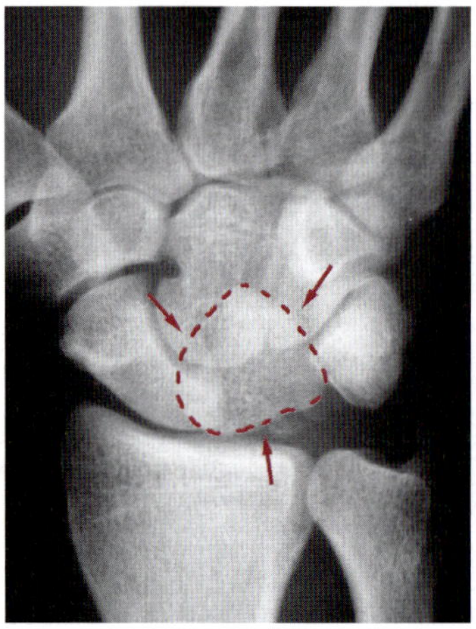

Abbildung 4-6: A.-p.-Aufnahme des Handgelenks mit dreieckigem Os lunatum (Pfeile), das zu einer lunären Dislokation passt.

Bones (Knochen)

Prüfen Sie auf der **a.-p.-Aufnahme** die gesamte Kontur und den knöchernen Rand jedes Knochens und danach sein Trabekelmuster. Beginnen Sie proximal und arbeiten Sie sich nach distal vor. Achten Sie besonders auf Aufhellungslinien, Skleroselinien (weiße Linie, die eine eingestauchte Fraktur anzeigt) oder auf einen Bruch der Kortikalis.

Häufig sind Anomalien nur in der **Seitaufnahme** zu sehen, vor allem subtile distale Radiusfrakturen, karpale Dislokationen und Frakturen des Os triquetrum. Jede Knochenschuppe im dorsalen Aspekt der Karpalknochen steht wahrscheinlich für eine Abrissfraktur des Os triquetrum.

Cartilage (Knorpel) und Gelenke

Es kann nicht genug betont werden, wie wichtig die Feststellung gleich großer Gelenkspalten ist. Eine Gelenkspaltverengung kann technische Gründe haben (z. B. Rotation) oder Ausdruck einer Krankheit sein (z. B. Osteoarthritis). Ein vergrößerter Gelenkspalt kann auf eine karpale Instabilität vor allem des skapholunären Gelenks hindeuten.

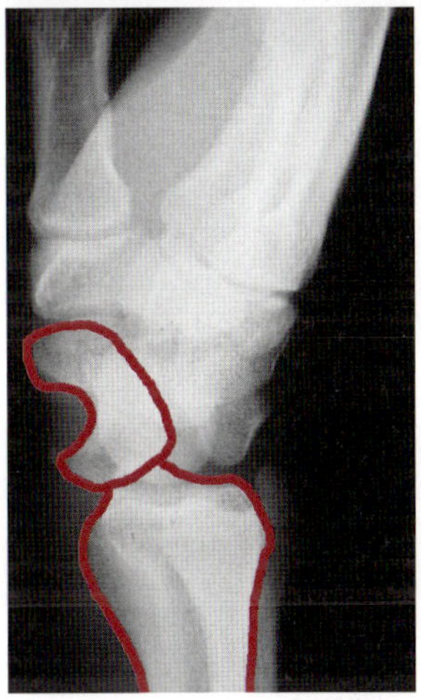

Abbildung 4-7: Seitaufnahme des Handgelenks mit disloziertem Os lunatum.

Weichteile

Achten Sie auf Weichteilschwellungen. Sie zeigen oft den Ort der Schädigung an. Das Fettpolster des M. pronator quadratus sollte intakt und nicht disloziert sein.

Der sog. Kahnbeinfettstreifen ist eine strahlentransparente Zone entlang des Lig. collaterale carpi radiale. Durch ein Frakturhämatom ist diese Fettlamelle verstrichen (sog. «Kahnbein-Fettstreifenzeichen»). Man hielt dieses Zeichen bei der Diagnose einer Skaphoidfraktur für hilfreich, doch leider ist es nicht vor dem 12. Lebensjahr sichtbar und somit unzuverlässig.

Verletzungen des distalen Radius und der distalen Ulna

Wulstbruch

Vorwölbung der Kortikalis nach longitudinaler Kompressionsverletzung beim Kind. Er erscheint gewöhnlich am distalen Radius und steht nicht in Zusammenhang mit einer nennenswerten Dislokation. Der Wulstbruch kann subtil sein und ist oft nur auf einer Ansicht zu sehen (Abb. 4-9).

Grünholzfraktur

Fraktur durch Winkelkraft mit kompletter Durchtrennung der Kortikalis auf einer Knochenseite bei erhaltener Kontinuität auf der anderen. Der Wulstbruch findet sich gewöhnlich am Radius, doch die Grün-

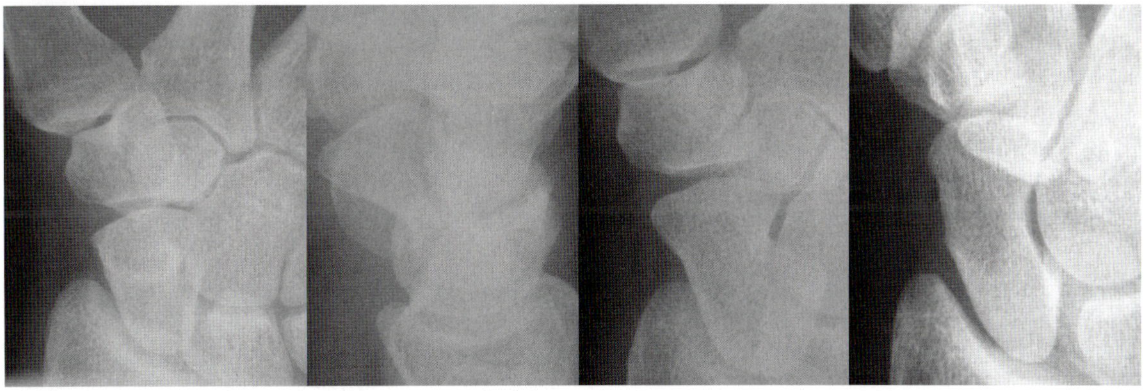

Abbildung 4-8: Skaphoid-Serie: links a.-p.-Aufnahme, mitte links Seitaufnahme, mitte rechts Schrägaufnahme, rechts dezidierte Ansicht des Skaphoids.

holzfraktur kann auch die Ulna betreffen (Abb. 4-10). Diese Fraktur ist oft mit einer leichten Deformierung verbunden und im Allgemeinen leicht zu erkennen.

Salter-Harris-Fraktur

Verletzung der Epiphyse und der Epiphysenfuge von Kindern, die überwiegend im Alter zwischen 11 und 16 Jahren gesehen wird (Abb. 4-11). Handgelenksverletzungen zählen bis zu 50 % zu den Salter-Harris-Verletzungen. Der Sturz auf die ausgestreckte Hand geht mit einer Abscherfraktur der Epiphysenfuge einher, die normalerweise zu einer Salter-Harris-Verletzung Typ II führt. Die Salter-Harris-Klassifikation wird in Kapitel 17 besprochen.

Colles-Fraktur

Häufige Verletzung bei Menschen im mittleren Alter und besonders bei älteren Personen. Der distale Radius ist frakturiert, was in der Seitansicht an der dorsalen Achsenabweichung erkennbar ist (Abb. 4-12). Gewöhnlich ist der distale Radius etwas verkürzt und als Folge davon sieht man eine radiale Deviation von Handgelenk und Hand. Oft wird die Verletzung von einer Fraktur des ulnaren Proc. styloideus begleitet, was keine besondere klinischen Konsequenzen hat. Jedoch kann es, wenn auch selten, zu einer begleitenden Fraktur des Skaphoids kommen, was wegen seiner ernsten Folgen keinesfalls übersehen werden darf.

Smith-Fraktur

Distale Radiusfraktur mit seltener palmarer Achsenabweichung (Abb. 4-13). Sie stellt das Gegenstück zur Colles-Fraktur dar und sollte einem Chirurgen zugeführt werden.

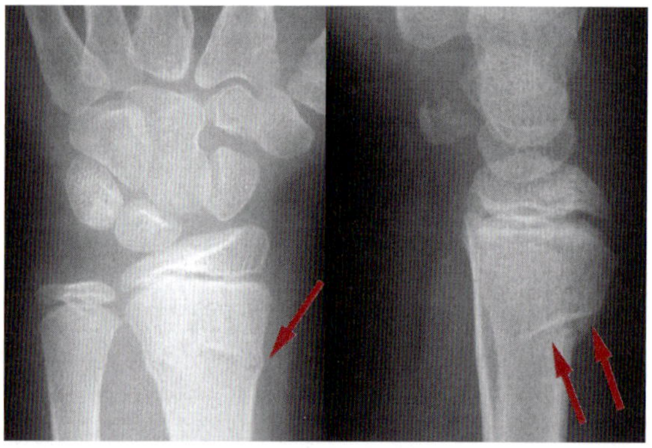

Abbildung 4-9: Wulstbruch – Die a.-p.-Aufnahme zeigt nur eine Vorwölbung (Pfeile links); besser ist sie in der Seitaufnahme zu erkennen (Pfeile rechts).

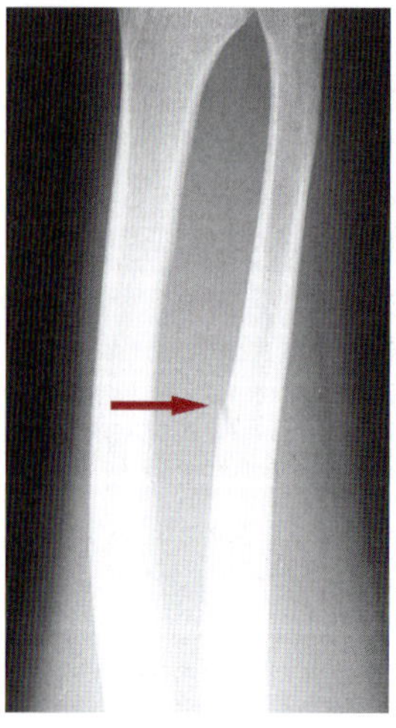

Abbildung 4-10: Grünholzfraktur – Schaftmitte der Ulna (a.-p.-Aufnahme des Unterarms eines Kindes).

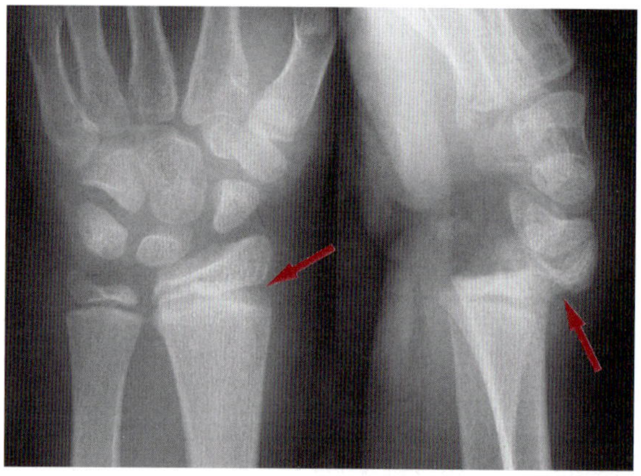

Abbildung 4-11: Salter-Harris-Verletzung Typ I mit Epiphysenfraktur (Pfeile); a.-p.-Aufnahme links, Seitaufnahme rechts.

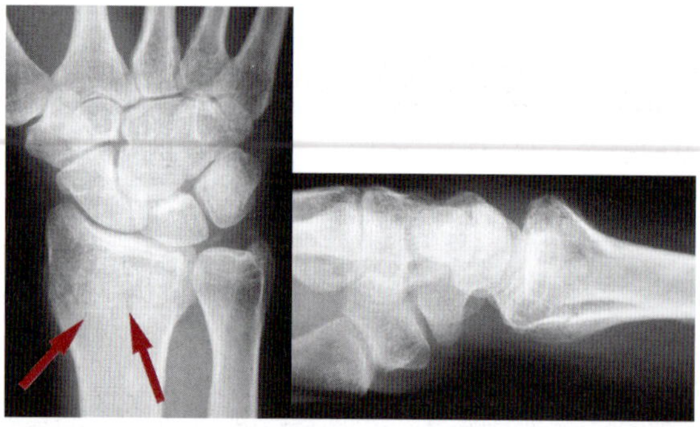

Abbildung 4-12: Colles-Fraktur.

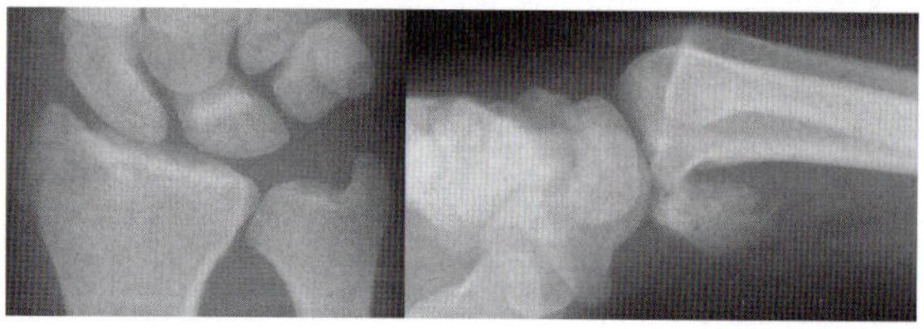

Abbildung 4-13: Smith-Fraktur.

Barton-Fraktur

Frakturdislokation der Art. radiocarpalis (Abb. 4-14). Die distale Radiusfraktur erstreckt sich bis zur Gelenkfläche, mit palmarer oder dorsaler Dislokation der Karpalknochen.

Galeazzi-Fraktur

Distale Radiusfraktur mit assoziierter Radiusverkürzung. In der Folge kommt es zum Bruch der Art. radioulnaris distalis. Auf den Röntgenbildern erscheint die Ulna zu lang bei gleichzeitiger radialer Deviation von Handgelenk und Hand (Abb. 4-15).

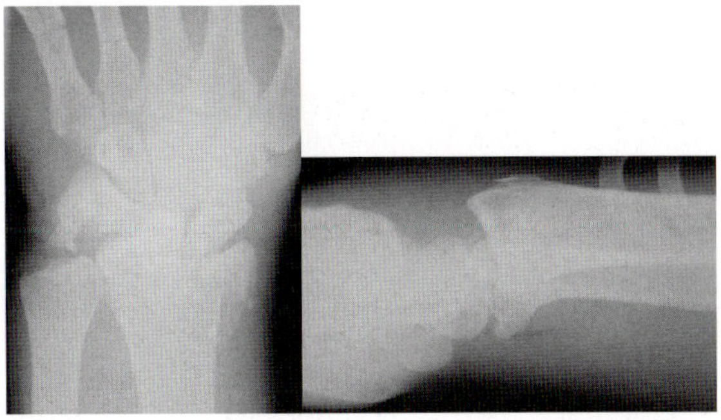

Abbildung 4-14: Barton-Fraktur.

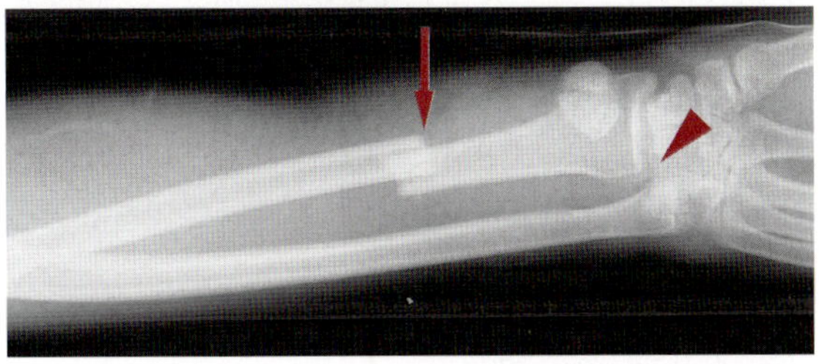

Abbildung 4-15: Galeazzi-Fraktur. Das Röntgenbild des Unterarms zeigt die Radiusfraktur (Pfeil) und die Dislokation der Art. radioulnaris distalis (Pfeilspitze).

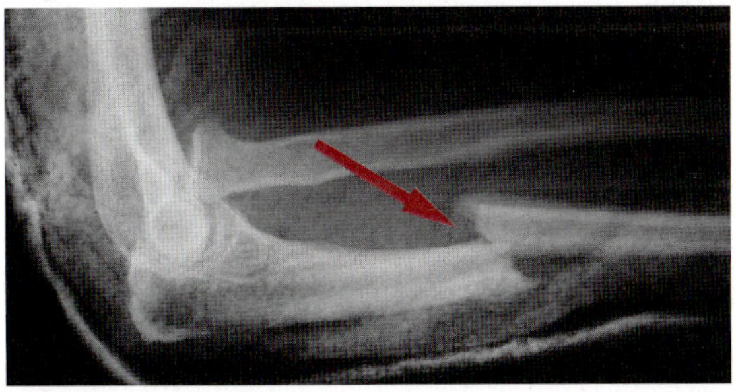

Abbildung 4-16: Monteggia-Fraktur im Gips mit mittiger Ulnaschaftfraktur (Pfeil) und Dislokation des Radiusköpfchens.

Monteggia-Fraktur

Gegenstück zur Galeazzi-Fraktur. Es kommt zu einer Ulnafraktur (oft proximal oder mittig) mit assoziierter Verkürzung und somit zur Auslenkung des Radiusköpfchens aus der Art. humeroradialis. Im Röntgenbild ist die Dislokation des Radiusköpfchens am Ellbogengelenk sichtbar (Abb. 4-16).

Verletzungen der Karpalknochen

Skaphoidfraktur

Mit über 90 % der häufigste Bruch der Handknochen. Die Frakturen sind gewöhnlich nur minimal verschoben und somit häufig subtil oder auf den initialen Röntgenbildern überhaupt nicht erkennbar (Abb. 4-17). Eine korrekte Diagnostik und Behandlung dieser Verletzungen ist notwendig, um spätere Komplikationen einer Pseudarthrose oder einer avaskulären Nekrose zu verhindern. Eine Röntgenserie in vier Ebenen (Navikularequartett) wird durchgeführt, und auch wenn keine Fraktur erkennbar ist, sollte der Patient so behandelt werden, als läge eine Skaphoidfraktur vor. Alternativ sollten eine MRT (Abb. 4-18)

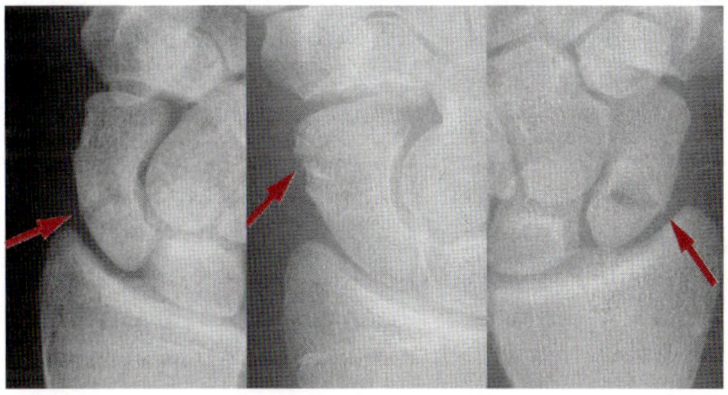

Abbildung 4-17: Die Skaphoidserie zeigt eine akute Fraktur des Bauches (links) und des proximalen Pols (Mitte) des Skaphoids sowie eine alte Fraktur (rechts).

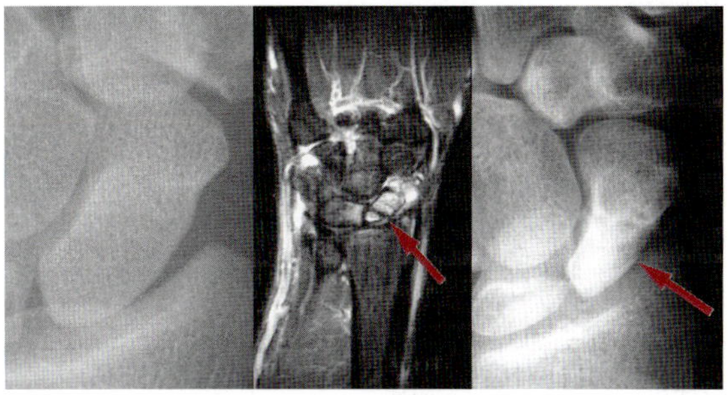

Abbildung 4-18: Skaphoid: normale a.-p.-Aufnahme (links); im MRT (T2-gewichtete, fettsupprimierte Sequenz) ist ein Skaphoidödem mit proximaler Polfraktur zu erkennen (Pfeil). Die a.-p.-Aufnahme zeigt eine avaskuläre Nekrose des Skaphoids (Pfeil rechts).

oder eine Knochenszintigraphie erfolgen, um eine Verletzung auszuschließen. Der Nachweis oder das Fehlen eines Skaphoidfettpolsters ist kein hilfreiches Zeichen.

Die von distal nach proximal laufende Durchblutung kann durch den proximalen Teil der Fraktur beeinträchtigt sein. Dies führt zu einem verzögerten Zusammenwachsen, was wiederum zur Pseudarthrosenbildung oder zur avaskulären Nekrose führen kann. Die Durchblutung des proximalen Anteils des Skaphoidbauches kann somit gefährdet sein; bei proximalen Polfrakturen ist sie immer beeinträchtigt. Distale Polfrakturen heilen gewöhnlich gut ab. Die meisten Frakturen betreffen den Bauch (> 70 %), gefolgt vom proximalen (20 %) und vom distalen Pol (10 %).

Weitere Frakturen und Dislokationen der Karpalknochen

Das Os triquetrum ist unter den Karpalknochen am zweithäufigsten betroffen und zeigt eine Abrissfraktur nur in der Seitaufnahme, die gewöhnlich ausheilt. Andere Karpalknochenfrakturen sind außergewöhnlich und werden, wenn sie auftreten, nur selten auf normalen Röntgenbildern entdeckt.

Dislokationen der Handknochen (Abb. 4-19) sind selten und betreffen stets das Os lunatum. Der Schlüssel zur Entdeckung einer solchen Dislokation liegt in der Anatomie des Os lunatum und in seiner Beziehung zu den umgebenden Karpalknochen. Das Verstehen der Seitaufnahme ist besonders hilfreich. Auf der a.-p.-Aufnahme sollte der Gelenkspalt zwischen sämtlichen Karpalknochen 1 bis 2 mm betragen, und das Os lunatum sollte «quadratisch» aussehen. Achten Sie auf die Ausrichtung des distalen Radius, des Os lunatum, des Os capitatum sowie der Basis des Metakarpale III auf der a.-p.- und der Seitaufnahme. Das Os lunatum sollte immer mit dem Os capitatum artikulieren, seine Konkavität nach oben gerichtet und vom Os capitatum ausgefüllt sein.

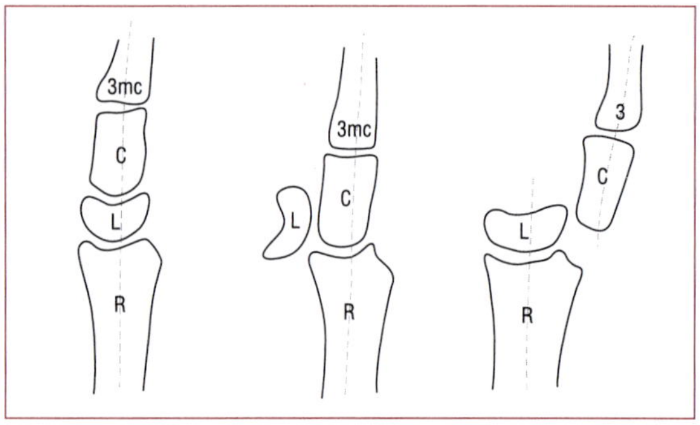

Abbildung 4-19: Handgelenk von lateral: normal (links), lunäre Dislokation (Mitte), perilunäre Dislokation (rechts). (C = Os capitatum, L = Os lunatum, mc = Metakarpalia, R = Radius).

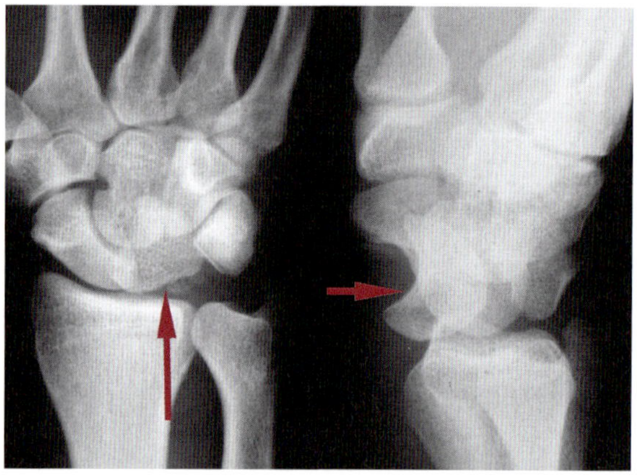

Abbildung 4-20: Lunäre Dislokation.

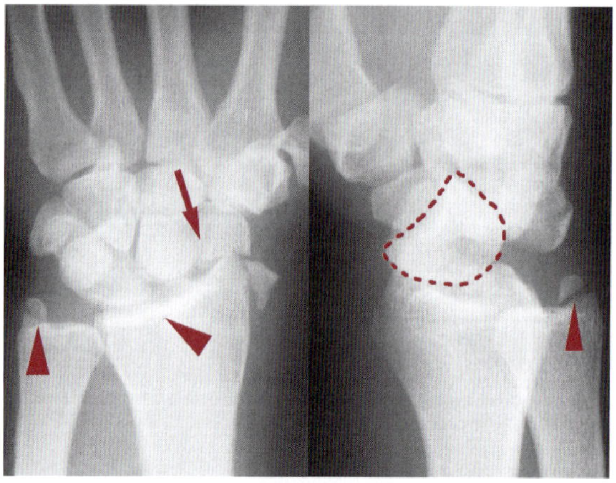

Abbildung 4-21: Perilunäre Dislokation mit assoziierten Verletzungen des Skaphoids (Pfeil), des distalen Radius und der Ulna (Pfeilspitzen).

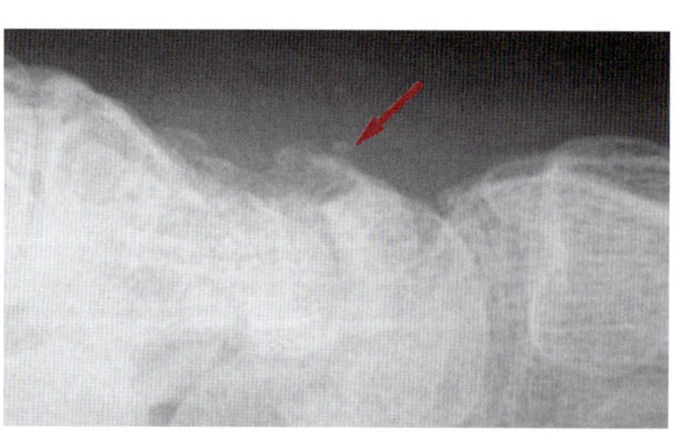

Abbildung 4-22: Vergrößerte Seitaufnahme des Handgelenks mit Fraktur des Os triquetrum.

Bei lunären Dislokationen erscheint der Knochen auf den a.-p.-Aufnahmen oft dreieckig, der Gelenkspalt ist gewöhnlich erweitert, besonders zum Skaphoid hin. Auf den Seitaufnahmen ist die lunäre Konkavität dann nach vorne (palmar) gerichtet und leer (Abb. 4-20). Die Ausrichtung von Radius, Os capitatum und der Basis des Metakarpale II bleibt erhalten.

Perilunäre Dislokationen sind weniger häufig und werden oft von anderen Verletzungen begleitet, besonders von Skaphoidfrakturen (Abb. 4-21). Die a.-p.-Aufnahme ähnelt dem Bild der lunären Dislokation, doch ist auf der Seitaufnahme die leere Konkavität nach oben gerichtet. Der distale Radius und das Os capitatum sind normal ausgerichtet. Ganz ähnlich ist es beim Os capitatum und der Basis des Metakarpale III, allerdings liegt das Os capitatum hinter dem Os lunatum (dorsal).

Zusammenfassung:

- Die Diagnose stützt sich auf die klinische Untersuchung.
- Bei einer Empfindlichkeit des Skaphoids sollte eine Serie in vier Ebenen gefahren werden. Der Patient wird stets behandelt, als läge eine Skaphoidfraktur vor.
- Die anatomischen Verhältnisse des Os lunatum sollten geprüft werden, um eine Dislokation oder eine karpale Instabilität auszuschließen.
- Dorsale Knochenfragmente finden sich bei einer Abrissfraktur des Os triquetrum.
- Zur vollständigen Wiederherstellung sind eine frühzeitige Diagnose und angemessene Therapie essenziell.

5 Ellbogen

Gerald de Lacey und Otto Chan

Ellbogenverletzungen sind häufig und meist das Ergebnis eines Sturzes auf die ausgestreckte Hand. Das Erkennen und Interpretieren abnormaler Merkmale auf den Röntgenbildern kann schwierig und sehr anspruchsvoll sein, was besonders für Kinder zutrifft, da man hier auf zahlreiche epiphyseale und apophysäre Wachstumszonen trifft. Die Kenntnis der normalen anatomischen Verhältnisse und das Befolgen eines systematischen Befundungsansatzes sind bei diesen Röntgenaufnahmen essenziell.

Anatomie

Der Ellbogen ist ein Scharniergelenk, das sich aus drei Untergelenken in einem Synovialraum zusammensetzt (Tab. 5-1). Das untere Ende des Humerus weist zwei Formen auf. Lateral hat es teilweise eine Kugelform (Capitulum, Humerusköpfchen), die mit der konkaven Gelenkoberfläche des Radiusköpfchens artikuliert. An der medialen Seite findet sich eine eingekerbte Form (Trochlea, Rollbügel), die mit der Ulna artikuliert.

Die Stabilität der Art. radiulnaris wird durch das Lig. annulare gewährleistet (Abb. 5-1). Dabei handelt es sich um eine Schlinge, die das Radiusköpfchen an der Ulna festhält. Das Radiusköpfchen kann innerhalb dieser Schlinge frei rotieren.

Die Gelenkkapsel ist innen mit einer Synovialschicht, dann einer Fettschicht und außen mit einer Bindegewebsschicht ausgekleidet. Die Fettschicht teilt sich in einen anterioren und einen posterioren Teil. Sie liegen außerhalb der Synovialschicht, aber innerhalb der Gelenkkapsel. Das anteriore Fettpolster ist auf dem Röntgenbild fast immer sichtbar (Abb. 5-2). Das posteriore Polster liegt tief in der Fossa olecrani und ist in der gebeugten Haltung nie sichtbar, es sei denn, ein großer Erguss oder eine Hämarthrose bringen es aus seiner Position in der Fossa.

Besonderheiten bei Kindern

Da der kindliche Ellbogen noch keine verschmolzenen Ossifikationszentren besitzt, ist er gegenüber bestimmten Verletzungsformen empfindlicher als der adulte Ellbogen. Kinder besitzen drei epiphyseale Ossifikationszentren (Capitulum, Trochlea und Radius)

Tabelle 5-1: Das Ellbogengelenk

Drei Gelenke:	Drei starke Bänder:
• Art. humeroulnaris	• Lig. collaterale ulnare
• Art. humeroradialis	• Lig. collaterale radiale
• Art. radioulnaris	• Lig. annulare
eine einzige Synovialschicht	
eine Schicht schockdämpfendes Fett zwischen Synovia und Kapsel	

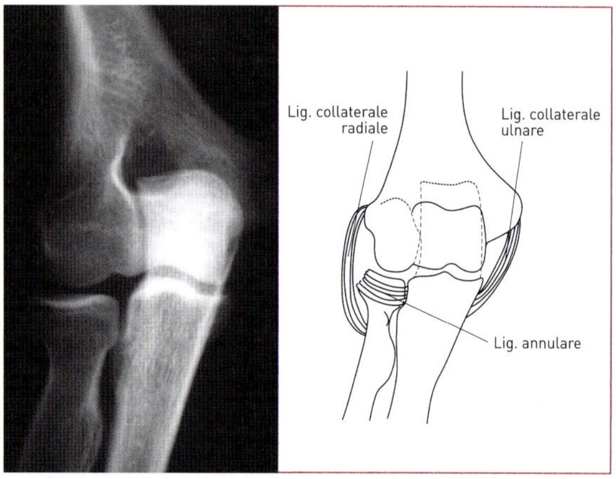

Abbildung 5-1: A.-p.-Aufnahme des Ellbogens und graphische Darstellung der Ligamente. Das Lig. annulare umwickelt 80 % des Radiusköpfchens.

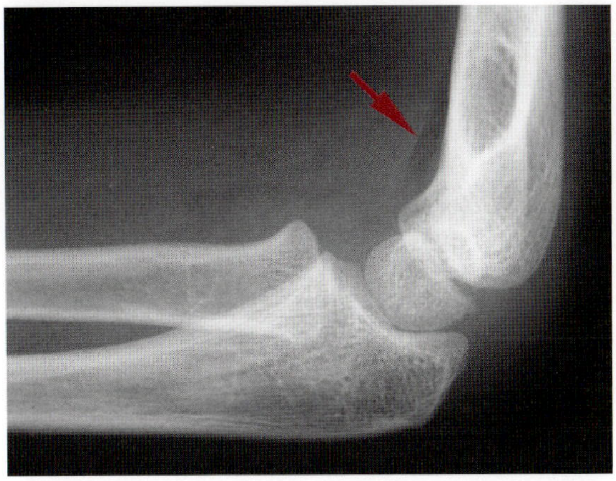

Abbildung 5-2: Das normale anteriore Fettpolster (Pfeil) liegt neben der Kortikalis des Humerus. Man beachte, dass das posteriore Fettpolster bei gebeugtem Ellbogen normalerweise nicht sichtbar, sondern tief in der Fossa olecrani verborgen ist. (Der Supinatorfettstreifen ist als horizontale schwarze Linie parallel zum anterioren Aspekt des Radiusschaftes sichtbar. Manchmal wird behauptet, seine Darstellung sei im Hinblick auf die Diagnostik hilfreich, doch sollte sie in der Praxis ignoriert werden.)

sowie drei apophyseale (Epicondylus medialis, Epicondylus lateralis und Olekranon). Ihre Verknöcherung beginnt in verschiedenen Altersstufen. Trochlea und Olekranon weisen oft multiple Zentren auf (Abb. 5-3). Diese Zentren dürfen nicht mit Bruchfragmenten verwechselt werden. Wenn das Erscheinungsbild uneindeutig ist, sollte man ein Buch mit Darstellung der Normvarianten zur Hand nehmen oder einen Spezialisten hinzuziehen. In ganz wenigen Fällen ist es erforderlich, das kontralaterale Gelenk zu röntgen, um ein Vergleichsbild zu haben.

Die Reihenfolge, in der die sekundären Ossifikationszentren auf Röntgenbildern sichtbar werden, ist am häufigsten (Abb. 5-4, Tab. 5-2):

- Capitulum
- Radiusköpfchen
- Epicondylus medialis
- Trochlea
- Olekranon
- Epicondylus lateralis.

Dabei sind individuelle Abweichungen möglich; aber immer verknöchert die mediale Epikondyle vor der Trochlea. Dies ist diagnostisch besonders wichtig in einem seltenen, aber klinisch bedeutsamen Fall, wenn es bei einer Verletzung zur weiten Dislokation des Ossifikationszentrums der medialen Epikondyle kommt.

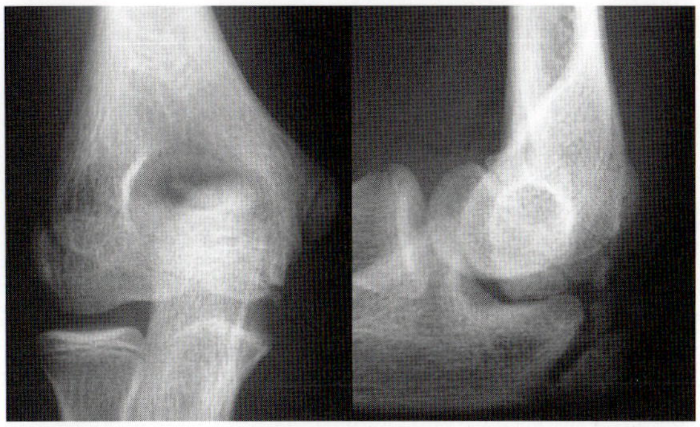

Abbildung 5-3: Normale Aufnahme eines 13-jährigen Jungen. Alle Ossifikationszentren sind vorhanden. Trochlea und Olekranon weisen multiple sekundäre Zentren auf, was eine häufige Normvariante ist.

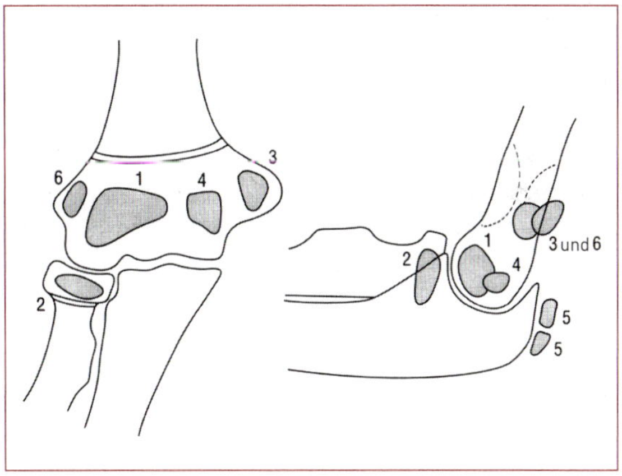

Abbildung 5-4: Normale sekundäre Ossifikationszentren. 1 Capitulum, 2 Radius, 3 mediale oder interne Epikondyle, 4 Trochlea, 5 Olekranon, 6 laterale oder externe Epikondyle. Man beachte die seitliche Projektion, bei der die Zentren der medialen und lateralen Epikondyle überraschend weit posterior liegen können, was normal ist. Ebenfalls normal ist ein multizentrisches Olekranon.

Tabelle 5-2: Durchschnittsalter beim Erscheinen sekundärer Ossifikationszentren im Röntgenbild (häufigste Reihenfolge)

Zentrum	Alter (in Jahren)
Capitulum	1
Radiusköpfchen	3–6
Epicondylus medialis	4–7
Trochlea	7–10
Olekranon	6–10
Epicondylus lateralis	11–14

Befundungs-ABC (Tab. 5-3)

Adequacy (Angemessenheit) und Alignment (Ausrichtung)

Es gibt zwei standardmäßige Projektionen: a.-p.-Aufnahme und Seitaufnahme. Eine schwere Verletzung macht eine perfekte Positionierung oft unmöglich. Manchmal sind weitere Projektionen erforderlich, um das Köpfchen und den Hals des Radius besser darstellen zu können. Diese Zusatzaufnahmen sind keine Routine und nur speziellen Fragestellungen vorbehalten.

Das Olekranon artikuliert mit der Trochlea und das Radiusköpfchen mit dem Capitulum. Bedenken Sie, dass das Capitulum und die Trochlea sich in der Seitaufnahme gegenseitig überlagern. In der **Seitaufnahme** (Abb. 5-5) müssen zwei Linien beurteilt werden:

- *Radius-Capitulum-Linie* (Abb. 5-6): Der Schaft des normalen Radius, wie er sich in der Seitaufnahme darstellt, ist nicht immer eine perfekt gerade Linie. Seine proximalen 2 bis 4 cm können einen Winkel gegenüber der Längsachse des übrigen Knochens aufspannen. Eine Linie durch die Mitte der Längsachse dieser 2 bis 4 cm des Radius sollte durch das Capitulum führen. Wenn diese Linie hinter oder vor dem Capitulum verläuft, liegt eine Dislokation des Radiusköpfchens vor (Abb. 5-7).
- *Vordere Humeruslinie:* Es gibt eine Bandbreite normaler Kondylenformen, doch alle normalen Ellbogen haben eine Hockeyschläger- oder J-Form. Ein Verlust dieser J-Form spricht für eine dislozierte suprakondyläre Fraktur (Abb. 5-8).

Eine Linie, die entlang der anterioren Kortikalis des Humerus gezogen wird, sollte auf mindestens $^1/_3$ der

Tabelle 5-3: Befundungs-ABC Ellbogen

Alignment (Ausrichtung)

- Radius-Capitulum-Linie: disloziertes Radiusköpfchen
- vordere Humeruslinie: dislozierte suprakondyläre Fraktur

Bones (Knochen)

- Falten in der Kortikalis: Fraktur
- leichte Impression der Kortikalis: Fraktur
- leichte Abwinkelung der Kortikalis: Fraktur
- zerstörtes X-Zeichen: suprakondyläre Fraktur
- zusätzliche Fragmente in der Seitaufnahme: bei Erwachsenen Verdacht auf eine Radius-Capitulum-Fraktur oder -Dislokation, bei Kindern Verdacht auf einen Abriss des Epicondylus medialis

Congruity (Kongruenz) der Gelenke

- unterschiedliche Weiten des Gelenkspalts: dislozierter Ellbogen

Weichteile

- positives anteriores oder posteriores Fettpolster: Fraktursuche
- Verlagerung beider Fettpolster ohne sichtbare Frakturzeichen: bei Erwachsenen Radiusköpfchenfraktur, bei Kindern nicht dislozierte suprakondyläre Fraktur

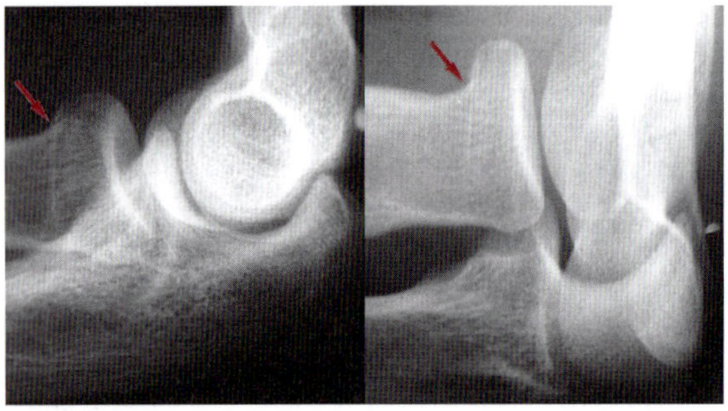

Abbildung 5-5: Standardseitaufnahme und angewinkelte Projektion zur Darstellung des Radiusköpfchens und des Halses. Bei diesem Patienten ist der subtile Kortikalisbruch am Übergang vom Köpfchen zum Hals gut zu erkennen. Die weiße Linie, welche den Radiushals kreuzt, wird durch eine leichten Kompression verursacht.

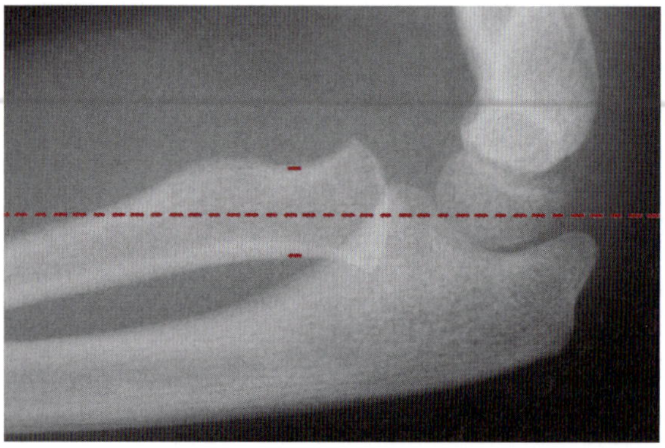

Abbildung 5-6: Normale Radius-Capitulum-Linie. Die Linie sollte entlang der Längsachse der proximalen 2–4 cm des Radius verlaufen. Dieser Teil des Radius ist häufig gegenüber dem übrigen Schaft abgewinkelt. Führt man die Linie entlang der Längsachse der übrigen zwei Drittel des Radius, führt sie bei den meisten Gesunden nicht durch das Capitulum. Die Folge wäre eine falsche Diagnose eines dislozierten Radiusköpfchens.

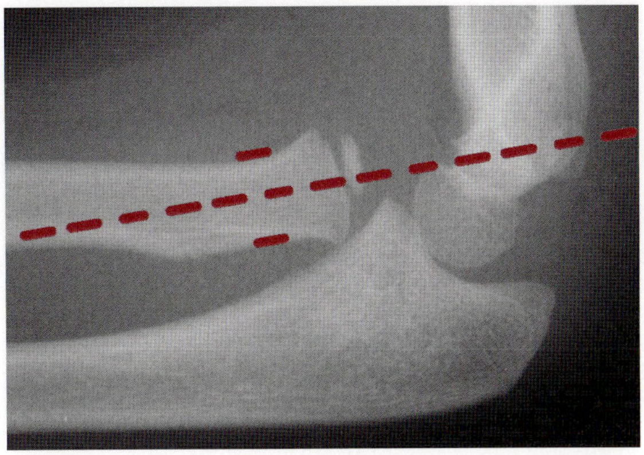

Abbildung 5-7: Disloziertes Radiusköpfchen. Die Radius-Capitulum-Linie führt nicht durch die Mitte des Capitulums. (Man beachte im Übrigen, dass das normale X- oder Sanduhrzeichen den Schaft des Humerus überlagert).

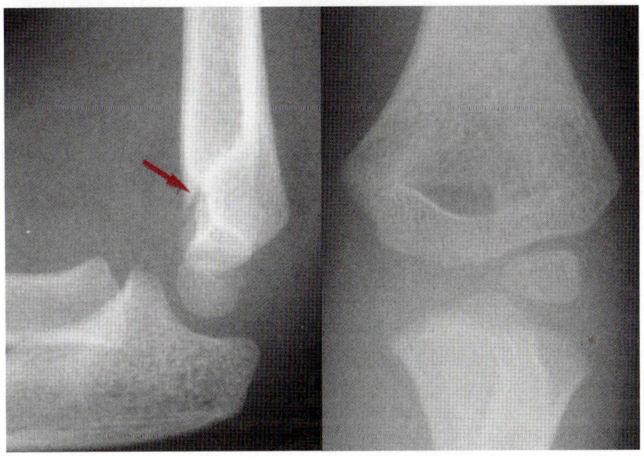

Abbildung 5-8: Ein 3-jähriges Mädchen ist auf die ausgestreckte Hand gefallen. Die Radius-Capitulum-Linie ist normal. Die vordere Humeruslinie verläuft nicht durch das mittlere Drittel des Capitulums, und das normale X-Zeichen ist zerstört. Es handelt sich um eine suprakondyläre Humerusfraktur mit posteriorer Dislokation. Die Fraktur ist in der Seitaufnahme gut sichtbar, jedoch kaum auf der a.-p.-Aufnahme.

Länge des Schlagblatts des Hockeyschlägers (des Capitulums) anterior zu ihm liegen. Wird diese Regel verletzt, handelt es sich wahrscheinlich um eine suprakondyläre Humerusfraktur mit posteriorer Dislokation des distalen Fragments. Diese Linie hilft zudem bei der Beurteilung des Dislokationsgrades bei offensichtlicher Fraktur.

> Die mit der vorderen Humeruslinie verbundene Regel gilt nicht für sehr kleine Kinder mit normalem Ellbogen, da der Ossifikationsgrad im Capitulum noch nicht so weit fortgeschritten ist, als dass sich ein Drittel vor der anterioren Kortikalis des Humerus befinden könnte.

X- oder Sanduhrzeichen: Dieses Zeichen kann bei der Diagnostik einer suprakondylären Fraktur nützlich sein. Das X (oder die Sanduhr) wird aus den Knochenrändern des Olekranons und der Fossa coronoidea gebildet. Eine suprakondyläre Fraktur zerstört nahezu immer die normale X-Form in der einfachen Seitaufnahme.

Auf der **a.-p.-Aufnahme** sollten die Gelenkspalten des Radius-Capitulum-Gelenks und des Coronoid-Trochlea-Gelenks parallel und gleich weit sein. Bei gesunden Erwachsenen und bei den meisten Kindern verläuft eine Linie entlang der Längsachse des Radius (entlang der proximalen 2 bis 4 cm) durch das Capitulum (Abb. 5-9). Anderenfalls sollte die Seitaufnahme auf Hinweise für eine Dislokation des Radiusköpfchens geprüft werden.

> Bei kleinen Kindern mit normalem Ellbogen greift die erwähnte Regel nicht, wenn der Unterarm leicht rotiert ist.

Bones (Knochen)

Untersuchen Sie auf der **Seitaufnahme** die Kortikalis von Humerus, Radius und Ulna. Eine diskrete Fraktur im anterioren Humerus infolge einer suprakondylären Fraktur kann schwer zu entdecken sein, vor allem bei Kindern. Prüfen Sie das X-Zeichen (gebildet aus den Knochenrändern des Olekranons und der Fossa coronoidea). Ein zerstörtes X zeigt eine suprakondyläre Fraktur an.

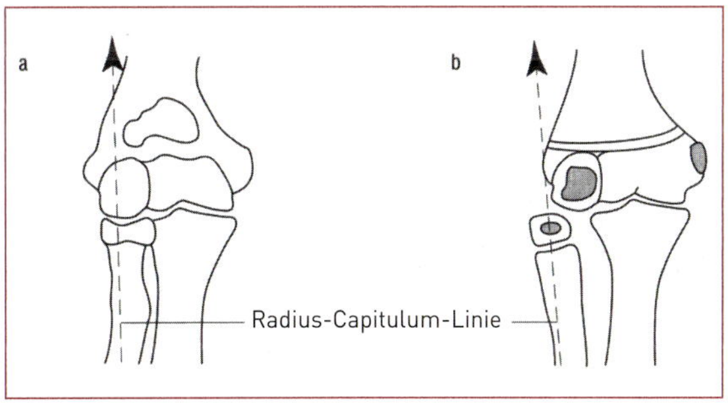

Abbildung 5-9: Die Radius-Capitulum-Linie greift auch in der a.-p.-Projektion – unter einer Voraussetzung: Die Linie wird entlang der Längsachse durch die proximalen 2 – 4 cm des Radius gezogen und sollte durch das Capitulum führen (a). Tut sie das nicht, besteht der Verdacht auf eine Dislokation des Radiusköpfchens. Bei sehr kleinen Kindern jedoch kann eine leichte Rotation des Unterarms diese Regel aushebeln und zu einer falsch positiven Diagnose einer Dislokation führen (b). Prüfen Sie immer die Übereinstimmung der Radius-Capitulum-Linie in der a.-p.-Aufnahme mit der aussagekräftigeren Seitaufnahme.

Beurteilen Sie das interne Trabekelmuster der Knochen, und achten Sie auf bandförmige Dichteminderungen. Eine eingestauchte Radiushalsfraktur ist unter Umständen erst als schwaches Querband mit verminderter Dichte am Übergang vom Kopf zum Hals sichtbar. Quetschungen oder Verletzungen des Knorpels können vorkommen, ohne sich im Röntgenbild darzustellen.

Etwa die Hälfte aller Radiusköpfchenfrakturen ist nicht disloziert, und eine Schädigung kann auf der **a.-p.-Aufnahme** sehr subtil sein (Abb. 5-10). Es sollte nach einer leichten Kortikalisschädigung, geringfügigen Absenkung und/oder einer leichten Achsenabweichung gefahndet werden. Bei Kindern achtet man zusätzlich auf folgende Faktoren:

- Achten Sie auf eine undeutlich glänzende Linie, die den distalen Humerus kreuzt. Dabei handelt es sich häufig entweder um den einzigen Hinweis auf eine nicht dislozierte suprakondyläre Humerusfraktur oder um eine laterale Kondylenfraktur (Abb. 5-11).
- Achten Sie darauf, dass sich der mediale Epikondylus in einer normalen Position befindet und besonders darauf, dass er nicht im Gelenk gefangen ist und als Ossifikationszentrum der Trochlea interpretiert wird. Es handelt sich um eine seltene Verletzung. Kinder mit einer Dislokation des Ellbogengelenks, die sich spontan zurückbildet, sind dazu am meisten prädisponiert.

Ist der mediale Epikondylus im Gelenk gefangen, kommt es zu einer geringfügigen aber nachweisbaren Erweiterung des medialen Gelenkteils. Folglich ist auch die normale Kongruenz des Gelenks verändert.

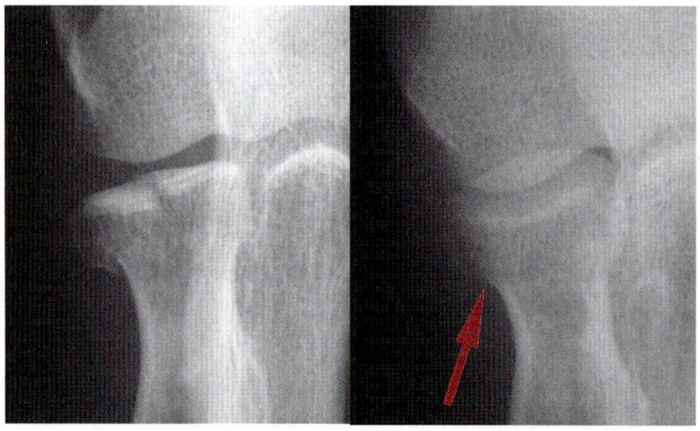

Abbildung 5-10: Fraktur von Radiusköpfchen und -hals (links). Die leicht eingestauchte intraartikuläre Fraktur ist recht deutlich. Auf dem rechten Bild ist sie wesentlich subtiler. Eine schwach durchscheinende Linie kreuzt die Gelenkfläche, und im lateralen Kortex des Halses (Pfeil) findet sich zudem eine winzige Bruchlinie.

Ein eingeklemmter Epikondylus ist in der a.-p.-Aufnahme nur selten sichtbar (Abb. 5-12), deutlicher wird es in der Seitaufnahme.

> Frakturen des lateralen Epikondylus machen 20 % der Ellbogenfrakturen bei Kindern aus.

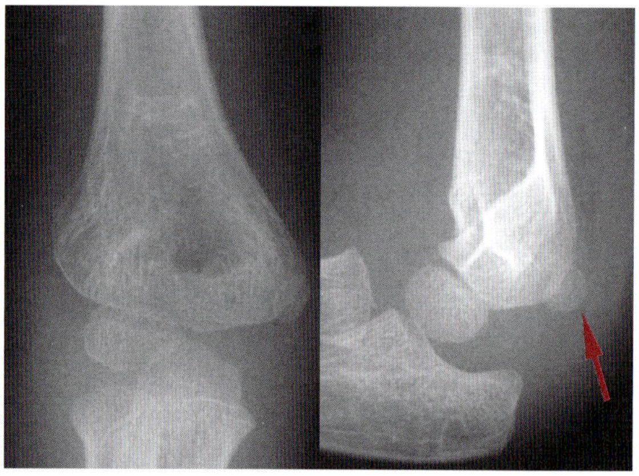

Abbildung 5-11: Die fehlende Abgrenzung und der geringfügige Bruch der Humeruskortikalis weisen auf eine nicht dislozierte Fraktur des lateralen Kondylus. Das posteriore Fettpolster ist sichtbar, was für einen großen Hämarthros spricht. Beachten Sie zudem, dass das Ossifikationszentrum des medialen Epikondylus in der Seitaufnahme weit posterior liegt, was ein normaler Befund ist (Pfeil).

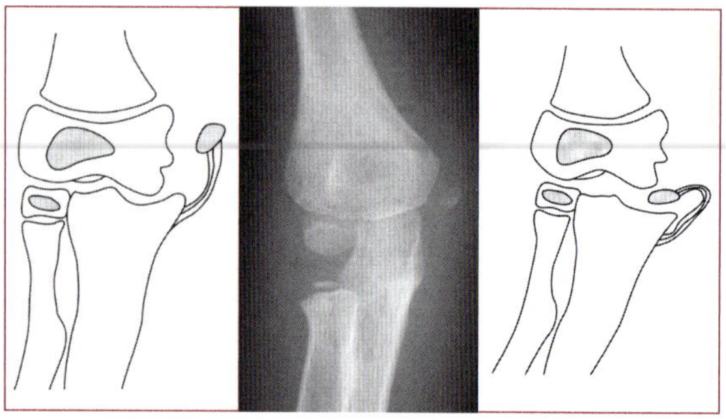

Abbildung 5-12: Mittelschwerer Abriss des sekundären Ossifikationszentrums des Epicondylus medialis (links und Mitte). Schwerer Abriss des Epikondylus (rechts). Er liegt innerhalb des Gelenks und kann als trochleares Ossifikationszentrum fehlinterpretiert werden. Der Epicondylus medialis verknöchert immer vor der Trochlea, sodass man die intraartikuläre Lage des Epicondylus medialis annehmen kann, wenn er nicht an seiner normalen Lokalisation gefunden wird. Bei einer intraartikulären Einklemmung des Epikondylus kommt es oft zu einer Erweiterung des medialen Gelenkspalts in der a.-p.-Aufnahme.

Tabelle 5-4: Verletzungsformen und -häufigkeiten bei Erwachsenen und Kindern

Verletzungsform	Erwachsene	Kinder
Frakturen		
suprakondylär	selten	• häufig • häufigste Ellbogenfraktur • normalerweise querverlaufende Frakturlinie • Verlagerung üblicherweise nach posterior, gelegentlich nach anterior • 25 % sind minimal oder gar nicht disloziert
lateraler Kondylus	selten	häufig (20 % der Ellbogenfrakturen)
Radiusköpfchen oder -hals	• häufig • 50 % aller Ellbogenfrakturen	selten
Olekranon	• 20 % aller Ellbogenverletzungen • leicht zu erkennen	eine normale Epiphysenfuge kann wie eine Fraktur aussehen
Abriss des Epicondylus medialis		• moderate Separation: leicht zu erkennen • weite Separation, Apophyse im Gelenk eingeklemmt: leicht zu übersehen; 50 % sind mit einer Ellbogendislokation verbunden
Dislokationen		
Ellbogen	• häufig • immer posterior • oft posterolateral	selten
Radiusköpfchen	• isoliert: gelegentlich • oft als Monteggia-Fraktur • immer anterior	• isoliert: gelegentlich • Teil einer Monteggia-Fraktur • immer anterior
Andere		
Chassaignac-Luxation	• selten • gelegentlich bei Ringern	• häufig • zwischen 2 und 6 Jahren • Lig. annulare ist gedehnt und das Radiusköpfchen subluxiert leicht • Anamnese und klinische Untersuchung machen die Diagnose leicht • Röntgenaufnahmen sinnlos, weil unauffällig
Fraktur oder Dislokation des Capitulum	sehr selten	sehr selten

Congruity (Kongruenz) der Gelenke

Versuchen Sie die normale Kongruenz des Gelenks zu bestätigen:

- Die Trochlea ist kongruent mit der Ulna.
- Das Capitulum ist kongruent mit der Gelenkfläche des Radiusköpfchens oder parallel dazu.

Ein Verlust der Kongruenz oder Parallelität tritt bei verschiedenen Frakturen des Radiusköpfchens auf.

Weichteile

Das anteriore Fettpolster ist auf der **Seitaufnahme** normalerweise dünn, langgezogen und durchscheinend und liegt parallel und neben der Kortikalis des distalen Humerus. Bei einem normalen flektierten Ellbogen ist das posteriore Fettpolster nicht sichtbar. Zu einer Verlagerung dieses Fettes kommt es bei einem Gelenkserguss (z.B. eine Hämarthrose), wodurch die synoviale Auskleidung verlagert wird.

- Ein disloziertes anteriores Fettpolster ist dreieckig, schwarz durchscheinend und liegt anterior zur Humeruskortikalis, jedoch vom Knochen abgehoben. Manchmal wird diese Verlagerung als «Sail-Sign» bezeichnet.
- Um das posteriore Fettpolster zu verschieben und aus der Fossa olecrani zu bugsieren, bedarf es eines ausgedehnten Ergusses. Es ist dann als schwarze Linie unmittelbar posterior der Humeruskortikalis erkennbar (Abb. 5-14).

Regeln zur Weichteilbeurteilung in der Seitaufnahme:

- positives anteriores Fettpolsterzeichen: Ein Erguss liegt vor, und eine intraartikuläre Fraktur ist wahrscheinlich.
- positives posteriores Fettpolsterzeichen: Ein ausgedehnter Erguss liegt vor, und eine intraartikuläre Fraktur ist sehr wahrscheinlich.
- fehlendes Fettpolsterzeichen: Eine Fraktur ist nicht ausgeschlossen.

Manche Autoren berichten von einem Supinator-Fettstreifen. Die Vorstellung, das Auftreten dieser durchscheinenden Linie sei diagnostisch verwertbar, hat sich nicht bewahrheitet, und der Supinator-Fettstreifen kann ignoriert werden.

Wenn der mediale oder laterale Epikondylus verletzt wurde, kommt es zu einer Schwellung der angrenzenden Weichteile, die auch auf der **a.-p.-Aufnahme** sichtbar ist.

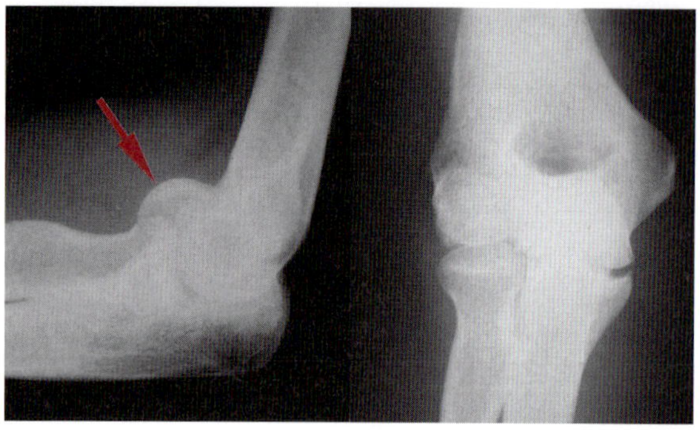

Abbildung 5-13: In der Seitaufnahme sieht man ein weiteres abgerundetes Knochenfragment, das dort nicht hingehört (Pfeil) und eine Fraktur bedeutet – eine Dislokation des Capitulums. Die a.-p.-Aufnahme erscheint beinahe normal, doch bestätigt die genaue Inspektion des Capitulums die subtile Fraktur.

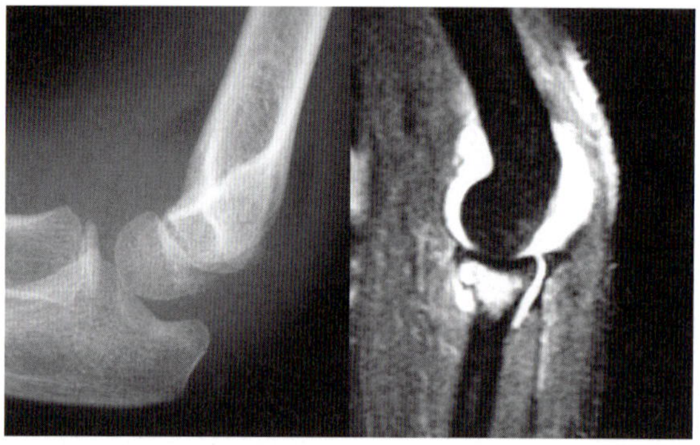

Abbildung 5-14: Ausgeprägter Gelenkerguss. Das anteriore Fettpolster ist von der Humeruskortikalis abgehoben und das posteriore wird sichtbar. Links ist keine Fraktur zu erkennen. Die rechte sagittale T2-gewichtete MRT-Sequenz mit Fettsuppression zeigt einen Gelenkerguss mit Radiusköpfchenfraktur. Ein großer Gelenkerguss im Röntgenbild macht also eine Fraktur sehr wahrscheinlich, aber nicht sicher.

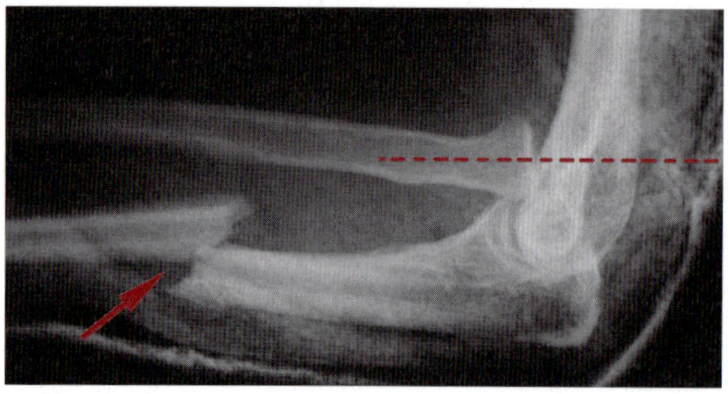

Abbildung 5-15: Fraktur des proximalen Ulnaschaftes (Pfeil) im Gips. Beachten Sie, dass die Radius-Capitulum-Linie verschoben ist und eine (klinisch übersehene) assoziierte Dislokation des Radiusköpfchens anzeigt. Diese kombinierte Verletzung wird Monteggia-Fraktur genannt.

Kombinationsverletzungen

Radius und Ulna sind durch ein starkes interossäres Band miteinander verbunden. Wenn einer der beiden Knochen disloziert oder unter Achsenabweichung frakturiert, ist der andere Knochen stets auch frakturiert. Wenn diese Fraktur nicht sichtbar ist, achten Sie auf:

- einen gebogenen Knochen ohne offensichtliche Fraktur, wozu es bei kleinen Kindern aufgrund ihrer sehr formbaren Knochen kommen kann (Biegungsfraktur)
- eine Dislokation, die das proximale oder distale Radioulnargelenk einbezieht. Typischerweise wird eine dislozierte Ulnafraktur mit einem intakten Radius von einem dislozierten Radiusköpfchen begleitet. Diese kombinierte Verletzung wird als Monteggia-Fraktur bezeichnet (Abb. 5-15). Eine dislozierte Radiusfraktur mit intakter Ulna ist mit einer Dislokation des distalen Radioulnargelenks assoziiert, was Galeazzi-Fraktur genannt wird.

Tabelle 5-5: Spezielle Probleme bei Kindern

Mögliche Probleme	Tipps
Sekundäre Ossifikationszentren können für Verwirrung sorgen, besonders wenn es multiple gibt. Eine unvollständig verschmolzene Epiphysenfuge kann wie eine Fraktur aussehen. Eine Fraktur, welche den Epicondylus lateralis einbezieht, kann als normale apophyseale Wachstumszone fehlinterpretiert werden.	Im Zweifel oder bei Verwirrung hilft gewöhnlich ein Vergleich mit einer Aufnahme der gesunden Gegenseite.
Ein abgerissener Epicondylus medialis kann im Gelenkspalt eingeklemmt sein und dann irrtümlich als normales trochleares Ossifikationszentrum gedeutet werden. Die Verletzung ist zwar selten, aber eine bekannte Komplikation bei disloziertem Ellbogen und eine, die spontan zurückgeht.	• Denken Sie an diese Verletzung bei einem leicht geweiteten medialen Gelenkspalt in der a.-p.-Aufnahme. • Denken Sie an die Reihenfolge der Ossifikation und besonders daran, dass der Epicondylus medialis immer vor der Trochlea verknöchert.

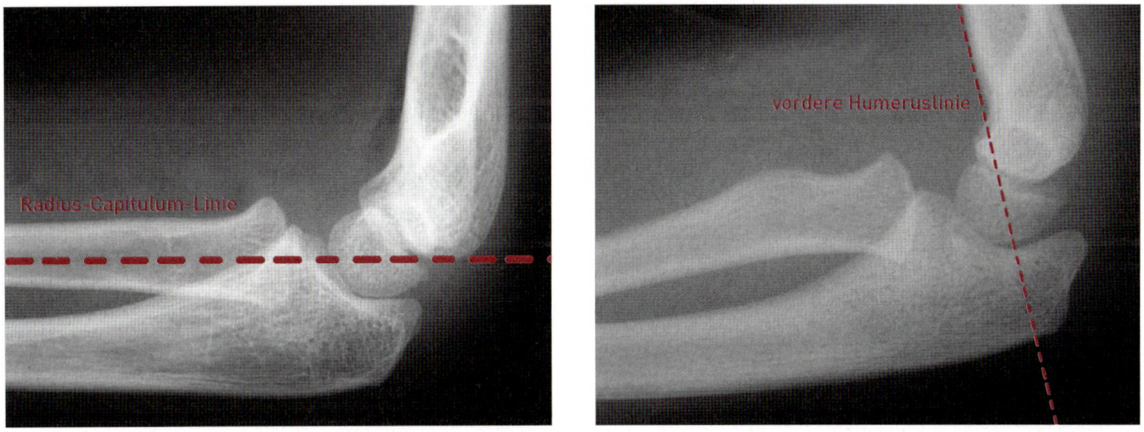

Abbildung 5-16: Besonders bei Kindern spielen zwei Hilfslinien für die Befundung eine große Rolle: die Radius-Capitulum-Linie (oben) und die vordere Humeruslinie (unten).

Literatur

Chessare JW, Rogers LF, White H. Injuries of the medial epicondylar ossification center of the humerus. *Am J Roentgenol* 1977;**129**:49-55

Donnelly LF, Klostermeier TT, Klosterman LA. Traumatic elbow effusions in pediatric patients: are occult fractures the rule? *Am J Roentgenol* 1998;**171**:243-5

El-Khoury GY, Daniel WW, Kathol MH. Acute and chronic alvulsive injuries. *Radiol Clin North Am* 1997;**35**:747-66

Fowles JV, Simane N, Kassab MT. Elbow dislocation with avulsion of the medial humeral epicondyle *J Bone Joint Surgery* 1990;**72**:102-4

Gore RM, Rogers LF, Bowerman J, Suker J, Compere CL. Osseous manifestations of elbow stress associated with sports activities. *Am J Roentgenol* 1980;**134**:971-7

Greenspan A, Norman A. The radial head – capitellum view. Useful technique in elbow trauma. *Am J Roentgenol* 1982;**138**:1186-8

Griffith JF, Roebuck DJ, Cheng JC, Chan YL, Rainer TH, Ng BK. Acute elbow trauma in children: spectrum of injury revealed by MR imaging not apparent on radiographs. *Am J Roentgenol* 2001;**176**:53-60

Keats TE. *Atlas of normal roentgen variants that may simulate disease.* St Louis, CV Mosby, 2001

Miles Ka, Finalay DBL. Disruption of the radiocapitellar line in the normal elbow. *Injury* 1989;**20**:365-7

Raby N, Berman L, de Lacey G. *Accident and emergency radiology: a survival guide.* 2nd ed. Philadelphia: Saunders, 2005

Rogers LF. *Radiology of skeletal trauma.* 3rd ed. London: Churchill Livingstone, 2004

Rogers LF, Malave S, White H, Tachdijan MO. Plastic bowing, torus and greestick supracondylar fracture of the humerus: radiographic clues to obscure fractures of the elbow in children. *Radiology* 1978;**128**:145-50

6 Schulter

May-ai Seah, David A. Elias und Otto Chan

Der Schultergürtel verbindet den Oberarm hauptsächlich über Bänder und Muskeln mit dem Thorax. Verletzungen der Weichteile – im konventionellen Röntgenbild nicht sichtbar – sind oft die Hauptursache für posttraumatische Schmerzen und Dysfunktionen. Dennoch ist das konventionelle Röntgen die Untersuchungstechnik der Wahl bei der initialen Evaluation von Schultertraumen, um Frakturen und Dislokationen auszuschließen. In diesem Kapitel werden die relevante Anatomie, Röntgenprojektionen, Frakturzeichen und einige Fallstricke in der röntgenologischen Evaluation akuter Schulterverletzungen besprochen. Andere bildgebende Verfahren einschließlich Sonographie und MRT werden vornehmlich im Zusammenhang mit eher chronischen Beschwerden und mutmaßlichen Weichteilverletzungen herangezogen.

Anatomie

Der Schultergürtel umfasst drei Knochen und drei Gelenke (Tab. 6-1, Abb. 6-1). Die Skapula ist ein dreieckiger flacher Knochen mit der Cavitas glenoidalis (Gelenkpfanne) und den nach lateral gerichteten Proc. coracoideus und dem Akromion. Die Cavitas glenoidalis wird durch einen fibrokartilaginösen Ring vertieft (Labrum glenoidale). Dieses artikuliert mit dem Humeruskopf, wodurch die Art. humeri (Schultergelenk) entsteht. Die Klavikula sowie die Articc. acromioclavicularis und sternoclavicularis vervollständigen das Schultergürtelskelett.

Der Humeruskopf weist einen größeren und einen kleineren Vorsprung auf und zwischen ihnen verläuft der Sulcus intertubercularis. Der anatomische Hals liegt superomedial der beiden Tuberositas, der chirurgische Hals darunter. Das Erscheinen und Verschmelzen der sekundären Ossifikationszentren (Tab. 6-2) lassen die anatomischen Verhältnisse bei Kindern mitunter verwirrend erscheinen, was manchmal zu Verwechslungen mit einer Fraktur führen kann.

Die Art. acromioclavicularis wird durch das kräftige Lig. coracoclaviculare und die schwächeren Ligg. acromioclaviculares stabilisiert. Die Art. humeri wird dynamisch durch die Muskeln und Sehnen der Rotatorensmanschette und statisch durch die Ligg. glenohumerale und coracohumerale stabilisiert. Die neurovaskulären Strukturen sowie die axillären Gefäße und distalen Äste des Plexus brachialis befinden sich anterior der Art. humeri und können bei anterioren glenohumeralen Dislokationen oder dislozierten proximalen Humerusfrakturen verletzt werden.

Tabelle 6-1: Der Schultergürtel

Drei Knochen	Drei Gelenke
• Skapula	• Art. humeri
• Humerus	• Art. acromioclavicularis
• Klavikula	• Art. sternoclavicularis

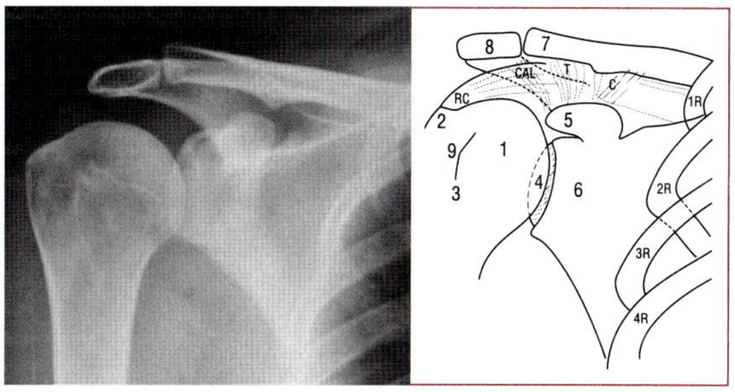

Abbildung 6-1: A.-p.-Aufnahme (links) und Zeichnung des Schultergelenks (rechts). 1 Humeruskopf, 2 Tuberculum majus, 3 Tuberculum minus, 4 Cavitas glenoidalis, 5 Proc. coracoideus, 6 Skapulahals, 7 Klavikula, 8 Akromion, 9 Sulcus intertubercularis; RC = Rotatorenmanschette, CAL = Lig. coracoacromiale, T = Lig. trapezoideum, C = Lig. coronoideum, R = Rippe.

Tabelle 6-2: Ungefähre Zeitpunkte für das Erscheinen und Verschmelzen sekundärer Ossifikationszentren in der Schulter

Knochen	Sekundäres Ossifikationszentrum	Zeitpunkt des Erscheinens (Jahre)	Zeitpunkt der Verschmelzung (Jahre)
Humerus	Kopf	0,5	15–18 (mit Schaft)
	Tuberculum majus	1	4–6
	Tuberculum minus	5	7
Skapula	Angulus inferior	15	20
	Proc. coracoideus	1	15
	Akromion	15	20–25
Klavikula	medialer Rand	18	25

Befundungs-ABC (Tab. 6-3)

Adequacy (Angemessenheit)

Die **a.-p.-Aufnahme** ist eine Routineprojektion bei allen Patienten (Abb. 6-2). Um das Schultergelenk darzustellen, wird der Patient meist um 15° in Richtung der betroffenen Seite rotiert, wobei der Arm außenrotiert sein sollte, damit das Tuberculum majus dargestellt werden kann. Wie bei allen Skeletttraumen müssen Aufnahmen in mindestens zwei Ebenen angefertigt werden.

Gewöhnlich ist die zweite Aufnahme die **Achsenprojektion**, bei der der Röntgenstrahl senkrecht durch das Schultergelenk gerichtet wird. Dabei ist der Arm abduziert, und die Röntgenkassette wird in der Axilla platziert. Bei einem Trauma sollte eine axiale Schräg- oder alternativ eine Y-Aufnahme angefertigt werden, da eine axiale Aufnahme sehr schmerzhaft sein kann.

Verschiedene andere Projektionen werden häufig als zusätzliche Aufnahmen durchgeführt. A.-p.-Aufnahmen können bei innenrotiertem Arm angefertigt werden, bei dem sich das Tuberculum minus am medialen Humeruskopf darstellt (Abb. 6-3). Dies ist bei Patienten mit einer posterioren Humerusdislokation unerlässlich, da der Arm in Innenrotation fixiert ist. In diesem Fall wird das Erscheinungsbild des nach innen rotierten Humeruskopfes als «Glühbirnenzeichen» bezeichnet (Abb. 6-4). Zur Beurteilung einer Subluxation des Akromioklavukulargelenks können Aufnahmen unter Belastung zum Vergleich des rechten und linken Akromioklavukulargelenks erforderlich sein.

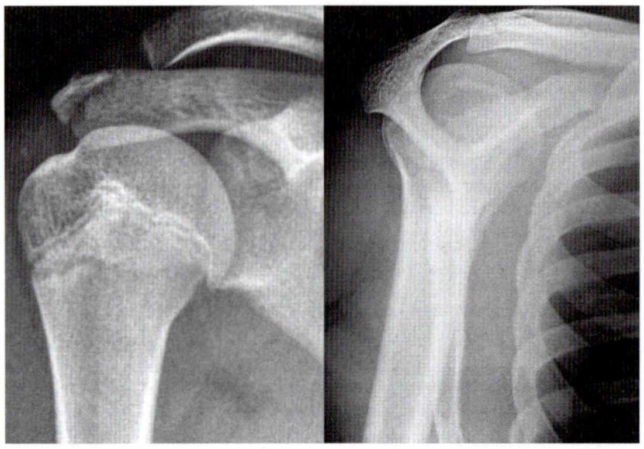

Abbildung 6-2: Normale a.-p.-Aufnahme des Schultergelenks eines Kindes (links) und normale Seit- oder Y-Aufnahme eines Erwachsenen (rechts).

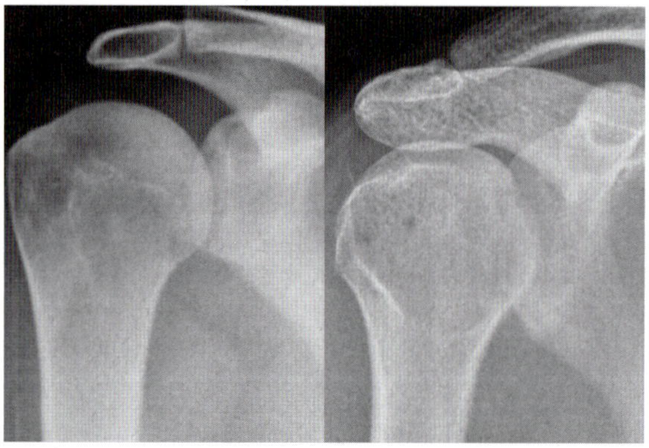

Abbildung 6-3: Normale a.-p.-Aufnahme des Schultergelenks mit außenrotiertem (links) und innenrotiertem Arm (rechts).

Tabelle 6-3: Befundungs-ABC Schulter

Alignment (Ausrichtung)

Prüfen Sie die Art. humeri:

- Eine inferomediale Verlagerung zeigt eine anteriore Dislokation an.
- Glühbirnenzeichen und Trough-Line zeigen eine posteriore Dislokation an.

Achten Sie an der Art. acromioclaviculare auf:

- Aufweitung der Art. acromioclaviculare
- Erweiterung des korakoklavikulären Abstandes.

Prüfen Sie den akromiohumeralen Abstand. Beträgt er weniger als 7 mm, spricht dies für eine massive Ruptur der Rotatorenmanschette.

Bones (Knochen)

Achten Sie auf Frakturen:

- Eine Trough-Line zeigt eine posteriore Dislokation an.
- Bei einer anterioren Dislokation der Art. glenohumerale sollten Sie eine zweite Ebene zum Ausschluss einer Fraktur hinzuziehen.

Solche Frakturen können einen posterolateralen Defekt des Humeruskopfes (Hill-Sachs-Läsion) oder eine anteroinferiore Glenoidfraktur einschließen (Bankart-Läsion).

Cartilage (Knorpel) und Gelenke

- Achten Sie auf einen Schwund des Gelenkspaltes.
- Achten Sie auf Zeichen einer erosiven Arthropathie oder auf degenerative Veränderungen, besonders wenn es anamnestische Hinweise auf eine rheumatoide Arthritis oder eine Hämophilie gibt.

Weichteile

- Eine Kalzifikation der Rotatorenmanschette zeigt eine kalzifizierende Tendonitis an.
- Eine Lipohämarthrose (Fett-Flüssigkeit-Spiegel) zeigt eine intraartikuläre Fraktur an.
- Ausschluss einer Lungenverletzung wie etwa Pneumothorax oder Hämatothorax.

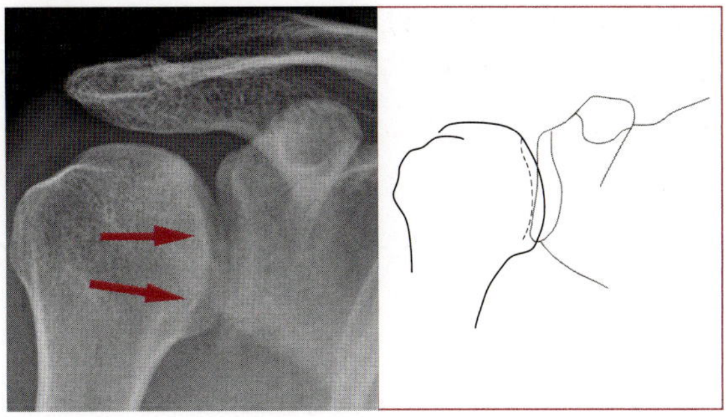

Abbildung 6-4: «Glühbirnenzeichen» mit Trough-Line (Pfeile). Das Aussehen des Humeruskopfes entspricht einer posterioren Dislokation.

Alignment (Ausrichtung)

Art. humeri: Der Humeruskopf sollte in der Cavitas glenoidalis liegen. Der Abstand zwischen dem Humeruskopf und dem anterioren Rand der Cavitas glenoidalis sollte an allen Stellen gleich sein. Ein Verlust der gleichmäßigen Ausrichtung und eine Erweiterung oder Überlappung der Gelenkflächen kann eine Dislokation oder eine Fraktur anzeigen. Wenn der Humeruskopf auch innenrotiert ist und schlecht abgegrenzt aussieht («Glühbirnenzeichen»), besteht der Verdacht auf eine posteriore Dislokation. Eine leichte inferolaterale Subluxation des Humeruskopfes kann bei intraartikulären Frakturen durch einen Hämarthros oder durch eine Atonie des M. deltoideus entstehen (Abb. 6-5).

Art. acromioclavicularis: Der inferiore Rand des lateralen Klavikulaendes und das Akromion sollten ausgerichtet sein, wenngleich eine leichte Fehlausrichtung bei bis zu 20 % der Gesunden zu sehen ist. In solchen Fällen sollte die Art. acromioclavicularis nicht aufgeweitet sein, doch sind im Zweifel Aufnahmen des Akromioklavukulargelenks unter Belastung notwendig. Bei Patienten mit einer Erweiterung des Akromioklavukulargelenks kommt es zu einer Ver-

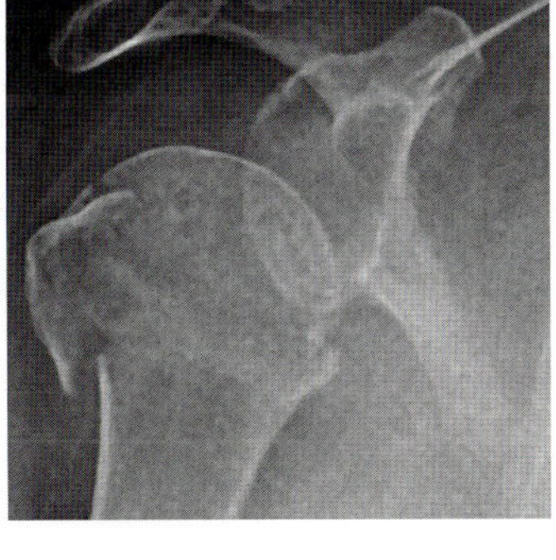

Abbildung 6-5: Trümmerbruch des Humeruskopfes mit inferiorer Subluxation der Art. humeri infolge eines Hämarthros und/oder einer Atonie des M. deltoideus.

größerung des korakoklavikularen Abstands, wenn das kräftige Lig. coracoclaviculare gerissen ist.

Subakromialraum: Die Supraspinatussehne verläuft zwischen dem Unterrand des Akromions und dem Oberrand des Humeruskopfes. Eine Verschmälerung des akromiohumeralen Abstandes zeigt eine massive Zerreißung der Rotatorenmanschette an. Zu einem Verschwinden des subakromialen Spaltes kommt es nur bei einer ausgedehnten akuten oder chronischen Zerreißung der Supra- und Infraspinatussehne (Abb. 6-6).

Bones (Knochen)

Die Kontur jedes Knochens muss sorgfältig verfolgt werden. Die Kortikalis von Humerus, Skapula, Klavikula und der Rippen sollte glatt sein. Die Beurteilung der Rippen ist unerlässlich, da Rippenfrakturen wegen der offensichtlicheren Frakturen von Klavikula oder Humerus übersehen werden können. Auch die innere Trabekelstruktur der Knochen muss geprüft werden, und es darf keine Unterbrechung dieser Strukturen zu sehen sein. Suchen Sie nach subtilen Frakturen, wie eingestauchten Frakturen des Humeruskopfes oder -halses, Hill-Sachs-Läsionen oder kleinen Abrissen vom Rand der Cavitas glenoidalis, zu denen es bei Dislokationen der Art. humeri kommen kann.

Die Befundung der Axial- und Y-Aufnahmen folgt den gleichen Prinzipien wie die der a.-p.-Aufnahmen. Zunächst wird der Proc. coracoideus aufgesucht, wodurch sich die anteriore Seite der Aufnahme ergibt. Dann werden die anterior liegende Klavikula und das posterior liegende Akromion identifiziert, und die Art. acromioclavicularis sollte in der Axialaufnahme über den Humeruskopf projiziert sein. Der Humeruskopf wird identifiziert, die Cavitas glenoidalis und die Art. humeri werden beurteilt.

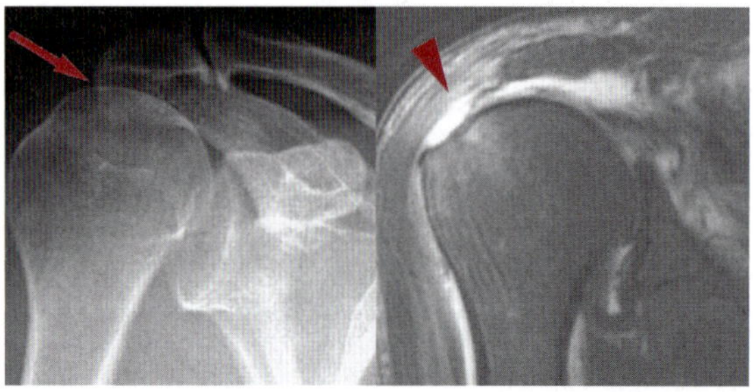

Abbildung 6-6: Schwund des Gelenkspaltes in der a.-p.-Aufnahme (Pfeile links) und in der MRT (rechts) bei einer chronischen Ruptur der Supraspinatussehne (Pfeilspitze).

Die Y-Aufnahme hilft bei der Beurteilung der normalen Ausrichtung der Art. glenohumerale. Diese Aufnahme ist besonders wertvoll bei Verdacht auf eine posteriore Dislokation.

Die Axialaufnahme ist nützlich zur Beurteilung der Schultergelenksausrichtung, eines Abrisses vom Rand der Cavitas glenoidalis und einer Hill-Sachs-Läsion des Humeruskopfes. Diese subtilen Frakturen lassen sich mit der zweiten Ebene bestätigen, doch können weitere Aufnahmen erforderlich sein.

Cartilage (Knorpel) und Gelenke

Überprüfen Sie, ob der Gelenkspalt gut erhalten ist (Tab. 6-4). Eine scheinbare Verengung des Gelenkspalts hat meist technische Gründe. Ein echter Schwund des Gelenkspaltes kommt bei Knorpelschwund vor, dem wahrscheinlich eine erosive Arthropathie oder seltener eine Infektion zugrunde liegt (septische Arthritis). Ein Schwund des Gelenkspaltes bei einer primär degenerativen Krankheit ist ungewöhnlich, und anamnestisch sollte eine prädisponierende Grunderkrankung ausgeschlossen werden. Dazu gehören Traumen oder eine erosive Arthropathie wie etwa bei der rheumatoiden Arthritis oder bei Hämophilie.

Weichteile

Ein Bruch des Akromioklavikulargelenks ist gewöhnlich mit einer Schwellung der angrenzenden Weichteile verbunden. Intraartikuläre Frakturen der Art. humeri können sich gelegentlich auf einer a.-p.-Aufnahme im Stehen als Lipohämarthrose (Fett-Flüssigkeit-Spiegel) darstellen, weil Markfett in den Gelenkspalt übertritt.

Bei Patienten mit einer kalzifizierenden Tendinitis der Rotatorenmanschette finden sich Kalkablagerungen im Subakromialraum (Abb. 6-7). Manchmal stößt man in der a.-p.-Aufnahme der Schulter auf einen Pneumothorax oder einen Lungentumor. Achten Sie also immer auch auf die Lunge.

Tabelle 6-4: Normalwerte bei der a.-p.-Aufnahme der Schulter

Raum	Normalmaß in mm
akromioklavikularer Gelenkspalt	≤ 7; Differenz zwischen rechter und linker Seite ≤ 2
korakoklavikularer Abstand	≤ 13
Subakromialraum	≥ 7

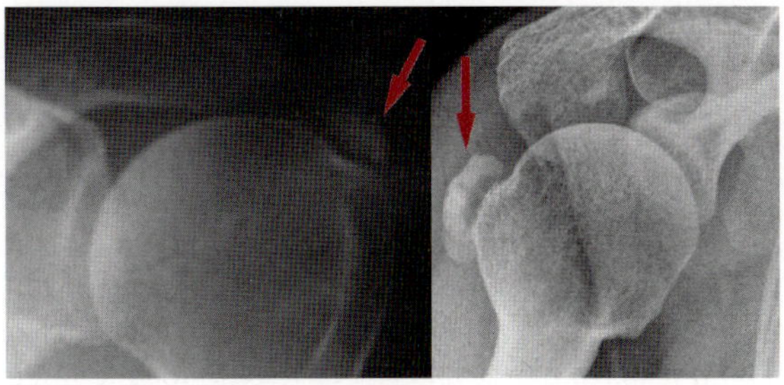

Abbildung 6-7: A.-p.-Aufnahme mit Kalkablagerungen in der Rotatorenmanschette (Pfeil links) und Schrägaufnahme (Pfeil rechts).

Verletzungsmuster

Das Verletzungsmuster an der Schulter verändert sich mit dem Alter. Schlüsselbeinfrakturen sind oft die Folge eines Geburtstraumas und sind auch noch bei Kindern und jungen Erwachsenen häufig. Im Alter zwischen 15 und 40 Jahren sind Dislokationen der Art. humeri und der Art. acromioclavicularis (Tab. 6-5) häufiger, während die Humeruskopffrakturen typischerweise ältere Menschen betreffen.

Dislokationen

Dislokationen der Articulatio humeri

Die Art. humeri ist das Gelenk des Körpers, das am häufigsten disloziert. Die Dislokationen werden nach der Position des Humeruskopfes in Relation zur Cavitas glenoidalis klassifiziert, die sich in den Röntgenaufnahmen ablesen lässt. Assoziierte Frakturen müssen identifiziert werden.

Anteriore Dislokationen machen über 90 % der Luxationen in der Art. humeri aus. Bei über 40 % der Patienten rezidivieren sie, was besonders jüngere Menschen betrifft. Die Diagnose wird gewöhnlich klinisch gestellt. Die Verletzung entsteht typischerweise in Abduktion und Außenrotation und führt klinisch zu dem Bild einer abstehenden Schulter mit prominentem Akromion. Der Humeruskopf kann in der anterioren Axilla palpabel sein. Im Röntgenbild liegt der Humeruskopf gegenüber der Cavitas glenoidalis gewöhnlich anterior, medial und inferior (Abb. 6-8). Die Dislokation ist normalerweise bereits auf der a.-p.-Aufnahme leicht zu erkennen, doch sollte stets eine zweite Ebene hinzugezogen werden, um Frakturen auszuschließen. Eine Kompressionsfraktur des posterolateralen Anteils des Humeruskopfes (sog. Hill-Sachs-Läsion) entsteht durch einen Stoß gegen die anteriore Cavitas glenoidalis und ist in über 50 % der Fälle anzutreffen. Sie stellt sich in der a.-p.-Aufnahme in Innenrotation oder in der axialen oder axialen Schrägaufnahme als knöcherner Defekt dar (Abb. 6-9, 6-10). Etwa 15 % der Fälle weisen auch eine Fraktur des Tuberculum majus auf und etwa 8 % eine Fraktur der anterioren knöchernen Cavitas glenoidalis (sog. Bankart-Läsion, Abb. 6-11).

Tabelle 6-5: Häufigkeiten von Dislokationen im Schultergürtel

Dislokation	Häufigkeit
Art. humeri (95 % anterior, 5 % posterior)	85 %
Art. acromioclavicularis	12 %
Art. sternoclavicularis	3 %

Posteriore Dislokationen der Art. humeri sind selten (< 10 % der Dislokationen des Gelenks). Da die klinischen und radiologischen Zeichen subtil sind (Tab. 6-6, Abb. 6-12), werden mehr als die Hälfte der Fälle zunächst übersehen, was zu chronischen Schmerzen

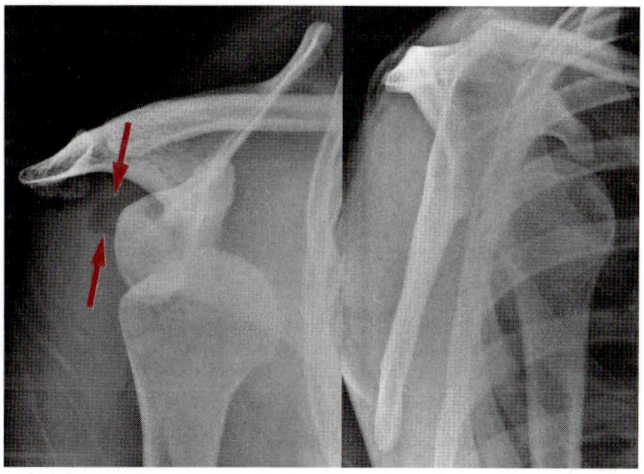

Abbildung 6-8: Anteriore Dislokation der Art. humeri in der a.-p.-Aufnahme (links) und in der Y- Aufnahme (rechts).

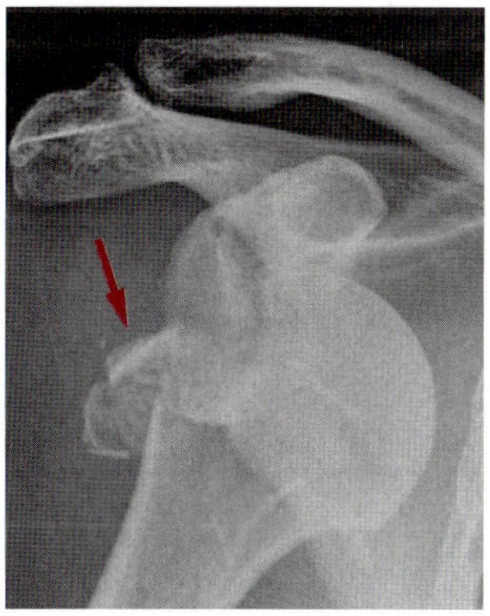

Abbildung 6-9: Anteriore Dislokation in der a.-p.-Aufnahme bei Trümmerbruch (Pfeil) des Tuberculum majus.

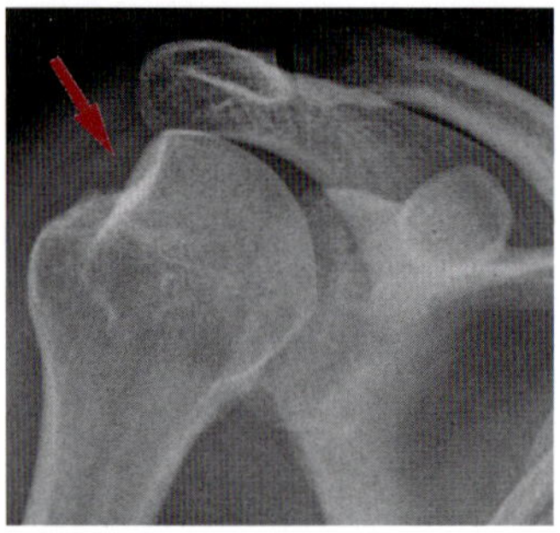

Abbildung 6-10: Hill-Sachs-Läsion (Pfeil) in der a.-p.-Aufnahme bei innenrotiertem Arm eines Patienten, der zuvor eine (jetzt reponierte) anteriore Dislokation hatte.

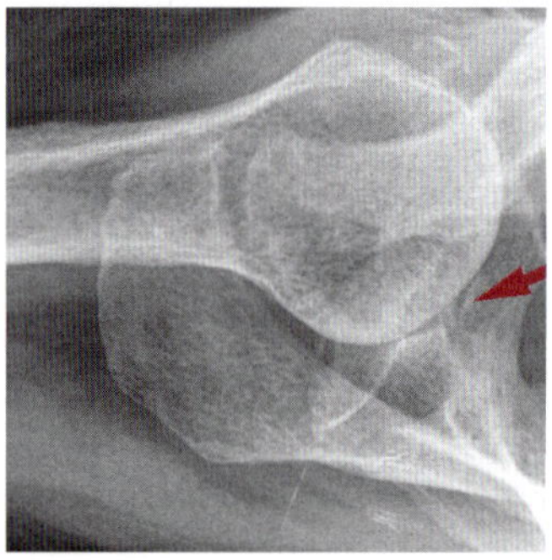

Abbildung 6-11: Bankart-Läsion (Pfeil) der anterioren Cavitas glenoidalis bei anteriorer Dislokation des Humeruskopfes in der Axialaufnahme.

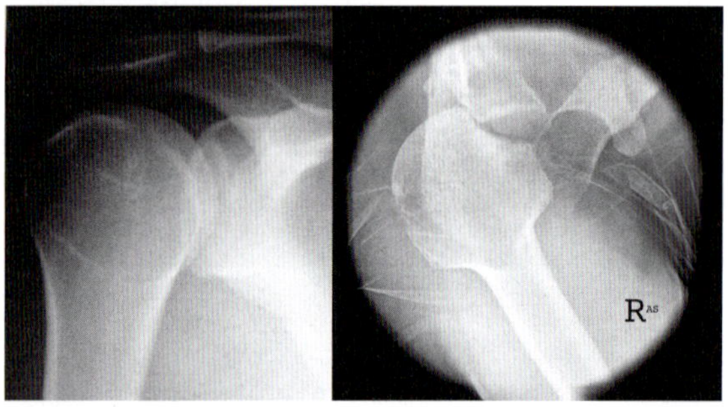

Abbildung 6-12: Posteriore Dislokation in der a.-p.-Aufnahme (Glühbirnenzeichen; links) und in der Axialaufnahme (rechts).

Tabelle 6-6: Hinweise auf eine posteriore Dislokation der Art. humeri

- Glühbirnenzeichen: Humeruskopf in ausgeprägter Innenrotation fixiert.
- Rim-Sign: scheinbar vergrößerter Abstand zwischen dem medialen Rand des Humeruskopfes und dem anterioren Rand der Cavitas glenoidalis > 6 mm.
- Inkongruenz von Humeruskopf und Cavitas glenoidalis.
- Trough-Line: sklerotische Begrenzungslinie parallel zur medialen Kortikalis des Humeruskopfes aufgrund eines Stauchungsbruchs des anteromedialen Kopfes ähnlich einem Trog (engl. trough).
- Fraktur des Tuberculum minus.

und Immobilität führt. Die Dislokation entsteht, wenn eine posteriore Kraft in Innenrotation auf den Humeruskopf einwirkt. Stürze sind die häufigste Ursache, und in manchen Fällen kann die Dislokation auch beidseits auftreten. Assoziierte Frakturen sind häufig. Zu den seltenen Formen der Dislokation der Art. humeri zählen die superiore, die inferiore und die intrathorakale Dislokation.

Dislokationen der Articulatio acromioclavicularis

Verletzungen der Art. acromioclavicularis weisen unterschiedliche Schweregrade auf, was sich in der Rockwood-Klassifikation widerspiegelt (Tab. 6-7). Typ-I-Verletzungen sind röntgenologisch normal, während Typ-II-Verletzungen nur unter Belastung sichtbar sind (Abb. 6-13).

Dislokationen der Articulatio sternoclaviculare

Eine Dislokation der Art. sternoclaviculare ist ungewöhnlich und aufgrund der überlappenden Strukturen röntgenologisch schwer zu diagnostizieren. Auf einer a.-p.-Aufnahme des Thorax liegen die medialen Klavikulas auf verschiedenen Ebenen. Die Dislokation ist gewöhnlich anterosuperior, doch ist auch die seltenere posterosuperiore Dislokation wegen der möglichen Verletzung mediastinaler Strukturen und einem denkbaren Pneumothorax wichtig.

Frakturen

Klavikulafrakturen

Klavikulafrakturen (Abb. 6-13) sind verbreitet und entstehen meist nach Stürzen auf die Schulter oder auf die ausgestreckte Hand. Etwa 80 % betreffen das mittlere Drittel mit einem «Aufsitzen» der Fraktur und einem Abrutschen des distalen Fragments. Gelegentlich

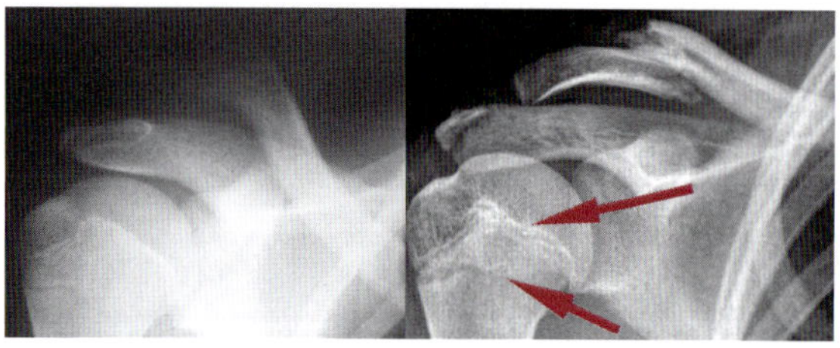

Abbildung 6-13: Dislokation der Art. acromioclavicularis (links) bei einem Kind. Beachten Sie, dass die proximale humerale Epiphysenfuge wellenartig verläuft und dadurch auf zwei Ebenen (Pfeile) sichtbar ist. Das darf nicht mit einer Fraktur verwechselt werden.

Tabelle 6-7: Rockwood-Klassifikation von Verletzungen der Art. acromioclavicularis

Rockwood I	leichte Verletzung des Lig. acromioclaviculare	normal
Rockwood II	Ruptur der akromioklavikularen Bänder, intakte korakoklavikuläre Bänder	vergrößerter akromioklavikulärer Gelenkspalt
Rockwood III	Ruptur der akromioklavikularen und korakoklavikulären Bänder	vergrößerter akromioklavikulärer Gelenkspalt und vergrößerter korakoklavikulärer Abstand
Rockwood IV	posteriore Dislokation mit Verhaken der lateralen Klavikula im M. trapezius	vergrößerter akromioklavikulärer Gelenkspalt; im Grunde eine klinische Diagnose
Rockwood V	wie unter III, jedoch mit schwerer Klavikuladislokation nach oben	schwere Klavikuladislokation nach oben
Rockwood VI	inferiore Klavikuladislokation	Klavikula liegt unterhalb des Proc. coracoideus

Tabelle 6-8: Neer-Klassifikation der proximalen Humerusfraktur

- Frakturen können sich über den chirurgischen Hals, das Tuberculum majus oder minus oder den anatomischen Hals erstrecken.
- Bei Verschiebungen der Fragmente > 1 cm oder einer Achsenabweichung > 45° spricht man von dislozierten Frakturen, bei geringeren Verschiebungen von nicht dislozierten oder 1-Segmentfrakturen.

Typ	Kennzeichen	Häufigkeit
ein Teil	keine substanzielle Dislokation über die Frakturlinie; gilt als stabil	80 %
zwei Teile	ein Segment disloziert bei fehlender Verschiebung der übrigen drei Segmente	10 %
drei Teile	zwei Segmente disloziert bei fehlender Dislokation der übrigen zwei Segmente	3 %
vier Teile	alle vier Segmente disloziert; erhebliche Zertrümmerung, avaskuläre Nekrose wahrscheinlich	4 %

treten neurovaskuläre Schädigungen hinzu. Frakturen des lateralen Anteils sind weniger häufig und aufgrund ihrer Stabilisierung durch die korakoklavikulären Ligamente oft nicht disloziert.

Klavikulafrakturen können während der Geburt entstehen, besonders bei Beckenendlage. Die Kallusbildung ist ab dem 8 bis 9 Tag zu erkennen. Das Altern der Fraktur kann bei der Unterscheidung zwischen einer geburtlichen und einer nicht akzidentiellen Ursache helfen.

Skapulafrakturen

Frakturen des Skapulakörpers sind gewöhnlich die Folge eines schweren Traumas und signifikant häufig mit Verletzungen von Kopf, Thorax und Wirbelsäule verbunden. Frakturen des Akromions können bei einem direkten Schlag entstehen. Zu Korakoidfrakturen kommt es gelegentlich im Rahmen einer Dislokation der Art. humeri.

Proximale Humerusfraktur

Die proximale Humerusfraktur zeigt zwei Inzidenzspitzen:

- in der Adoleszenz aufgrund der epiphysealen Spaltung
- bei Menschen über 45 Jahren aufgrund der Osteoporose.

Bei Erwachsenen betreffen die Frakturen vorwiegend den chirurgischen Hals (Abb. 6-14), und es kann zur Zertrümmerung mit Beteiligung der Tuberkula oder des anatomischen Halses kommen. Zu den akuten Komplikationen gehören neurovaskuläre Verletzungen, während Spätfolgen eine adhäsive Kapsulitis und, bei Frakturen des chirurgischen Halses, eine avaskuläre Humeruskopfnekrose sind. Humerusschaftfrakturen sind häufig und in bis zu 17 % der Fälle mit Verletzungen des N. radialis verbunden.

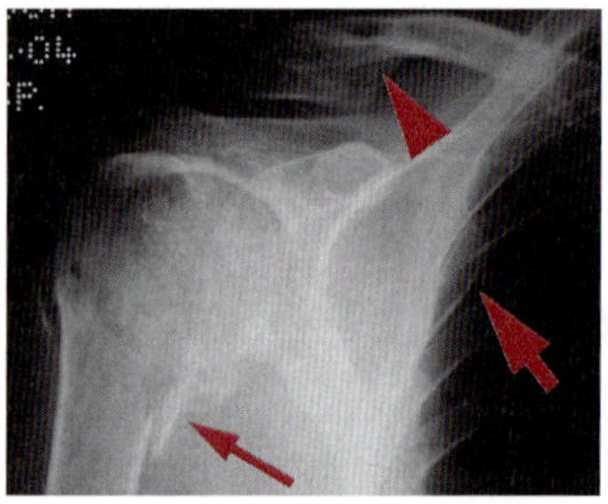

Abbildung 6-14: Fraktur des Humerushalses. Beachten Sie die alte verheilte Klavikulafraktur (Pfeil) und Rippenfrakturen (Pfeilspitzen) bei einem alkoholkranken Patienten.

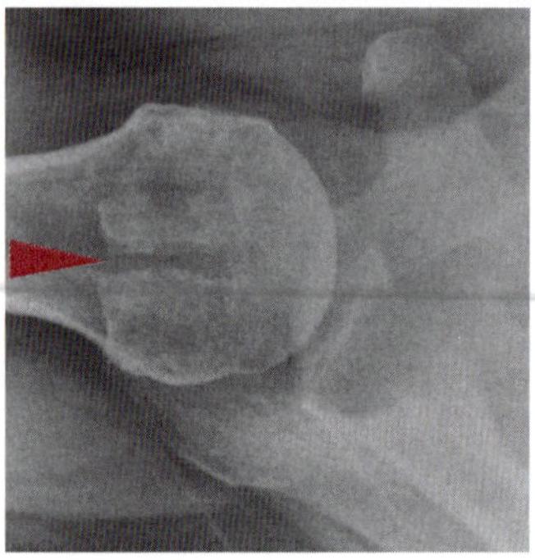

Abbildung 6-15: Os acromiale – normales akzessorisches Knöchelchen (Pfeilspitze).

Tabelle 6-9: Normvarianten, die nicht mit Pathologien verwechselt werden dürfen

- Sulcus intertubercularis: erscheint als sklerotische Linie, die nicht mit einer Frakturlinie verwechselt werden sollte.
- Bei Kindern befinden sich der anteriore und posteriore Aspekt der proximalen Epiphysenfuge in der a.-p.-Aufnahme auf unterschiedlichen Niveaus. Nicht mit einer Fraktur verwechseln!
- Eine verminderte Dichte des superolateralen Humeruskopfes ist normal und keine Knochenzyste.
- Fossa rhomboidea: Es handelt sich um eine normale Konkavität an der inferomedialen Klavikula, die auch asymmetrisch sein kann und mitunter wie eine aggressive Läsion aussieht.
- Os acromiale: nicht verschmolzenes akzessorisches Knöchelchen bei 10 % der Bevölkerung (Abb. 6-15). Es sollte nicht mit einer Fraktur des Akromions verwechselt werden.

Zusammenfassung:

- Eine anteriore Dislokation ist leicht zu diagnostizieren.
- Eine posteriore Dislokation ist schwer zu diagnostizieren. Ziehen Sie immer eine zweite Ebene hinzu (Y-Aufnahme).
- Klagt der Patient über lokalisierte Schmerzen und besteht der Verdacht auf eine Verletzung der Art. acromioclavicularis, lassen Sie Aufnahmen unter Belastung anfertigen.
- Kontrollieren Sie immer die Skapula, die Rippen und die darunter liegende Lunge.

7 Becken und Hüfte

James A. S. Young, Jeremy W. R. Young und Otto Chan

Beckenfrakturen infolge eines schweren Traumas sind lebensbedrohlich und oft mit weiteren Verletzungen verknüpft. Die Biomechanik solcher Verletzungen bringt es mit sich, dass der Patient außerdem eine Verletzung des Kopfes, der Wirbelsäule, des Thorax, des Bauchraumes oder der Extremitäten aufweisen kann. Bedenken Sie, dass die Röntgenaufnahme des Beckens die Ruheposition nach stattgehabtem Trauma darstellt und dass nur knöcherne Verletzungen zu sehen sind.

Eine Fraktur ist eine Weichteilverletzung, innerhalb derer der Knochen verletzt wurde – das gilt besonders für Beckenfrakturen, bei denen es häufig nach schweren Traumen zu okkulten Blutungen kommt. Abgesehen von möglichen schweren intraabdominellen und vaskulären Verletzungen sind oft die Beckenorgane geschädigt, besonders die Blase, die Urethra und das Rektum sowie bei Frauen die Vagina, die Zervix und der Uterus.

Andererseits betreffen viele Hüftfrakturen ältere Menschen und können dann die Folge relativ geringer Traumen sein. Eine Hüftfraktur bei einem jungen Patienten bedeutet gewöhnlich, dass der Patient ein schweres Trauma erlitten hat.

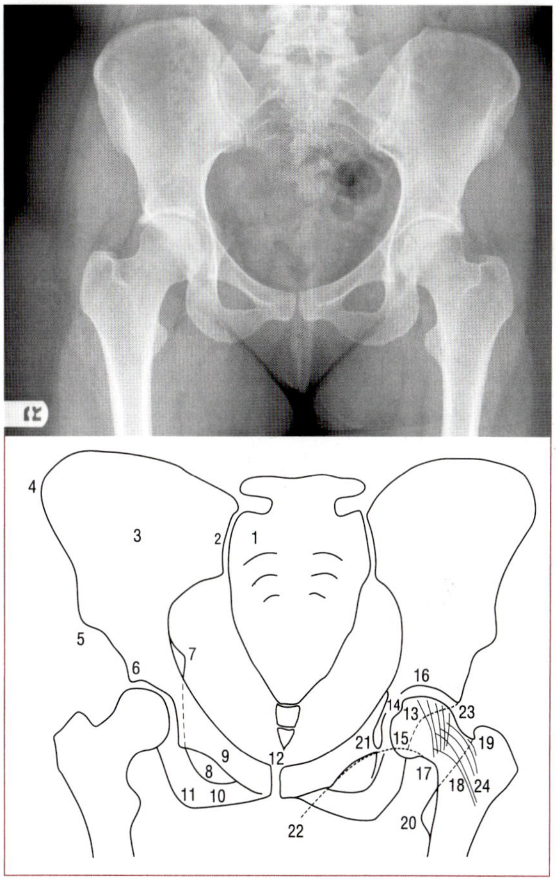

Abbildung 7-1: Normale a.-p.-Aufnahme von Becken und Hüfte eines Erwachsenen. Die Strukturen des Beckens sind auf der linken Seite der Grafik ausgezeichnet: 1 Os sacrum, 2 Art. sacroiliaca, 3 Os ilium, Crista iliaca, 5 Spina iliaca anterior superior, 6 Spina iliaca anterior inferior, 7 Spina ischiadica, 8 Foramen obturatum, 9 Ramus superior pubica, 10 Ramus inferior pubica, 11 Tuber ischiadicum, 12 Symphysis pubica. Die Strukturen der Hüfte sind auf der rechten Seite der Grafik ausgezeichnet: 13. Caput femoris, 14 Fovea capitis femoris, 15 Rand des Azetabulums, 16 Azetabulum, 17 Femurhals, 18 Linea intertrochanterica, 19 Trochanter major, 20 Trochanter minor, 21 Köhler-Tränenfigur, 22 Shenton-Linie, 23 komprimierte Trabekel, 24 belastbare Trabekel.

Knöcherne Anatomie

Becken

Im Wesentlichen besteht das Becken aus einem knöchernen Ring (Abb. 7-1), der sich aus drei Knochen zusammensetzt. Das Os sacrum und das paarige Os coxae werden durch verschiedene Ligamente zusammengehalten (Abb. 7-2). Die wichtigsten Bänder sind die Ligg. sacroiliacae, welche die stärksten Bänder des ganzen Körpers sind und die Stabilität des Beckens gewährleisten.

Die drei Beckenknochen lassen sich nur trennen, wenn die Ligamente gerissen sind. In diesem Fall werden auch die unmittelbar daneben verlaufenden Ner-

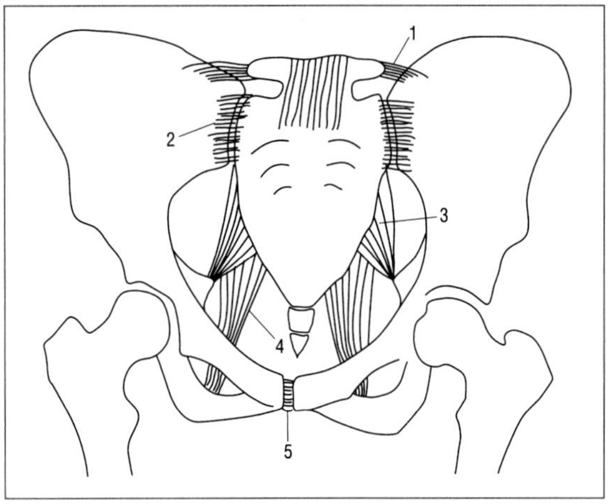

Abbildung 7-2: Hauptligamente des Beckens: 1 Lig. sacroiliacum posterior, 2 rechtes Lig. sacroiliacum anterior, 3 linkes Lig. sacrospinale, 4 rechtes Lig. sacrotuberale, 5 Symphysis pubica.

Tabelle 7-1: Befundungs-ABC Becken und Hüfte

Adequacy (Angemessenheit)

- Stellen Sie sicher, dass das gesamte Becken und beide Hüften sichtbar sind.
- Sorgen Sie für helles Licht, um die Hüften und die Darmbeinkämme sorgfältig untersuchen zu können.
- Wählen Sie eine Ebene für das Becken und zwei für die Hüften.

Alignment (Ausrichtung)

- Achten Sie auf die drei Ringe – den Hauptbeckenrand sowie das Foramen obturatum beidseits.
- Prüfen Sie die Hüftgelenke.
- Kontrollieren Sie die Shenton-Linie.

Bones (Knochen)

Prüfen Sie sorgsam folgende Strukturen:

- Becken, Schambein und Sakrum
- Darmbeinkämme und Lendenwirbelsäule
- Azetabulum, Femurkopf und Femur
- Trabekellinien

Achtung: Wenn Sie eine Beckenringfraktur feststellen, gibt es wahrscheinlich noch eine weitere Fraktur!

Cartilage (Knorpel) und Gelenke

- Prüfen Sie die Symphysis pubica.
- Kontrollieren Sie die Art. sacroiliaca.
- Kontrollieren Sie das Hüftgelenk und das Azetabulum.

Weichteile

- Beurteilen Sie den Fettstreifen des M. obturator internus innerhalb des Beckens.
- Beurteilen Sie den perivesikalen Fettstreifen.
- Kontrollieren Sie den Femoralispuls und den N. ischiadicus.

ven und Gefäße verletzt. Zusätzlich können alle Weichteile und Organe des Bauchraumes und des Beckens verletzt sein. Eine Blutung ist meistens venös und extraperitoneal, doch kann sie auch arteriell und lebensgefährlich sein. Bei einem Bruch der Knochen mit intakt bleibenden Ligamenten kann sich ein Tamponade-Effekt einstellen, der das Ausmaß der Blutung limitiert.

Hüfte

Bei Erwachsenen verhindern die kräftige Gelenkkapsel der Hüfte und das umgebende große Muskelpolster eine Dislokation, außer im Falle eines sehr schweren Traumas. Häufiger ist die Hüfte gebrochen, was mit einer avaskulären Hüftkopfnekrose in Zusammenhang stehen kann, besonders bei komplizierten intrakapsulären Frakturen und Epiphysenverletzungen. Die Trochanterepiphysen sind der Ansatzpunkt für den M. glutaeus maximus (Trochanter major) und den M. iliopsoas (Trochanter minor). Sie neigen bei sportlichen Jugendlichen zur Abrissfraktur. Bei malignen Erkrankungen ist der proximale Femur und besonders die subtrochantäre Region eine häufige Stelle für Metastasen und pathologische Frakturen.

Bei Kindern ist die primäre Femurkopfepiphyse etwa vom 3. Monat bis zum 18. bis 20. Lebensjahr vorhanden, wobei doppelte epiphyseale Ossifikationszentren häufig sind. Obwohl Asymmetrie, unregelmäßige Kontur und Einkerbungen der Epiphyse bei kleinen Kindern Normvarianten sein können, können eine kleine Epiphyse oder jede andere Asymmetrie bei Kindern mit Hüftbeschwerden Hinweis auf eine Verletzung sein. Eine Abflachung, eine abnormale Kontur oder eine Erweiterung der Epiphyse sind krankhaft. Die Metaphyse ist stark durchblutet und ist häufiger Schauplatz einer Osteomyelitis und somit einer septischen Arthritis.

Befundungs-ABC Becken (Tab. 7-1)

Adequacy (Angemessenheit)

Meistens ist eine korrekte Diagnose nur in der a.-p.-Aufnahme des Beckens möglich. Sie ermöglicht einen guten Überblick und ermöglicht die Diagnose der meisten offenliegenden destruktiven oder traumatischen Prozesse. Nach einem Trauma sind Aufnahmen des Beckenein- und -ausgangs hilfreich, besonders wenn es sich um eine dislozierte Fraktur handelt (Tab. 7-2). Judet-Schrägaufnahmen werden bei Verletzungen des Azetabulums durchgeführt.

Wenn ein Computertomograph zur sofortigen Verfügung steht, ist es allgemein die bessere Alternative. Es ist besonders hilfreich bei Azetabulumverletzungen, bei denen es dem konventionellen Röntgen überlegen ist. Es kann besonders in multiplanarer Darstellung das Verletzungsmuster und kleine intraartikuläre Knochenfragmente anzeigen.

Wenn kein Computertomograph zur Verfügung steht, werden Aufnahmen des Beckenein- und -ausgangs angefordert, wenn die klinischen oder röntgenologischen Befunde den Verdacht auf eine Beckenfraktur nahe legen. Eine Beckeneingangsaufnahme richtet den Blick in das Becken hinein und ist im Hinblick auf die Ausrichtung einer Fraktur des Ramus ossis pubis der a.-p.-Aufnahme vorzuziehen. Aufnahmen des Beckenausgangs werden eingesetzt, um den Grad einer vertikalen Dislokation von Knochenfragmenten zu bestimmen.

Bei der Befundung von Röntgenbildern prüfen Sie die Angemessenheit und die Qualität der Aufnahme. Stellen Sie sicher, dass das Becken insgesamt zu sehen ist, wozu auch die Cristae iliacae, beide Hüften sowie der Trochanter major und minor zählen. Dieses Idealbild wird bei polytraumatisierten Patienten nicht immer erreicht. Schätzen Sie die angemessene Eindringtiefe der Röntgenstrahlung ab, da die korrekte Ausrichtung des Beckens bei älteren Patienten (mit oftmals großen Bäuchen und dünnen Oberschenkeln) schwierig sein kann. Meistens ist das Becken gut ausgerichtet, doch ist dann besonders die Hüfte und der Trochanter major zu dunkel und man benötigt eine sehr helle Lichtquelle oder es wird eine zusätzliche Aufnahme angefertigt. Die Rotation des Beckens hängt von der Ausrichtung der Symphysis pubica gegenüber der Mittellinie des Sakrums und der Kontrolle der Symmetrie des Foramen obturatum beidseits ab. Häufig fehlt ein Stück der Crista iliaca oder die Eindringtiefe ist schlecht gewählt, sodass Frakturen nicht zu erkennen sind. Eine verdrehte Aufnahme führt zu Asymmetrien der knöchernen Ringe und der Art. sacroiliaca.

Tabelle 7-2: Röntgenologische Projektionen von Becken und Hüfte

Becken	Hüfte
Standard	**Standard**
a.-p.-Aufnahme der Hüften	a.-p.-Aufnahme der Hüften
	Seitaufnahme
zusätzliche Projektion	**zusätzliche Projektion**
Judet-Schrägaufnahme	Seitaufnahme in Froschbeinposition
Beckeneingangs-aufnahme	
Beckenausgangs-aufnahme	

Alignment und Bones (Knochen)

Die Beckenknochen formen drei Ringe. Ein Ring wird vom Beckenrand gebildet, die beiden anderen durch das Foramen obturatum beidseits. Verfolgen Sie eine Linie, die entlang des Beckenrandes verläuft (Abb. 7-3). Normalerweise ist sie glatt und wird nicht durch die Art. sacroiliaca oder die Symphysis pubica unterbrochen, außer bei sehr alten Patienten. Wird eine Fraktur entdeckt, suchen Sie nach einer weiteren Unterbrechung des Rings, weil beinahe immer eine weitere Fraktur oder Diastase zu finden ist. (Stellen Sie sich eine knusprige Salzbrezel vor – es ist schwierig, sie nur an einer Stelle zu zerbrechen.) Da das Becken nicht völlig rigide ist, kann sich eine zweite Unterbrechung des Rings als minimale Diastase darstellen, die

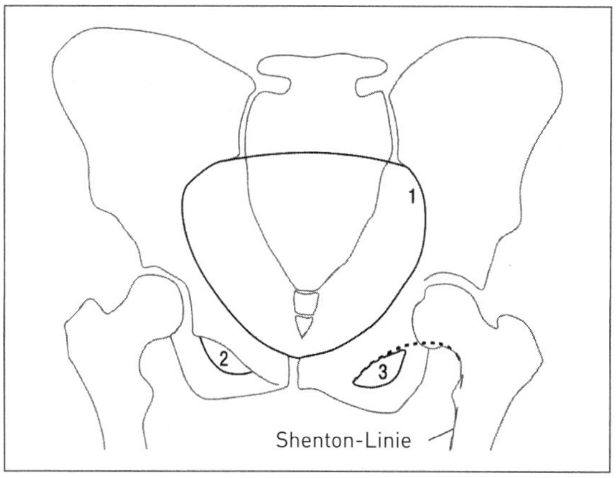

Abbildung 7-3: Normales Becken mit drei Ringen und Shenton-Linie.

äußerst subtil sein kann und auf Frontalaufnahmen dann schwer zu sehen ist.

Abrissfrakturen als Ergebnis einer Bänderdehnung führen zu dem gleichen Ergebnis, wie Rupturen der entsprechenden Bänder. Obwohl selten, sollten sie auf konventionellen Röntgenaufnahmen entdeckt werden können. So zeigt z. B. ein Abriss des lateralen Sakrumrandes oder der Spina ischiadica eine anteroposteriore Kompressionskraft an, die stark genug war, das Lig. sacroiliacum und den sakrotuberalen-sakrospinalen Komplex zu beeinträchtigen.

Die Innenränder der beiden Foramina obturatum werden dann in der gleichen Weise inspiziert wie der Beckenrand. Zum Abschluss der Beurteilung der Foramina verfolgen Sie den Innenrand des Ramus ossis pubis und im Verlauf den medialen Aspekt des Femurhalses. Dies ist die Shenton-Linie. Eine Unterbrechung dieser üblicherweise glatten Linie zeigt einen Bruch des Femurhalses an (Abb. 7-4). Beachten Sie allerdings, dass nicht dislozierte Femurhalsfrakturen schwer zu erkennen sind.

Die Kortikalisränder der Beckenknochen sollten nach Hinweisen auf eine Fraktur abgesucht werden. Normalerweise sind sie leicht zu sehen und stellen sich als Gebiete verminderter Dichte, Aufhellung oder veränderter interner Trabekelmuster dar.

Beginnen Sie mit der Auswertung, indem Sie sich einen Überblick über das gesamte Becken verschaffen, wobei Sie Asymmetrien, Dislokationen und die meisten Frakturen erkennen. Dann beginnt eine zweite, detailliertere Auswertung, mit der Sie an der Symphysis pubica beginnen und zur rechten und linken Darmbeinschaufel einschließlich des Azetabulums fortschreiten. Die Suche wird mit dem Os sacrum abgeschlossen, wobei das Augenmerk besonders auf die intrasakralen Segementanastomosen und die Foramina intervertebralia gerichtet wird. Eine Unterbrechung dieser Linie ist ein deutlicher Hinweis auf eine Fraktur. Zur Beurteilung des Azetabulums stehen verschiedene Hilfslinien zur Verfügung (Abb. 7-5): die Linea arcuata ossis ilii (markiert die posteriore Wirbelsäule), die ilioischiale Linie (markiert die anteriore Wirbelsäule) und die sog. Köhler-Tränenfigur (markiert die mediale Wand des Azetabulums).

Epiphyseale Linien können als Frakturen fehlinterpretiert werden. Denken Sie daran, das sich der Y-förmige (dreistrahlige) Knorpel, der das Os pubis, das Os ischii und das Os ilium am Boden des Azetabulums voneinander trennt, nicht vor der Pubertät verschmilzt (Abb. 7-6). Zusätzliche Ossifikationszentren

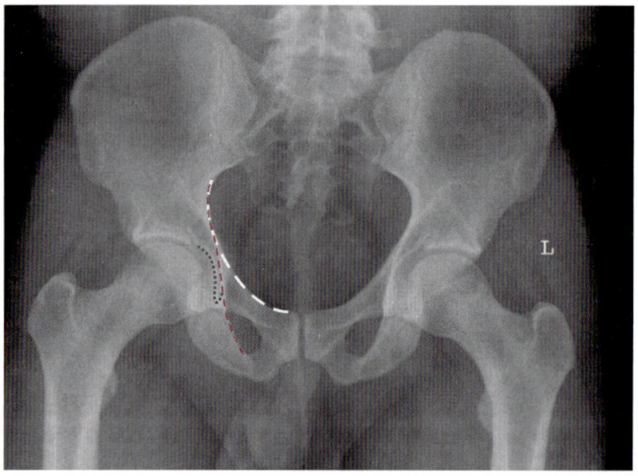

Abbildung 7-5: Normales adultes Becken mit drei azetabulären Linien. Wenn Sie nach einer Azetabulumfraktur suchen, helfen Ihnen die (bogenförmige) Linea arcuata ossis ilii (gestrichelte weiße Linie) die ilioischiale Linie (gestrichelte rote Linie) und die Köhler-Tränenfigur (blaue Punktlinie).

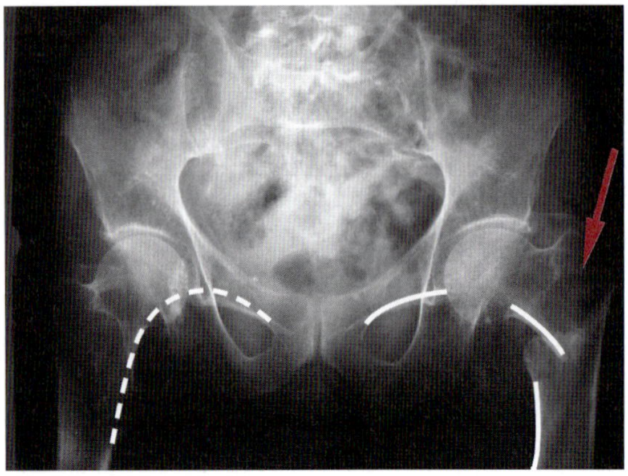

Abbildung 7-4: Femurhalsfraktur mit verschobener Shenton-Linie (Pfeil).

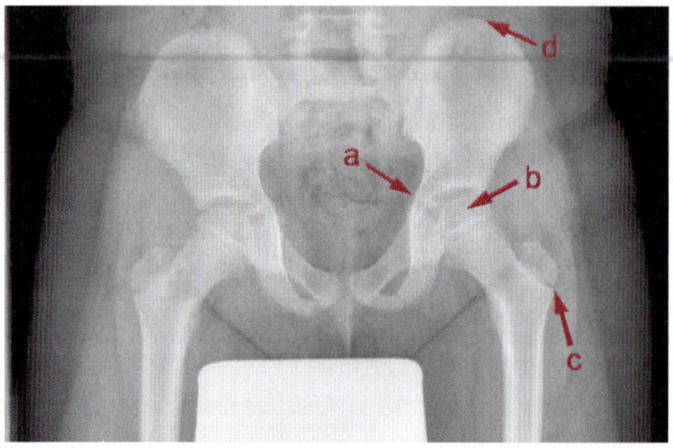

Abbildung 7-6: Normales kindliches Becken eines 10-jährigen Jungen. Beachten Sie die normalen Epiphysenfugenlinien des dreistrahligen Knorpels des Azetabulums (a), die superiore femorale Epiphyse (b) und die Trochanterepiphyse des Trochanter major (c). Die iliakale Epiphyse erscheint erst mit der Pubertät und ist im Alter von etwa 20 Jahren die letzte, verschmelzende Epiphysenfuge des Körpers.

(besonders das Zentrum im posterioren Azetabulum) können auch mit Frakturen verwechselt werden. Apophysen sind allerdings gewöhnlich bilateral, verfügen über einen sklerotischen Rand und sind nicht mit übergelagerten Weichteilzeichen verbunden.

Eine Azetabulumfraktur kann entdeckt werden, indem Sie die Kortikalisbegrenzung sowie die verschiedenen oben beschriebenen Linien verfolgen. Frakturen des anterioren und posterioren Azetabulumrandes sind leicht zu übersehen, weil sie vom Femurkopf überlagert werden. Halten Sie Ausschau nach isolierten Knochenfragmenten hinter dem Femurkopf.

Cartilage (Knorpel) und Gelenke

Bei der Symphysis pubica achten Sie auf eine Aufweitung oder auf überlappende Knochen. Eine solche Verletzung kann mit Verletzungen an anderen Stellen des Beckenrandes verbunden sein, was vom Vektor der einwirkenden Kraft abhängt.

Kontrollieren Sie beidseits die Art. sacroiliaca auf Aufweitungen, Schädigungen der Kortikalis, überlappende Knochen und fehlende Kongruenz der Knochenränder. Dies kann sich auf einer Beckeneingangsaufnahme besser darstellen. Die CT ist jedoch zur definitiven Beurteilung dieser Gelenke die Methode der Wahl.

Weichteile

Obwohl es wichtig ist, auch auf die Weichteile zu achten, sind in der konventionellen Aufnahme nur schwere Anomalien sichtbar. Achten Sie auf einen Weichteilschatten innerhalb und außerhalb des Beckens, weil Hämatome und Ödeme zu sichtbaren Schwellungen in der a.-p.-Aufnahme führen können. Üblicherweise ist der M. obturator internus beidseits des Beckens als dunkelgraue Linie zu erkennen, die durch die Muskel- oder Fettebene entsteht. Ein Verlust oder eine Verlagerung dieser Linie kann für eine Fraktur sprechen. Auch die Blasenauskleidung sollte sichtbar sein, und eine Verschiebung oder Asymmetrie der perivesikalen Fettebene zeigt oft eine Fraktur an.

Verletzungsmuster des Beckens

Vier Arten von Krafteinwirkung führen zu einer Beckenverletzung.

Laterale Kompression: Der Kraftvektor wirkt von der Seite ein. Es handelt sich um die häufigste Frakturform und ist meist die Folge eines Autounfalls mit seitlichem Auftreffen oder eines Sturzes auf die Seite. Es kommt zu einer horizontalen oder zu einer Gurtfraktur des Ramus ossis pubis, die oft mit einer Kompressionsfraktur des Sakrums und einer vorübergehenden medialen Dislokation des Hemipelvis verbunden ist (Abb. 7-7). Das Ausmaß dieser Bewegung hängt von der Stärke der einwirkenden Kraft und ihrem Einwirkungspunkt ab. Eine laterale Kompressionskraft kann auch auf den oberen Femur treffen, was eine zentrale Dislokation der Hüfte oder eine Kompressionsfraktur des Femurhalses zur Folge hat.

Anteroposteriore Kompression: Die Kraft kommt von vorne (oder hinten). Sie wird durch eine frontal wirkende Kraft verursacht, die zu einer vertikalen Fraktur des Ramus ossis pubis führt oder die das Becken ein- oder beidseitig wie ein Buch öffnet, wobei der «Buchrücken» entlang des Sakrums verläuft. Eine Kombination dieser Verletzungen ist ebenfalls mög-

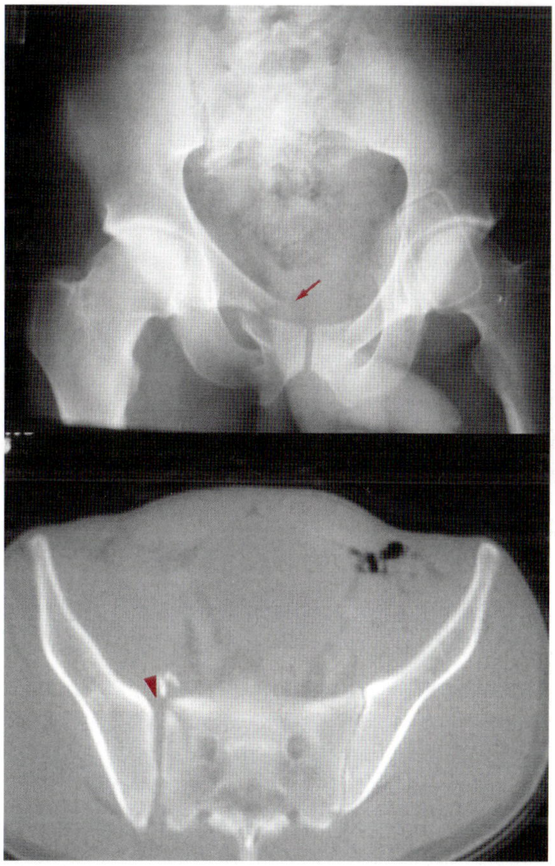

Abbildung 7-7: Laterale Kompressionsfraktur. Im oberen Röntgenbild sind rechts die horizontalen Frakturlinien am Ramus ossis pubis zu sehen (Pfeil), begleitet von einer mit rechtsseitigen Diastase der Art. sacroiliaca mit subtiler Fraktur des rechten Sakrums. Die (untere) Achsen-CT bestätigt die Diastase der rechten Art. sacroiliaca mit einer Kompressionsfraktur des Sakrums (Pfeilspitze).

lich. Eine leichte Diastase der Symphysis pubica kann allein durch Ruptur der Symphysenbänder entstehen. Für eine Aufweitung der Schambeinfuge über 2,5 cm muss zumindest die ligamentäre Gruppe der Art. sacoiliaca anterior zerreißen. Daneben wirkt sich eine Ruptur der weiter inferior gelegenen sakrospinalen und sakrotuberalen Bänder zusätzlich destabilisierend aus. Sind die posterioren Bänder gerissen, kann es zu einer vollständigen Separation der Darmbeinschaufel kommen. Eine schwere anteroposteriore Kompressionsfraktur wird somit für eine deutliche Beckeninstabilität sorgen. Eine anteroposterior einwirkende Kraft kann auch den gebeugten Femur nach hinten treiben, sodass es zur Femurkopfdislokation oder zur Fraktur des hinteren Azetabulumrandes bzw. der Azetabulumwand kommen kann (Abb. 7-8).

Vertikale Scherkräfte: Die Kraft wirkt in der vertikalen Ebene, wie etwa beim Fall in die Tiefe. Vertikale Scherkräfte zwingen das Becken nach oben und resultieren in einer vertikalen Fraktur der Darmbeinschaufel und des Ramus ossis pubis oder zur Ruptur der sakroiliakalen Bänder auf der betroffenen Seite sowie der Ligamente der Symphysis pubica, oder zu beidem mit superiorer Dislokation des frakturierten Hemipelvisfragment (Abb. 7-9). Damit verbunden ist eine schwere Beckeninstabilität sowie vaskuläre Schädigungen oder andere Weichteilverletzungen.

Komplexe Bruchmuster: Manchmal wirkt eine Kombination der oben beschriebenen Kräfte auf das Becken ein. Kombinierte Verletzungen führen zu einem komplexen röntgenologischen Erscheinungsbild. Dennoch kann eine solche Aufnahme mithilfe der erwähnten Kriterien interpretiert werden.

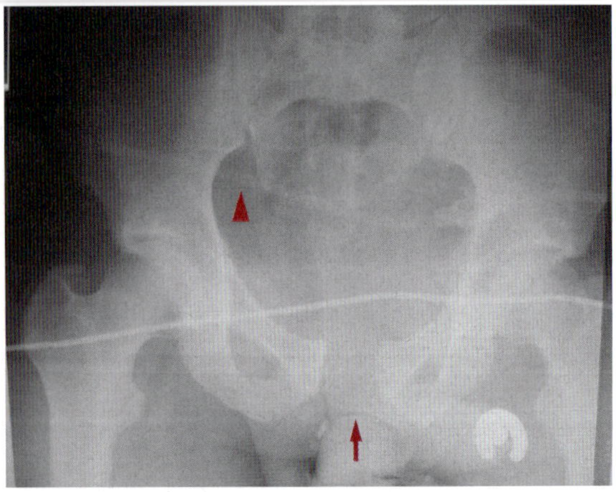

Abbildung 7-8: Schwere anteroposteriore Kompressionsfraktur mit bilateralen Azetabulumfrakturen und Diastase der Symphysis pubica und der rechten Art. sacroiliaca.

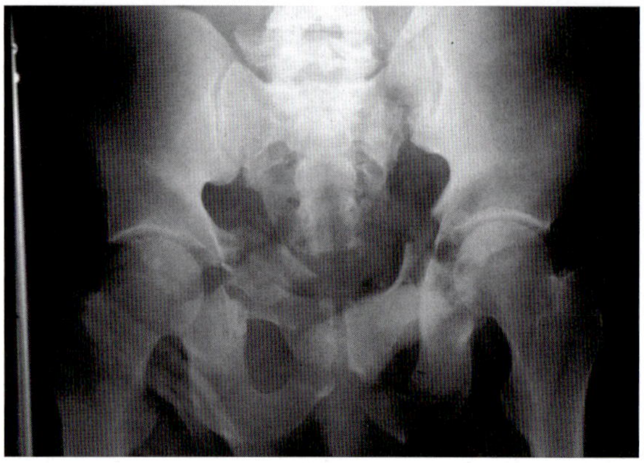

Abbildung 7-9: Schwere vertikale Scherverletzung.

Befundung der Hüfte

Besteht der Verdacht auf eine Hüftverletzung, fordern Sie eine a.-p.-Aufnahme beider Hüften und einer Seitaufnahme der betroffenen Hüfte an. Die der Hüfte ähnelt der des Beckens, allerdings liegt das Zentrum tiefer, d. h. dass die Spitze der Crista iliaca üblicherweise nicht mehr auf der Aufnahme zu sehen ist, dafür aber das obere Femurdrittel. Könnten die Symptome, die zum Verdacht auf eine einseitige Hüftverletzung führten, auf eine ipsi- oder kontralaterale Beckenringverletzung zurückzuführen sein, erfolgt eine Aufnahme des gesamten unteren Beckens.

Neben den Standardaufnahmen von Becken und Hüfte ist bei Kindern die Seitaufnahme in Froschbeinposition hilfreich. Sie zeigt den Femurkopf und -hals in einer Position zwischen der a.-p.-Aufnahme und der Standardseitaufnahme. Die a.-p.- und Seitaufnahmen des Femurschaftes und des Knies sind indiziert, wenn anamnestisch ein schweres Trauma eruiert wurde oder wenn die klinischen Befunde auf mehr als eine Fraktur hindeuten.

A.-p.-Aufnahme der Hüfte

Kontrolle der Knochenränder und der Knochendichte: Verfolgen Sie den Rand des proximalen Femurs. Beginnen Sie dazu am inferiore Anteil der medialen Femurkortikalis und achten Sie auf eine Unterbrechung der Linie, besonders in der Nähe des Halses und des Trochanters (Abb. 7-10). Bei belastbaren Patienten untersuchen Sie sorgsam die Trabekellinien und die Kortikalisbegrenzung des Femurhalses auf einer schrägen a.-p.-Aufnahme, um nicht dislozierte Frakturen aufzuspüren. Nicht dislozierte Femurhalsfrakturen weisen Unregelmäßigkeiten in den Trabekellinien auf, bei einer zusätzlichen linearen Dichteerhöhung bei einer Kompressionsfraktur. Kon-

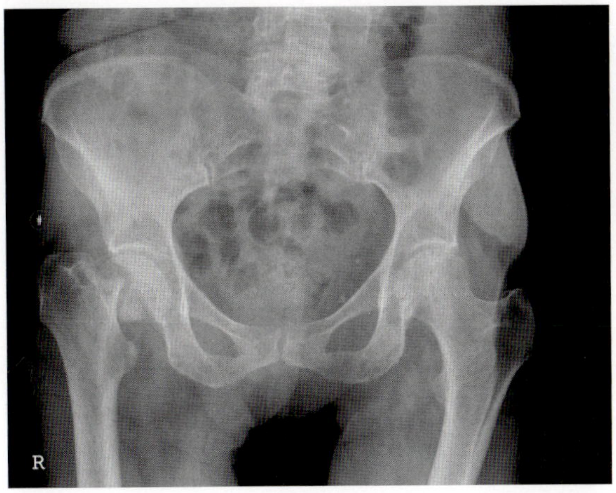

Abbildung 7-10: Die a.-p.-Aufnahme zeigt eine dislozierte subkapitale Oberschenkelhalsfraktur.

trollieren Sie die Kortikalislinien der azetabularen Gelenkoberfläche und den posterioren und anterioren Rand. Beide Hüften sollten symmetrisch stehen.

Knorpel und Gelenke: Bei Kindern äußert sich ein Gelenkerguss in einer Erweiterung des Gelenkraums zwischen Köhler-Tränenfigur und der Kortikalis des Femurkopfes. Ein Abstand über 2 mm zwischen den beiden Seiten ist klinisch relevant. Kontrollieren Sie, ob die Epiphysenfuge verbreitert oder komprimiert ist (Salter-Harris-Läsionen I–V).

Weichteile: Aufgrund der massigen Muskulatur rund um die Hüfte sind Weichteilverletzungen im konventionellen Röntgenbild nicht zu erkennen. Freie Luft oder metallische Fremdkörper können nach penetrierenden Verletzungen sichtbar sein. Wenn Luft den Femurkopf oder das Azetabulum umgibt, ist die Gelenkkapsel gebrochen.

Seitaufnahme der Hüfte

Angemessenheit und Qualität der Aufnahme: Die Seitaufnahme auf dem Kreuztisch sollte das Azetabulum, die Spina ischiadica und das Tuber ischiadicum sowie den proximalen Femur einschließen. Die Trochanter überlappen. In der Seitaufnahme in Froschbeinposition sollte der Trochanter major auf den Femurhals projiziert sein. Die Befundung der Seitaufnahme kann schwierig sein, und ihre Aussagekraft ist begrenzt. Die CT ist bei schwieriger klinischer Diagnostik und initial unauffälligem konventionellem Röntgenbild die Methode der Wahl.

A.-p.- und Seitaufnahmen des Femurschaftes und des Knies sind bei Patienten mit einem anamnestisch schweren Trauma oder bei klinischem Verdacht auf mehr als eine Fraktur angeraten. Bei Kindern und Erwachsenen im Reproduktionsalter sollte grundsätzlich ein Gonadenschutz angelegt werden, solange dabei keine Fraktur verdunkelt wird.

Ausrichtung der Knochen: Der Femurhals ist gegenüber dem Femurschaft etwa 30° antevertiert. Prüfen Sie, ob die ganze Metaphyse bei Kindern und Heranwachsenden von der Epiphyse bedeckt ist. Bei einer abgerutschten oberen Femurepiphyse liegt das Zentrum der Femurmetaphyse anterior zu seiner normalen Position über der zentralen Epiphyse. Bei Patienten mit dislozierter Hüfte erlaubt die Seitaufnahme auf dem Kreuztisch zu beurteilen, ob die Disloaktion anterior oder posterior ist (Abb. 7-11).

Knochenrand und -dichte: Verfolgen Sie die Ränder von Femur, Azetabulum und Os ischii. Im Falle einer Dislokation suchen Sie nach azetabulären Fragmenten. Gewöhnlich sind diese in derselben Richtung disloziert wie der Femurkopf.

Weichteile: Akzessorische Ossifikationszentren, die man an ihren kortikalen Rändern erkennt, sind an den azetabulären Rändern häufig und können, wenn sie bei Heranwachsenden teilweise verschmolzen sind, wie Frakturen aussehen. Sie können auch bei Erwachsenen fortbestehen. Einkerbungen und Asymmetrien des Azetabulumdaches sind Normvarianten. Eine symmetrische Protrusion des Azetabulumdaches nach medial ist bei Kindern zwischen 4 und 12 Jahren häufig.

Hypertrophe Veränderungen des Femurkopfes oder des inferioren Anteil des Halses können eine Fraktur imitieren. Überlagerte Hautfalten in der intertrochantären Region ragen über den äußeren kor-

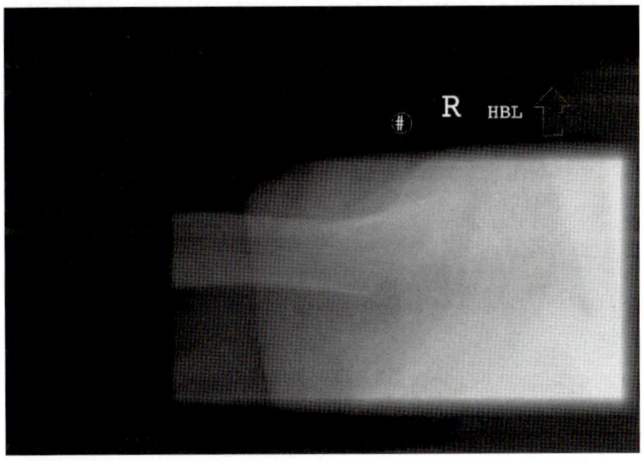

Abbildung 7-11: Seitaufnahme einer dislozierten subkapitalen Schenkelhalsfraktur.

tikalen Rand hinaus, was die Unterscheidung von einer Fraktur ermöglicht. Bei kleinen Kindern können die Trabekel des Femurhalses ein Streifenmuster oder ungewöhnliche Aufhellungen erzeugen, die an eine Osteoporose erinnern. Wenn das konventionelle Röntgenbild bei Kindern mit Hüftbeschwerden keine Anomalien anzeigt, sind andere bildgebende Verfahren ebenso wie die Überweisung an einen Orthopäden indiziert.

Oberschenkelhalsbruch

Oberschenkelhalsbrüche treten am häufigsten nach einem Sturz bei älteren Frauen mit Osteoporose auf, auch wenn sie bei Patienten mit schweren Beckentraumen vorkommen. Die Frakturen treten an vier Stellen auf (Abb. 7-12, 7-13). Die Frakturen können intra- oder extrakapsulär sein. Normalerweise sind sie auf der a.-p.-Aufnahme als Aufhellungslinie zu erkennen (Abb. 7-14). Die Frakturlinie kann sklerotisch sein, allerdings hauptsächlich wenn eine trabekuläre Stauchung stattgefunden hat (Abb. 7-15). Pertrochantäre (intertrochantäre) Frakturen sind häufig eingestaucht und weisen eine Dislokation des Trochanter minor auf.

Subkapitale Frakturen werden ebenfalls nach dem Ausmaß ihrer Ausdehnung klassifiziert (Tab. 7-3). Dies ist wichtig, weil die Einstufung über die Art der Behandlung entscheidet.

Bei Kindern (Tab. 7-4) ist eine beträchtliche Gewalteinwirkung erforderlich, um den Femurhals zu brechen. Bei transepiphysealen Frakturen ist die kapitale Epiphyse von der Metaphyse abgelöst und aus dem Azetabulum disloziert, was oft zu einer avaskulären Nekrose führt.

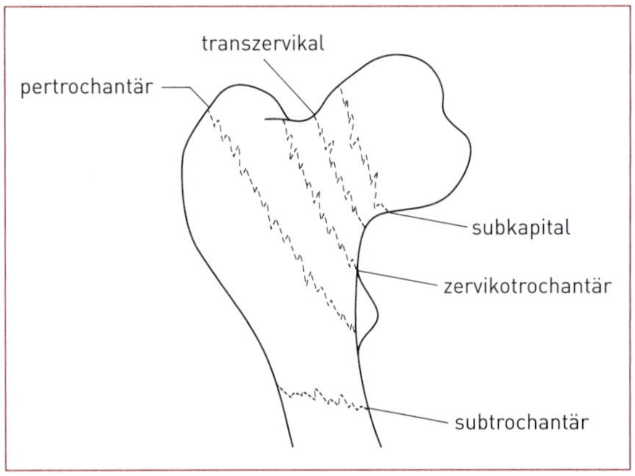

Abbildung 7-12: Lokalisationen der Femurhalsfrakturen.

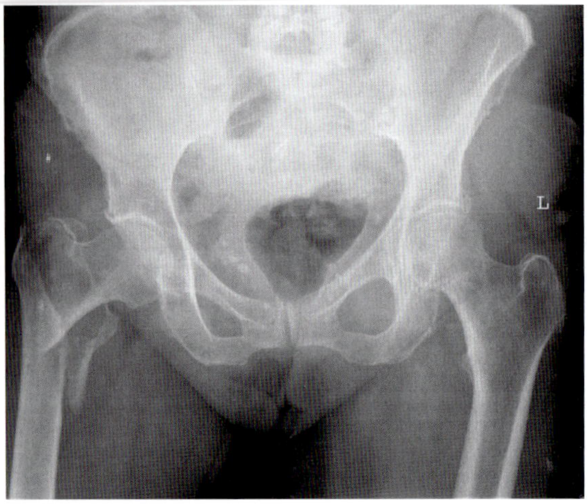

Abbildung 7-13: Die a.-p.-Aufnahme des Beckens zeigt eine dislozierte, dreiteilige intertrochantäre Femurfraktur.

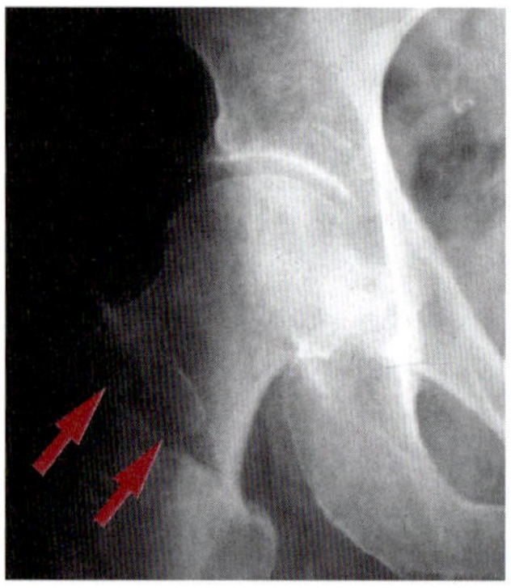

Abbildung 7-14: Aufgehellte Frakturlinie am Femurhals.

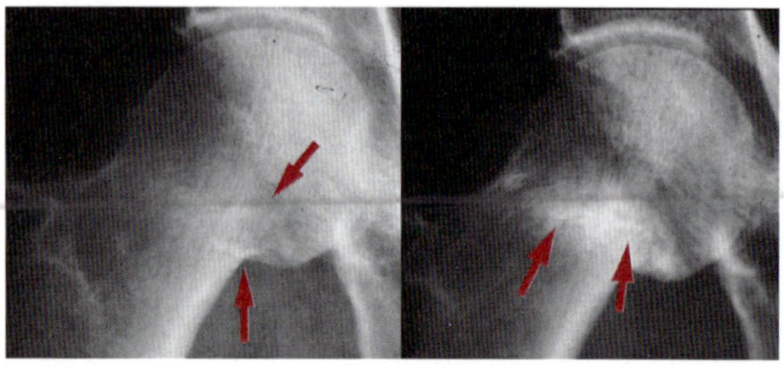

Abbildung 7-15: Subtile sklerotische Fraktur des rechten Oberschenkelhalses (Pfeil) bei der Erstvorstellung (links) und zwei Wochen später (rechts).

Tabelle 7-3: Garden-Klassifikation der subkapitalen Frakturen

- Grad I – inkomplette Fraktur
- Grad II – komplette Fraktur ohne Dislokation
- Grad III – leichte Separation der Fraktur
- Grad IV – komplette Separation der Fraktur

Tabelle 7-4: Delbet-Klassifikation der kindlichen Oberschenkelhalsfrakturen

- Typ 1 – transepiphyseal (gewöhnlich mit folgender avaskulärer Nekrose)
- Typ 2 – transzervikal (bei Dislokation gewöhnlich avaskuläre Nekrose)
- Typ 3 – zervikotrochantär
- Typ 4 – pertrochantär

Tabelle 7-5: Azetabulumfrakturen

Im Allgemeinen betrifft eine Azetabulumfraktur eine oder mehrere der folgenden vier Strukturen:

- posteriorer Rand
- posteriorer Pfeiler
- anteriorer Pfeiler
- mediale Wand (vorderer Beckenring)

Azetabulumfrakturen

Eine Azetabulumfraktur (Tab. 7-5) kann Folge einer Beckenringverletzung sein oder für sich auftreten. Frakturen des hinteren Randes sind auch bei anteroposterioren Kompressionsfrakturen häufig. Weniger häufig kommt es bei anteroposterioren Kompressionsfrakturen des Beckens zu anterioren Pfeilerfrakturen. Gewöhnlich ist es die Folge eines direkten anterioren Beckentraumas. Eine doppelseitige vordere Beckenringfraktur entsteht allerdings im Allgemeinen nach lateralen Kompressionsfrakturen und ist häufig Teil einer komplexeren Azetabulumverletzung, die gewöhnlich den posterioren, den anterioren oder beide Pfeiler betrifft (Abb. 7-16). Eine Azetbulumfraktur kann durch eine Ischiadikuslähmung und durch schwere intrapelvine Blutungen verkompliziert werden.

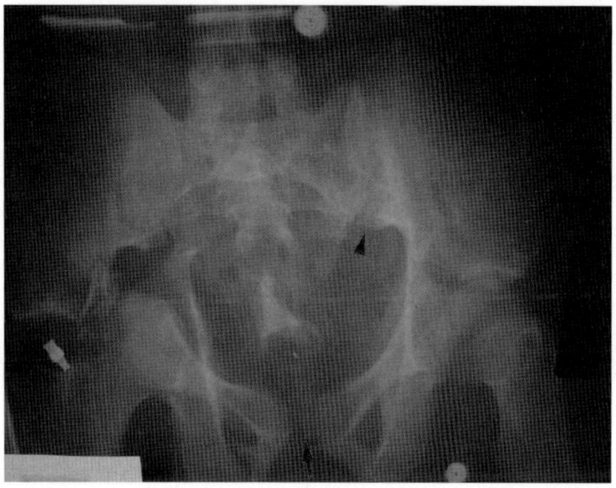

Abbildung 7-16: Schwere anteroposteriore Kompressionsfraktur mit beidseitigen azetabulären Frakturen und erheblicher Verlagerung der Bruchfragmente auf der rechten Seite. Ferner sieht man eine Diastase der linken Art. sacroiliaca und eine Separation der Symphysis pubica.

Dislokation (Tab. 7-6)

Der Femurkopf kann nach anterior, posterior oder zentral disloziert sein (Abb. 7-17). Zu einer zentralen Dislokation kommt es, wenn der Femurkopf bei einem Sturz auf die Seite, einem Stoß gegen den Trochanter major oder bei einem Sturz aus großer Höhe auf die Füße durch das Azetabulum stößt. Das Fallen auf die Füße ist oft mit einer vorderen oder hinteren Beckenpfeilerfraktur verbunden. Posteriore Dislokationen können durch einen Schlag auf die Lendenwirbelsäule bei Hüftbeugung verursacht werden, z. B. durch eine umfallende Mauer. Bei Patienten mit einer Anprallverletzung am Armaturenbrett nach einem Autounfall ist die Dislokation oft mit einer Fraktur des Femurschaftes oder der Patella verbunden.

Tabelle 7-6: Komplikationen der Hüftdislokation

- Epiphysiolysis capitis femoris (bei noch nicht verschmolzenen Wachstumszonen)
- Ischiadikuslähmung
- Kompression des N. femoralis oder der A. femoralis (bei anteriorer Dislokation)
- unzureichende Reduktion und rezidivierende Dislokation
- avaskuläre Femurkopfnekrose
- Osteoarthritis
- Myositis ossificans
- Bei schweren Traumen sind Frakturen von Patella und Femurschaft, -hals oder -kopf oft mit einer zentralen Dislokation der Hüfte verbunden.

Luxatio coxae congenita (angeborene Hüftgelenksluxation)

Die erfolgreiche Behandlung hängt von der korrekten und frühzeitigen Diagnose der Erkrankung ab. Die Sonographie ist die Methode der Wahl, doch kann

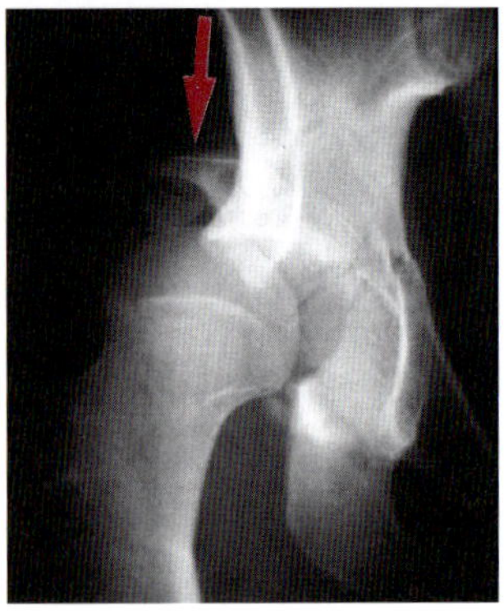

Abbildung 7-17: Dislozierter Femurkopf mit assoziierter Azteabulumfraktur.

auch das konventionelle Röntgen zur Diagnose führen. Bei der Geburt ist die Femurepiphyse nicht ossifiziert, doch das Azetabulumdach fällt häufig durch laterale Einkerbungen und einen vergrößerten Azetabulumwinkel auf. Wenn die Epiphyse verknöchert ist, wird die Störung auch röntgenologisch fassbar.

Idiopathische Coxa vara

Die idiopathische Coxa vara zählt zu einer Reihe von Konditionen, die zusammenfassend als Femur-Fibula-Ulna-Komplex (Proximal Femoral Focal Deficiency) bezeichnet werden, von denen zwei Formen unterschieden werden: eine angeborene und eine infantile. Die Läsionen sind gewöhnlich beidseitig. Die Epiphyse liegt unten und sieht verschwommen aus, epiphyseale oder metaphyseale Aufhellungen sind zu finden.

Epiphyseolysis capitis femoris (Coxa vara adolescentium)

Bei dieser Erkrankung bewegt sich der Femurhals nach proximal und rotiert auf der nicht verschmolzenen Epiphyse nach außen. In 20 % der Fälle tritt diese Störung beidseitig auf, und zwar bei übergewichtigen, hypogonadalen oder langen aber dünnen Jugendlichen. Schmerzen, die manchmal ins Knie projiziert werden, und Hinken sind häufige Symptome. Beide Hüften müssen untersucht werden. Ein frühes Abrutschen ist am besten in der Seitaufnahme in Froschbeinposition zu beurteilen (Abb. 7-18).

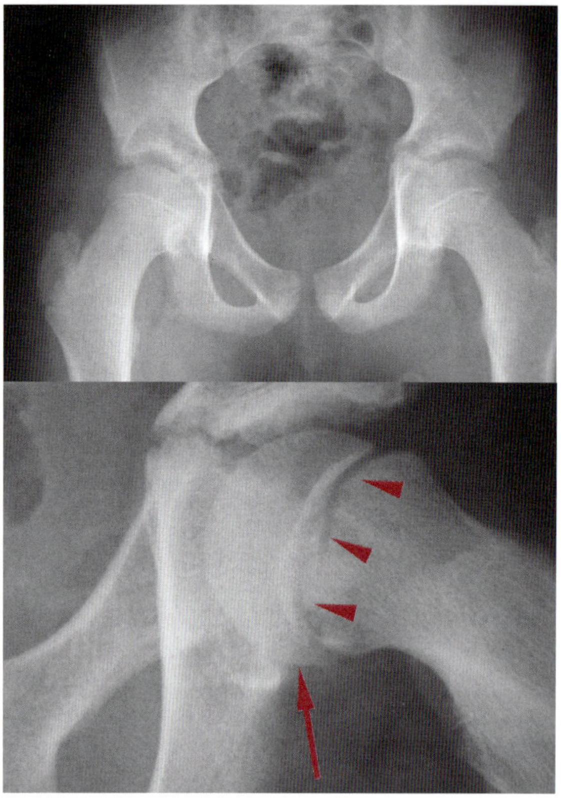

Abbildung 7-18: Abgerutschte Femurkopfepiphyse. Die a.-p.-Aufnahme (oben) erscheint normal. Die Seitaufnahme in Froschbeinposition (unten) zeigt die abgerutschte Femurkopfepiphyse (Pfeil) und die Erweiterung der Epiphysenfuge (Pfeilspitzen).

Zusammenfassung:

- Beckenfrakturen durch schwere Traumen sind lebensbedrohlich.
- Bei Patienten mit Beckenfrakturen müssen Sie an die Möglichkeit von Verletzungen der Gefäße, der Bauch- und der Beckenorgane denken (besonders von Blase, Urethra und Rektum).
- Wenn eine Beckenringfraktur diagnostiziert wird, müssen Sie immer nach einer weiteren Fraktur suchen.
- Hüftfrakturen bei älteren Patienten sind häufig und können schwer zu diagnostizieren sein. Befunden Sie immer bei sehr hellem Licht.

8 Knie

Rashika Fernando, David A. Elias und Otto Chan

Das konventionelle Röntgen ist üblicherweise das erste bildgebende Verfahren, das bei Patienten mit einem Knietrauma angewandt wird (Tab. 8-1). Die Stabilität des Knies wird durch ligamentäre und muskulotendinöse Strukturen aufrecht erhalten, sodass ein schweres Trauma im konventionellen Röntgenbild eventuell nur leichte oder gar keine Abweichungen zeigt. Häufig sind Verfahren wie die Sonographie oder die MRT erforderlich, um solche Verletzungen zu evakuieren. Mithilfe der Sonographie können Ergüsse, Schleimbeutel und die Auswirkungen der Verletzung auf den Streckapparat und die oberflächlichen Bänder beurteilt werden. In der MRT können die Weichteile und Knochenverletzungen detailliert untersucht werden. Wenn die entsprechenden Fachkräfte und Gerätschaften zur Verfügung stehen, kommen Sonographie und MRT bei der frühen Evaluation von Knieverletzungen vermehrt zum Einsatz. Die CT eignet sich bei Patienten mit Knietraumen hauptsächlich zur Beurteilung des Impressionsgrades bei Tibiakopffrakturen.

Tabelle 8-1: Ottawa Knee Rules für Standard-Röntgenaufnahmen bei Knieverletzungen

Röntgenaufnahmen des Knies sind nur erforderlich, wenn mindestens zwei der folgenden Punkte zutreffen: • Alter über 55 Jahre • Schmerzhaftigkeit des Fibulakopfes • isolierte Empfindlichkeit der Patella • 90°-Flexion nicht möglich • keine vier Schritte unter Belastung möglich (unmittelbar nach der Verletzung und in der Notaufnahme). Diese Regeln gelten für 98–100 % der Patienten mit Frakturen.

Anatomie (Abb. 8-1, Tab. 8-2)

Das Knie ist ein Drehwinkelgelenk, das durch die Artikulation der Femurkondylen und des Tibiakopfes zustande kommt. Die beiden Knochen werden durch zwei C-förmige fibrokartilaginöse Strukturen voneinander getrennt: den medialen und den lateralen Meniskus. Zusammen mit dem hyalinen Knorpel, der die Gelenkflächen der Femurkondylen und des Tibiakopfes bedeckt, erzeugen diese den medialen und lateralen Gelenkspalt, der auf einer Röntgenaufnahme unter Gewichtsbelastung zu sehen ist.

Die Patella ist ein großes Sesambein im Streckapparat des Knies. Der M. quadriceps femoris bildet die Quadrizepssehne, die am oberen Pol der Patella ansetzt. Die Patellarsehne erstreckt sich vom unteren Pol der Patella bis zur Tuberositas tibiae. Die Hinterseite der Patella hat eine breite laterale und eine schmale

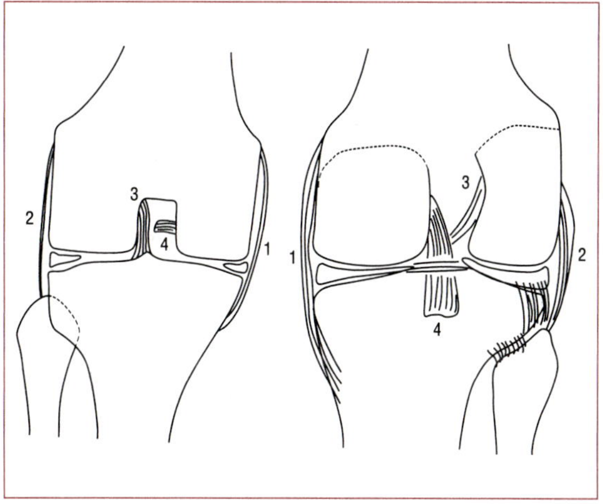

Abbildung 8-1: Anatomische Verhältnisse des rechten Knies von anterior (links) und posterior (rechts). 1 Lig. collaterale mediale, 2 Lig. collaterale laterale, 3 Lig. cruciatum anterius, 4 Lig. cruciatum posterius.

Tabelle 8-2: Sekundäre Ossifikationszentren der Knieregion

Knochen	Sekundäres Ossifikationszentrum	Alter bei Ausbildung der Struktur	Alter bei der Verschmelzung
Femur	distale Femurepiphyse	Geburt bis 2 Monate	15–17 Jahre
Tibia	proximale Tibiaepiphyse	Geburt bis 2 Monate	15–17 Jahre
	Apophyse der Tuberositas tibiae	8–14 Jahre	15 Jahre (mit Metaphyse)
Patella	kann multiple Zentren aufweisen	3–6 Jahre	
Fibula	proximale Fibulaepiphyse	3–4 Jahre	15–17 Jahre

Tabelle 8-3: Ligamente und muskulotendinöse Strukturen der Kniestabilität

Struktur	Ursprung	Ansatz	Hauptfunktion
Lig. cruciatum anterius	posterolateraler Anteil der Fossa intercondylaris	anteriore interkondyläre Eminenz der Tibia	wirkt gegen eine anteriore Translation und Innenrotation der Tibia
Lig. cruciatum posterius	anteromediale Fossa intercondylaris	posteriore tibiale Eminenz	wirkt gegen eine posteriore Verlagerung und Außenrotation der Tibia
Lig. collaterale mediale	mediale Femurepikondyle	mediale proximale Tibiametaphyse	wirkt gegen eine Valgusbelastung
Lig. collaterale laterale	laterale Femurepikondyle	Fibulakopf	wirkt gegen eine Varusbelastung
M. quadriceps femoris	anteriores Becken und proximaler Femur	Tuberositas tibiae	Kniestreckung und Patellastabilisierung

mediale Gelenkfläche, über die sie im femoralen Gleitlager auf der anterioren Gelenkfläche der Femurkondylen artikuliert und das Femoropatellargelenk bildet. Der Fibulakopf und die posterolaterale proximale Tibia artikulieren in der proximalen Art. tibiofibularis.

Bänder und muskulotendinöse Strukturen verleihen dem Knie seine Stabilität (Tab. 8-3). Das Knie ist von zahlreichen Schleimbeuteln umgeben. Die Bursa suprapatellaris ist mit dem Kniegelenk verbunden und liegt zwischen dem suprapatellaren und dem präfemoralen Fett oberhalb der Patellaebene. Eine Baker-Zyste liegt in der Fossa poplitea, und ihr Hals verläuft zwischen den Sehnen des medialen Kopfes des M. gastrocnemius und des M. semimembranosus. Der Hals kann mit dem Gelenk verbunden sein. A. und V. poplitea liegen in der Fossa poplitea und können bei verschiedenen Traumen verletzt werden, wie z. B. suprakondyläre Femurfrakturen und Kniedislokationen. Der N. peronaeus communis windet sich um den Fibulahals und kann bei Verletzung des lateralen Beins mitbetroffen sein.

Befundungs-ABC (Tab. 8-4)

Adequacy (Angemessenheit)

Standard sind die anteroposteriore und die seitliche Projektion (Abb. 8-2, Tab. 8-5). Eine Seitaufnahme sollte im horizontalen Strahlengang durchgeführt werden, um bei Patienten nach einem Trauma eine Lipohämarthrose auszuschließen. Eine axiale Patellaaufnahme ermöglicht die Beurteilung des Femoropatellargelenks (Abb. 8-3). Eine Tunnelaufnahme ist bei

Tabelle 8-4: Befundungs-ABC Knie

Weichteile

- Eine Lipohämarthrose zeigt eine Fraktur an.

Alignment (Ausrichtung)

- Eine anteriore Tibiaverlagerung zeigt eine Ruptur des Lig. cruciatum anterius an.
- Eine posteriore Tibiaverlagerung zeigt eine Ruptur des Lig. cruciatum posterius an.
- Eine Patella alta zeigt eine Ruptur der Patellarsehne oder eine angeborene Normvariante an.
- Eine Patella profunda zeigt eine Ruptur der Quadrizepssehne oder eine angeborene Normvariante an.
- femorotibial
- patellofemoral

Bones (Knochen)

- Prüfen Sie Femur, Tibia, Patella und Fibula.
- Der Tibiakopf sollte gründlich auf subtile Frakturen untersucht werden.
- Eine Abrissfraktur kann ein Hinweis auf eine Band- oder Sehnenverletzung sein.

Cartilage (Knorpel) und Gelenke

- Eine Chondrokalzinose tritt bei Osteoarthritis auf.
- Eine enger Gelenkspalt spricht für eine Meniskusruptur oder für Knorpelschwund.

der Identifizierung von osteochondralen Frakturen oder Gelenkkörpern hilfreich. Die Schrägaufnahme in Innen- und Außenrotation erlaubt die weitere Evaluation der Tibiakopffrakturen und der proximalen Art. tibiofibularis.

Tabelle 8-5: Röntgenologische Projektionen des Knies

Standard	Zusätzliche Projektion
a.-p.-Aufnahme	axiale Patellaaufnahme
Seitaufnahme	Tunnelaufnahme
	interne und externe Schrägaufnahme

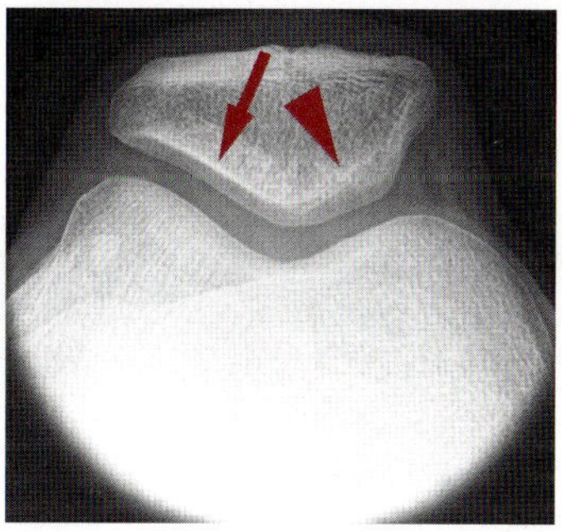

Abbildung 8-3: Normale axiale Patellaaufnahme. Die Patella hat eine breitere Gelenkfläche (Pfeil) und eine schmalere (Pfeilspitze), über die sie mit den anterioren Femurkondylen artikuliert. Beachten Sie das normale sägenähnliche Aussehen der anterioren Patellakortikalis, die auf den Ansatz der Strecksehnen zurückzuführen ist (sog. Patellazähne).

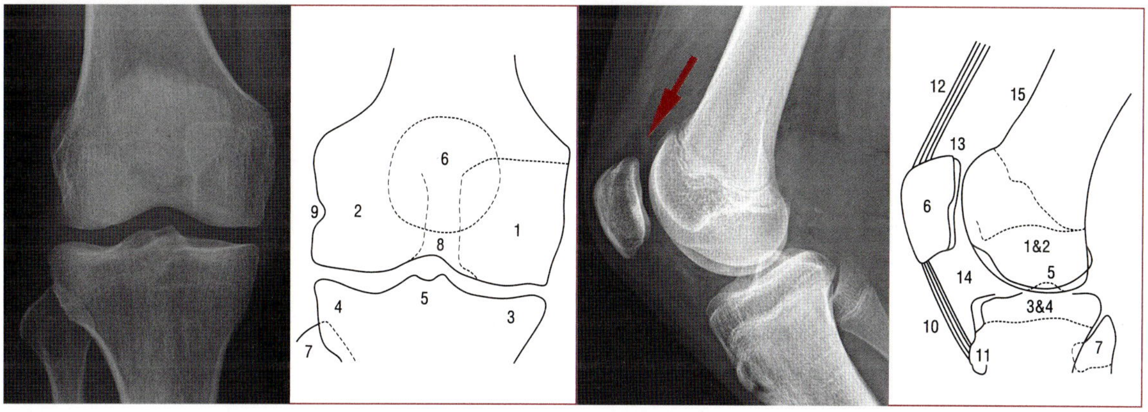

Abbildung 8-2: Normale a.-p.-Aufnahme des Knies eines Erwachsenen (links) und normale Seitaufnahme des Knies eines Jugendlichen (Mitte rechts). Achten Sie auf das schmale Band (Pfeil), das für eine nicht gedehnte Bursa suprapatellaris steht, welche das suprapatellare und das präfemorale Fettpolster voneinander trennt. Beachten Sie auch die normale Fragmentation der Tuberositas tibiae beim Jugendlichen. 1 mediale Femurkondyle, 2 laterale Femurkondyle, 3 medialer Tibiakopf, 4 lateraler Tibiakopf, 5 Eminentia intercondylaris, 6 Patella, 7 Fibula, 8 Fossa intercondylaris, 9 Fossa intercondylaris, 10 Patellarsehne, 11 Tuberositas tibiae, 12 Quadrizepssehne, 13 suprapatellares Fettpolster, 14 Hoffa-Fettkörper, 15 präfemorales Fettpolster.

Befundung der Seitaufnahme

Die horizontale Seitaufnahme wird zunächst beurteilt. Die sytematische ABC-Beurteilung sollte mit den Weichteilen beginnen.

Weichteile: Manchmal macht es Sinn, die Reihenfolge der systematischen ABC-Beurteilung zu verändern (nicht zuletzt für Ellbogen und Knie). Die Seitaufnahme des Knies erfolgt auf dem Kreuztisch im horizontalen Strahlengang. So ist es nützlich, zuerst die Weichteile im Hinblick auf einen Gelenkerguss und besonders auf eine Lipohämarthrose zu kontrollieren (Fett-Flüssigkeit-Spiegel).

Flüssigkeit im Kniegelenk weitet die Bursa suprapatellaris auf und führt dazu, dass die präfemoralen und suprapatellaren Fettpolster durch ein Weichteilband separiert werden (Abb. 8-4). Ohne Erguss beträgt die Dicke des Bandes < 5 mm, bei leichtem Erguss 5 bis 10 mm. Bei größeren Ergüssen wird die Bursa noch weiter und kann die benachbarten Fettpolster verdecken, wodurch die Abgrenzung der posterioren Quadrizepssehne nicht mehr gelingt. Ein Erguss kann bei allen Frakturen und Formen des inneren Derangements sowie bei Infektionen oder Arthritis auftreten.

Intraartikuläre Frakturen können zum Übertritt von Markfett in das Gelenk führen. Bei der Seitaufnahme im horizontalen Strahlengang zeigt sich das Fett als Schicht über der Flüssigkeit (Abb. 8-5). Dieser Fett-Flüssigkeit-Spiegel oder Lipohämarthrose erscheint bei 35 % der Patienten mit intraartikulären Frakturen (meist bei Verletzungen des Tibiakopfes) und sichert die Diagnose einer solchen Fraktur, sogar wenn die Frakturlinie selbst nicht sichtbar ist. Die Beschreibung einer Lipohänarthrose selbst sollte Anlass zur Überweisung an einen Orthopäden und zur weiteren Bildgebung sein (meist MRT).

Alignment (Ausrichtung): Der Tibiakopf sollte eine Linie mit den Femurkondylen bilden. Eine anteriore Tibiadislokation kann mit einer Ruptur des vorderen Kreuzbandes verbunden sein, während eine posteriore Dislokation zu einer Ruptur des hinteren Kreuzbandes führen kann.

Auf der Seitaufnahme in 20 bis 30° Knieflexion sollte das Verhältnis der Länge der Patellarsehne zur Patella zwischen 0,8 und 1,2 liegen (Abb. 8-6). Eine Patella alta kann eine angeborene Normvariante oder

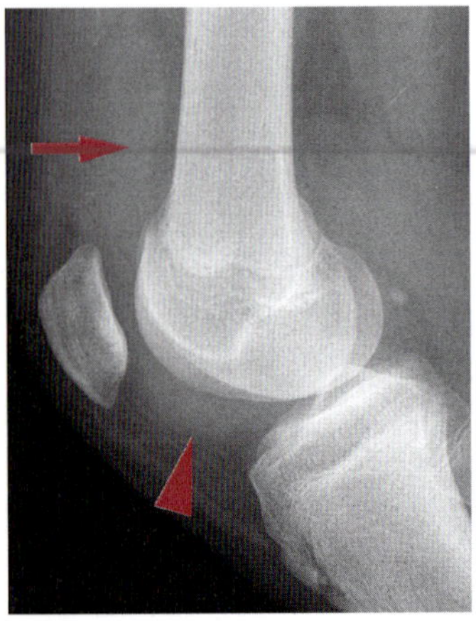

Abbildung 8-4: Seitaufnahme eines kindlichen Knies nach einer Verletzung des vorderen Kreuzbandes. Ein ausgedehnter Kniegelenkserguss führt zur Ausweitung der Bursa suprapatellaris (Pfeil), was zu einem Abheben des suprapatellaren und des präfemoralen Fettpolsters führt. Man kann auch Flüssigkeit feststellen, welche den posterioren Anteil des infrapatellaren Fetts eindrückt (Pfeilspitze).

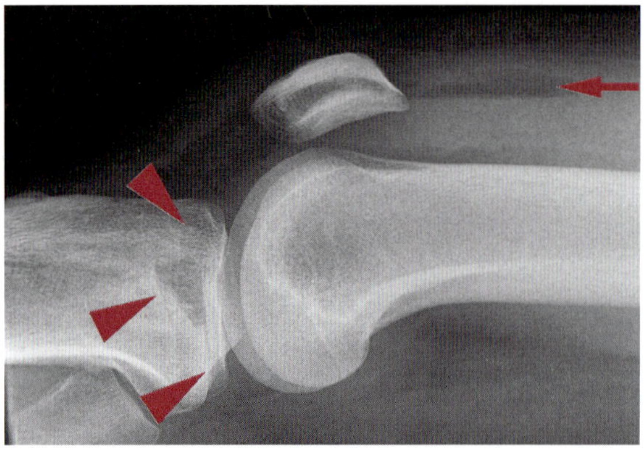

Abbildung 8-5: Seitaufnahme im horizontalen Strahlengang bei einem Patienten mit Fraktur des lateralen Tibiakopfes (Pfeilspitze). Der große Fett-Flüssigkeit-Spiegel (Lipohämathrosis) in der Bursa suprapatellaris (Pfeil) stimmt mit einer intraartikulären Fraktur überein.

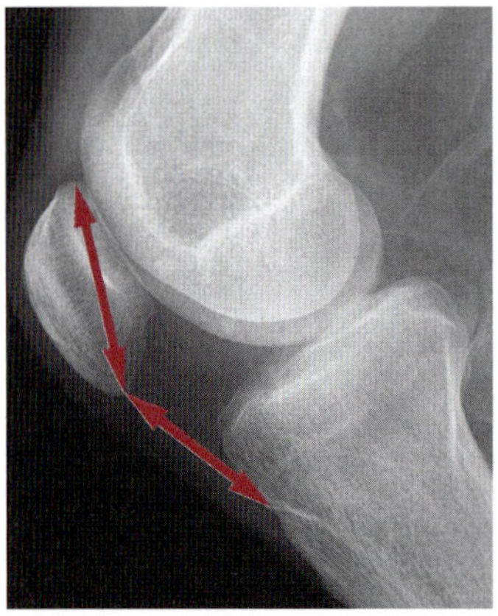

Abbildung 8-6: Normale Seitaufnahme des Knies. Das Verhältnis der Länge der Patellarsehne zur Patella sollte zwischen 0,8 und 1,2 liegen.

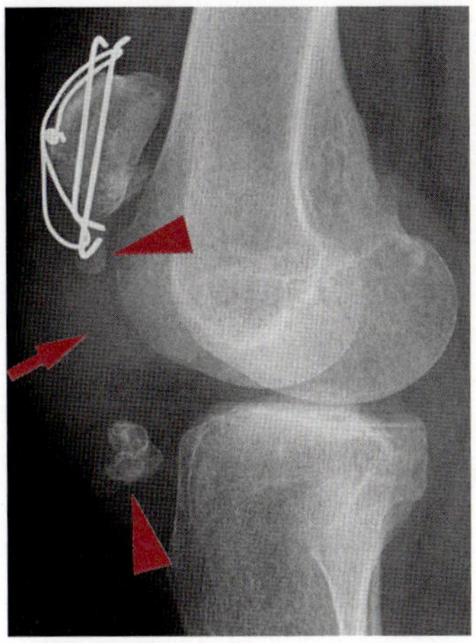

Abbildung 8-7: Seitaufnahme des Knies eines Patienten mit Patellarsehnenruptur nach der erfolgreichen Versorgung einer Patellafraktur mit zwei K-Drähten und Zuggurtung. Doch der Patient erlitt einen weiteren Unfall mit Ruptur der Patellarsehne (Pfeil). Beachten Sie die Patella alta und die Weichteilverdickung an der Stelle der Patellarsehne. An den proximalen und distalen Abschnitten hat sich eine dystrophe Ossifikation der gerissenen Sehne entwickelt (Pfeilspitzen).

das Ergebnis einer Patellarsehnenruptur sein (Abb. 8-7). Eine Patella profunda kann ebenfalls eine angeborene Normvariante sein oder aber auf eine Quadrizepssehnenruptur zurückgehen.

Bones (Knochen): Die Kortikalis von Femur, Tibia, Patella und Fibula sollten weich sein, die Trabekelmuster innerhalb der Knochen dürfen nicht unterbrochen sein. Suchen Sie aufmerksam nach Gelenkkörpern, die Bruchfragmente sein könnten.

Cartilage (Knorpel) und Gelenke: Wenn die Aufnahme ganz gerade ist, können die Gelenkspalten der Art. patellofemoralis und der Art. femorotibialis sichtbar sein.

Befundung der a.-p.-Aufnahme

Die Befundung der a.-p.-Aufnahme folgt dem gleichen Muster wie die Seitaufnahme, allerdings ist ein Gelenkerguss auch bei großer Flüssigkeitsmenge im lateralen Gelenkrezessus nicht immer zu identifizieren. Bei dieser Aufnahme gilt die besondere Aufmerksamkeit möglichen Tibiakopffrakturen, die sich als subtile sklerotiscche Linie oder als diskrete Stufenbildung darstellen kann (Abb. 8-8). Eine Linie durch den lateralen Rand der lateralen Femurkondyle (laterale Tibialinie) sollte auch durch den lateralen Rand den

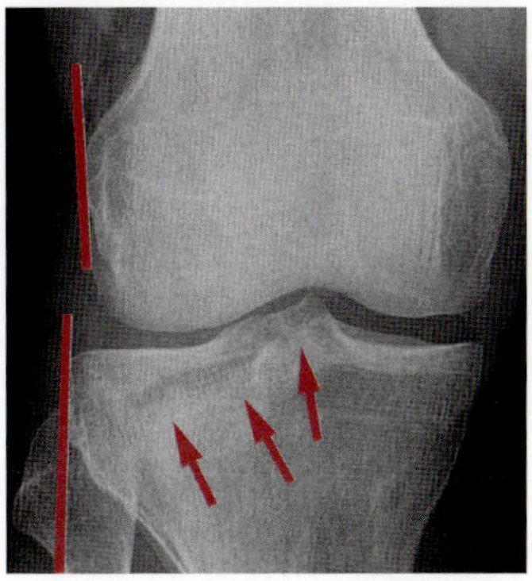

Abbildung 8-8: A.-p.-Aufnahme des Knies eines Patienten mit lateraler Tibiakopffraktur. Die laterale Tibialinie verläuft nicht normal, was die Fraktur anzeigt (Pfeile).

Tibiakopfes verlaufen. Der Tibiakopf steht nicht völlig waagerecht, sondern führt von der anterioren zur posterioren Kortikalis etwa 15° nach unten. Zudem ist der mittlere Tibiakopf nicht platt, sondern konkav geformt. Somit können auf der normalen a.-p.-Aufnahme parallele sklerotische Linien am Tibiakopf zu sehen sein, die jeweils für verschiedene Abschnitte stehen, die sich auf dem Film auf leicht unterschiedlichen Niveaus abbilden. Der Gelenkspalt in den medialen und lateralen Abschnitten kann auf dieser Aufnahme im Hinblick auf seine Höhe und eine mögliche Chondrokalzinose beurteilt werden. Eine verringerte Höhe kann technische Gründe haben (Knieflexion) oder durch Knorpelschwund und Arthritis zustande kommen. Bei der Chondrokalzinose finden Sie eine lineare Kalzifikation innerhalb des Knorpels, die oft bei Patienten mit Osteoarthritis zu sehen ist.

Verletzungen des distalen Femurs

Femurschaftfrakturen entstehen durch massive Krafteinwirkung. A.-p.-Aufnahmen und Seitaufnahmen des gesamten Femurs sind zur Aufdeckung einer Dislokation und Rotation unerlässlich.

Suprakondyläre Frakturen können sehr unterschiedlich aussehen (Abb. 8-9). Suchen Sie nach Hinweisen für eine intraartikuläre Verlängerung der Frakturlinie, denn dadurch wird eine offen operative Behandlung und eine interne Fixierung erforderlich. Das distale Fragment kann durch den Zug des M. gastrocnemius abgewinkelt sein, und eine Dislokation kann zur Verletzung der A. poplitea führen. Manchmal sind suprakondyläre Frakturen mit Frakturdislokationen der Hüfte oder des Tibiaschaftes verbunden.

Femurkodylenfrakturen können verlagerte oder zertrümmerte Frakturen sein und sind in der Regel am besten in der CT zu untersuchen. Auf die Gelenkfläche einer Femurkondyle gerichtete Scher- oder Rota-

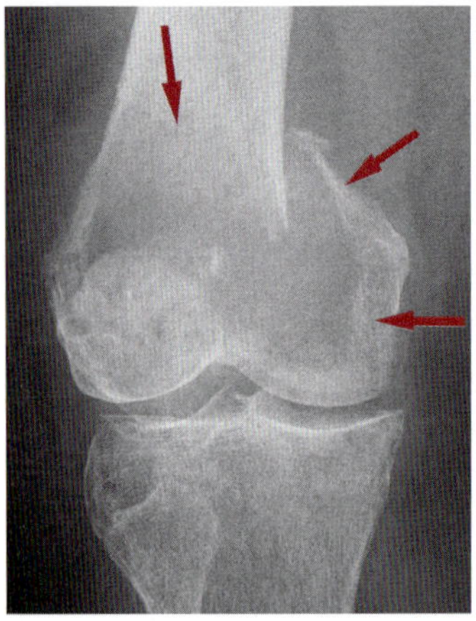

Abbildung 8-9: A.-p.-Aufnahme des Knies eines Patienten mit suprakondylärer Femurfraktur. Beachten Sie, dass es sich hier um eine pathologische Fraktur infolge einer großen lytischen Läsion handelt (Myelom; Pfeile).

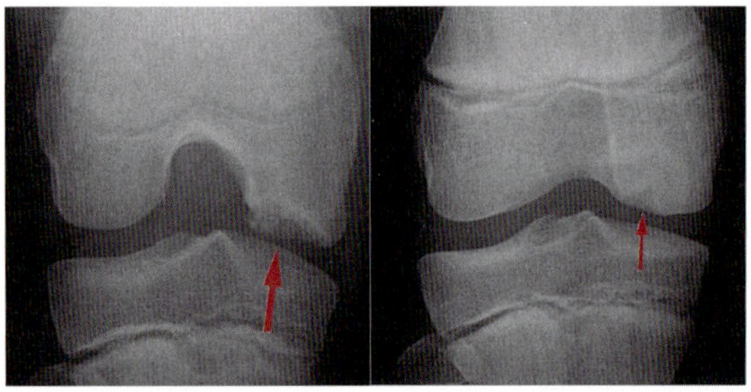

Abbildung 8-10: Tunnelaufnahme (links) und a.-p.-Aufnahme (rechts) des Knies eines Heranwachsenden mit Osteochondrosis dissecans. Am lateralen Teil der medialen Femurkondyle gibt es einen osteochondralen Defekt (Pfeile). Beachten Sie, dass sich die Schädigung am besten in der Tunnelaufnahme abzeichnet.

tionskräfte erzeugen Frakturen, die durch den Knorpel und durch den subchondralen Knochen gehen (sog. osteochondrale Frakturen). Sie sind auf konventionellen Aufnahmen oft okkult, doch können Unregelmäßigkeiten an der Gelenkoberfläche vorhanden sein sowie auch intraartikuläre Knochenfragmente.

Akute osteochondrale Frakturen müssen von einer Osteochondritis dissecans abgegrenzt werden (Abb. 8-10). Sie tritt bei Heranwachsenden am lateralen Rand der medialen Femurkondyle auf und kann zu einem separierten osteochondralen Fragment mit sklerotischen Rändern führen. Die Ätiologie dieses Erkrankung ist noch umstritten, doch mag das Trauma dazugehören.

Verletzungen der proximalen Tibia und der Fibula

Tibiakopffrakturen (Abb. 8-11) betreffen meistens Frauen über 50 Jahre, Verletzungsmechanismus ist üblicherweise ein Sturz mit Drehung. Typischerweise wird eine Valguskraft mit Anschlag der Femurkondyle auf den Tibiakopf ausgeübt. Der laterale Tibiakopf ist in 75 bis 80 % der Fälle beteiligt. Weniger als 25 % der Fälle gehen auf einen Zusammenprall mit einem Fahrzeug zurück, was zu einer typischen Anprallverletzung des Knies mit der Stoßstange führt. Diese Frakturen sind oft subtil, sodass die Seitaufnahme sehr sorgfältig begutachtet werden muss. Eine CT ist wertvoll, weil der Impressionsgrad der Fraktur über das Erfordernis eines chirurgischen Eingriffs entscheidet, was auf der konventionellen Röntgenaufnahme schwer zu beurteilen ist. Alternativ kann auch die MRT eingesetzt werden, wobei auch assoziierte Band- und Meniskusverletzungen entdeckt werden können (68 bis 97 % der Fälle).

Tibiastressfrakturen zeichnen sich durch querverlaufende sklerotische Linien oder durch Aufhellungslinien aus, in deren Nachbarschaft sich eine medioproximale metaphysäre Marksklerose mit Ausdehnung bis zur Kortikalis befindet (Abb. 8-12). Der Patient weist eventuell auch Anzeichen für eine Osteoporose auf.

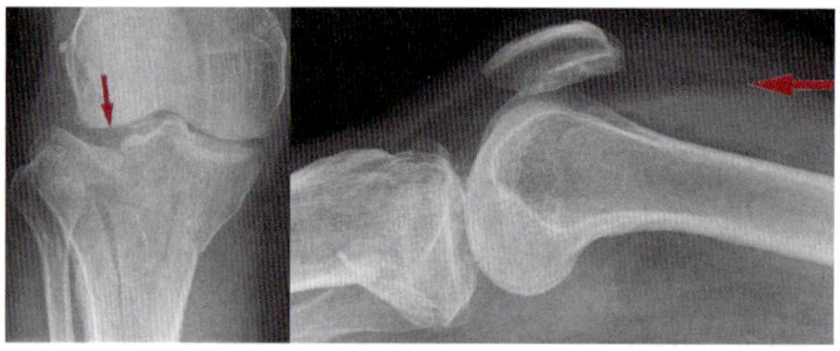

Abbildung 8-11: A.-p.-Aufnahme des Knies eines Patienten mit zertrümmertem Tibiakopf (links). Beachten Sie die ausgeprägte Eindellung (Pfeil) sowie die intraartikulären Fragmente. Die Seitaufnahme des Knies im horizontalen Strahlengang desselben Patienten mit Tibiakopffraktur zeigt zudem noch eine ausgedehnte Hämarthrose (rechts; Pfeil).

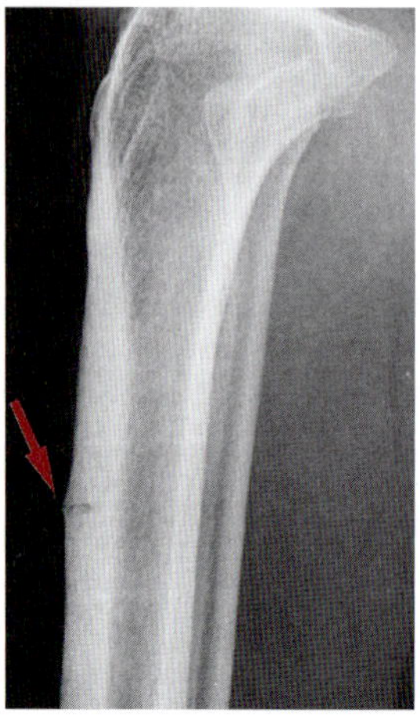

Abbildung 8-12: Seitaufnahme der proximalen Tibia eines Läufers mit Tibiastressfraktur. An der anterioren Tibiakortikalis ist eine horizontale gerade Aufhellungslinie zu sehen (Pfeil), die von einer leichten kortikalen Verdickung umgeben ist.

Fibulakopffrakturen können isoliert auftreten und auf einen direkten Schlag zurückzuführen sein, doch meistens treten sie gemeinsam mit der Tibiakopffraktur in Erscheinung. Eine Fraktur des Fibulahalses oder des proximalen Schafts kann auf eine assoziierte Knöchelverletzung verweisen (Maisonneuve-Fraktur). Die proximale Fibulafraktur kann mit einer Schädigung des N. peronaeus communis einhergehen.

Verletzungen der Patella

Patellafrakturen können auf einen direkten Schlag oder auf eine exzessive Quadrizepskontraktion bei verstärkter Kniebeugung zurückgeführt werden. Die Frakturen können horizontal oder vertikal verlaufen und es kann ein Trümmerbruch sein – mit oder ohne Dislokation. Solche Frakturen können auf konventionellen Aufnahmen schwer zu entdecken sein, doch sollte die klinische Untersuchung den Untersucher auf diese Möglichkeit bringen, sodass die genaue Prüfung der Aufnahme die Diagnose liefert. Eine Patella bipartita (Abb. 8-13) ist eine Normvariante, die sich im superolateralen Teil der Patella befindet und mit einer Fraktur verwechselt werden kann.

Patelladislokationen (Abb. 8-14, Tab. 8-6) erfolgen immer nach lateral und kommen klassischerweise bei Teenagerinnen vor. Die Dislokation ist gewöhnlich vorübergehend und wird von einer unspezifischen akuten Hämarthrose begleitet. Bei vielen Patienten sind die Dislokationen rezidivierend. Das Röntgenbild nach dem Ereignis zeigt nur selten eine dislozierte Patella, da diese bis zum Zeitpunkt der Aufnahme meist schon wieder an ihrem Platz ist (Abb. 8-15). Normalerweise ist die konventionelle Aufnahme unauffällig, abgesehen von einem Gelenkerguss. Manchmal zeigt eine axiale Patellaaufnahme eine osteochondrale Verletzung mit vom medialen Anteil der Patella separierten Fragmenten oder der anterioren Spitze der lateralen Femurkondyle oder beidem, was als Resultat des Schlages gegen die Kortikalis während der vorübergehenden Dislokation angesehen werden muss.

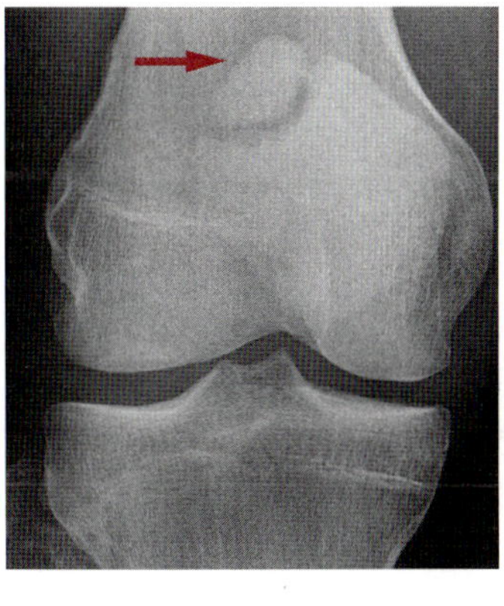

Abbildung 8-13: A.-p.-Aufnahme des Knies eines Patienten mit Patella bipartita (Pfeil). Diese Normvariante darf nicht mit einer Fraktur verwechselt werden.

Kniedislokationen

Eine Dislokation des Knies ist selten. Meistens kommt es zu einer anterioren Translation der Tibia auf dem Femur, und es besteht ein nicht geringes Risiko für eine Verletzung der A. poplitea und des N. peronaeus communis. Eine echte Kniedislokation geht immer mit zahlreichen Bandrupturen einher, doch führen konventionelle Aufnahmen oft in die Irre, wenn abgesehen von einem Gelenkerguss nur geringe oder gar keine Auffälligkeiten zu sehen sind. Um auf Begleitverletzungen zu untersuchen, sollte eine MRT durchgeführt werden.

Tabelle 8-6: Präsdisponierende Faktoren für eine laterale Patelladislokation

- Patella alta
- flaches femorales Gleitlager
- Genu valgum
- hoher Q-Winkel

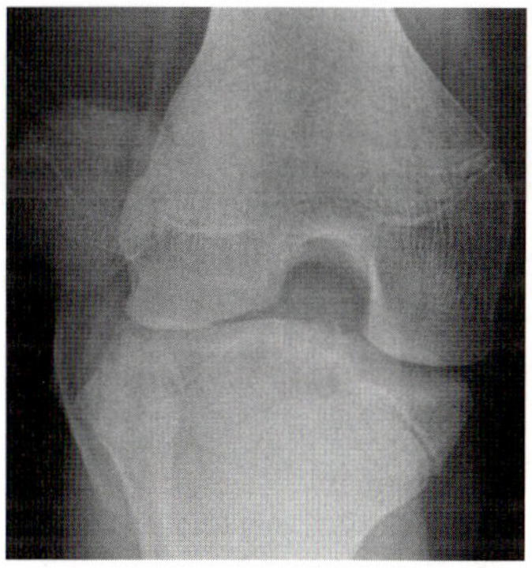

Abbildung 8-14: A.-p.-Aufnahme des Knies eines Heranwachsenden mit lateraler Dislokation der Patella.

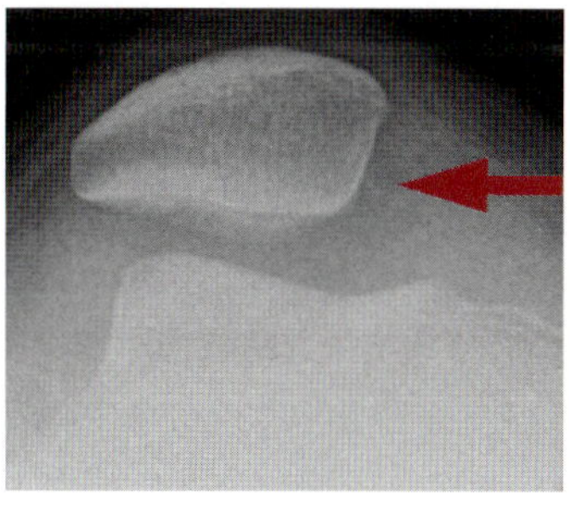

Abbildung 8-15: Axiale Patellaaufnahme nach Reposition. Beachten Sie, dass die Patella weiterhin subluxiert bleibt. Zudem befindet sich medial der Patella ein kleines Abrissfragment (Pfeil).

Abrissfrakturen und Zeichen einer Bandverletzung

Wenn ligamentäre Strukturen der Knieregion geschädigt sind, finden sich oft klinische Zeichen der Instabilität und ein Kniegelenkeserguss (Tab. 8-7). Abrissfrakturen liefern mitunter recht spezifische Hinweise auf spezielle Bandverletzungen (Abb. 8-16, 8-17).

Tabelle 8-8: Normvarianten, die nicht mit pathologischen Befunden verwechselt werden dürfen

- Patella bipartita: sekundäre Ossifikationszentren in der superolateralen Patella
- Fabella: Sesambein im lateralen Kopf des M. gastrocnemius
- An der Apophyse der Tuberositas tibiae können multiple Ossifikationszentren auftreten.
- Die Kortikalis der posterosuperioren Femurkondylen kann unregelmäßig geformt sein.

Tabelle 8-7: Hinweise auf Bandverletzungen im konventionellen Röntgenbild des Knies

Ligament	Verletzungszeichen	Ursache
Lig. cruciatum anterius	Abriss des vorderen Kniebinnenhöckers	Abriss des Lig. cruciatum anterius
	Segond-Fraktur	Abriss des lateralen Kapselligaments erzeugt ein kleines Abrissfragment am lateralen Tibiakopf (> 75 % verbunden mit einer Schädigung des Lig. cruciatum anterius)
	tiefe Einkerbung in der lateralen Femurkondyle (sog. Lateral-Femoral-Notch-Sign)	abnorm tiefe Impression des lateralen kondylopatellaren Sulkus als Hinweis auf eine Verletzung des Lig. cruciatum anterius
Lig. collaterale mediale	Stieda-Schatten	chronisch rezidivierende Verletzung des Lig. collaterale mediale; lineare Kalzifikation über dem medialen suprakondylären Rand
Lig. collaterale laterale	Abriss des Proc. styloideus der Fibula	Abriss des Lig. collaterale laterale und der Sehne des M. biceps femoris
M. quadriceps femoris	Abriss des superioren oder inferioren Patellapols	Quadrizepskontraktion führt zum Abriss der distalen Quadrizeps- oder der proximalen Patellarsehne
	Abriss der Tuberositas tibiae*	Quadrizepskontraktion führt zum Abriss der distalen Patellarsehne

* DD Morbus Osgood-Schlatter: chronische Erkrankung des Jugendalters mit anterioren Knieschmerzen und Fragmentierung der Tuberositas tibiae mit überlagerter Weichteilschwellung

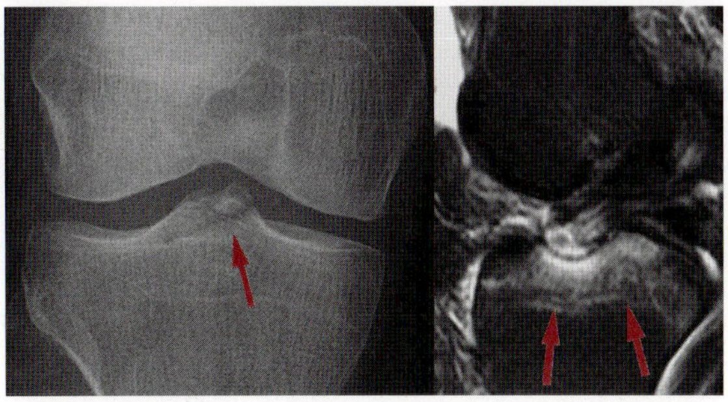

Abbildung 8-16: A.-p.-Aufnahme des Knies mit Abriss des Lig. cruciatum anterius (links). Beachten Sie den Abriss der Eminentia intercondylaris (Pfeil). In der sagittalen MRT (rechts) achten Sie auf den Abriss des Lig. cruciatum anterius mit knöchernem Defekt an der Insertionsstelle und extensiven umgebenden hellen Signalen, die für ein Marködem stehen (Pfeile).

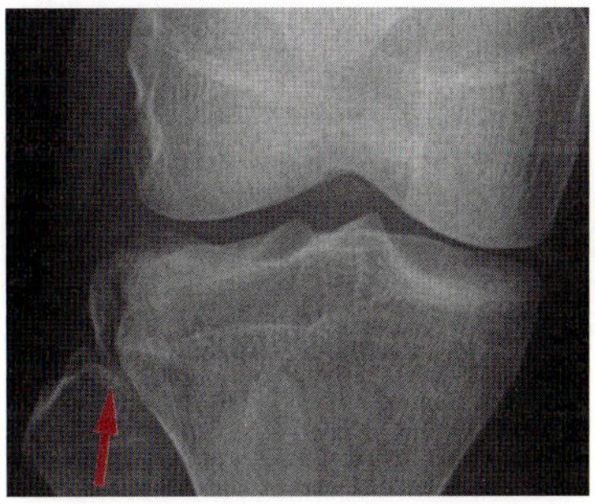

Abbildung 8-17: A.-p.-Aufnahme des Knies eines Patienten mit Segond-Fraktur. Achten Sie auf das kleine Abrissfragment des lateralen Tibiakopfes (Pfeil). Dies ist in über 75 % der Fälle mit einer Verletzung des Lig. cruciatum anterius assoziiert.

Zusammenfassung:

- Die Diagnostik basiert ganz erheblich auf der klinischen Untersuchung.
- Leider kann die klinische Untersuchung beim akut verletzten Knie sehr schwierig sein. Die konventionelle Röntgenaufnahme kann irreführend sein, da auch eine ausgedehntes Derangement des Knies eventuell nur zu minimalen oder zu gar keinen Befunden führt.
- Die Diagnose einer Lipohämarthrose ist eine Indikation für weitere bildgebende Verfahren und für die Überweisung an einen Orthopäden.
- Die Schwelle zur Anforderung weiterer Untersuchungen (MRT, CT, Sonographie) sollte niedrig sein.

9 Knöchel

Paul McAlinden und James Teh

Das Knöcheltrauma zählt zu den häufigsten Gründen für eine Vorstellung in der Notaufnahme. Es gibt ein weites Spektrum möglicher Verletzungen von der Dehnung über die Fraktur bis zur Dislokation. Die Entscheidung für die Anforderung einer Röntgenaufnahme fällt nach einer eingehenden klinischen Untersuchung und in Kenntnis des Unfallmechanismus. Mithilfe verschiedener Richtlinien wie etwa den Ottawa-Regeln (Tab. 9-1) können ernste Verletzungen ausgeschlossen und zugleich eine unnötige Strahlenbelastung des Patienten verhindert werden. Bei älteren Patienten sollte man jedoch davon ausgehen, dass relativ geringfügige Verletzungen zu einem signifikanten Knochentrauma führen können.

Anatomie (Abb. 9-1)

Das Sprunggelenk ist ein Scharniergelenk, das aus dem Malleolus medialis der Tibia, dem Tibiaplafond und dem Malleolus lateralis der Fibula besteht, der mit dem Talusgewölbe artikuliert. Tibia und Fibula bilden mit der Art. tibiofibularis proximalis und distalis einen Ring (nicht unähnlich dem des Unterarmes).

Tabelle 9-1: Ottawa-Regeln

Eine Röntgenaufnahme des Knöchels ist indiziert bei:
• Knochenschmerzen an der Spitze oder am posterioren Rand der distalen 6 cm von Tibia oder Fibula
• Knochenschmerzen am Malleolus medialis
• Schmerzhaftigkeit an der Basis des Metatarsale V
• Belastung sofort oder in der Notaufnahme unmöglich.

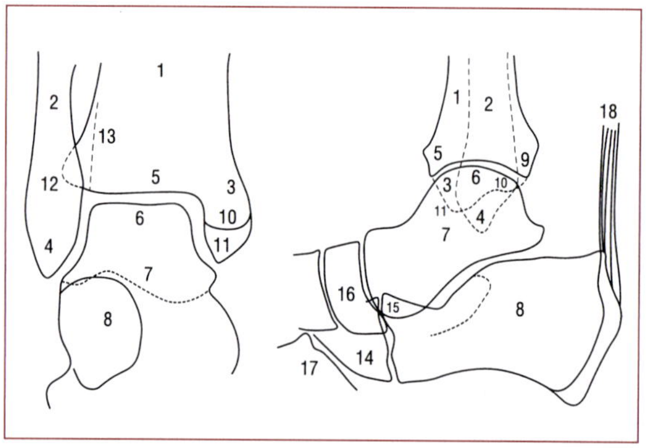

Abbildung 9-1: A.-p.-Aufnahme des Sprunggelenks. 1 Tibia, 2 Fibula, 3 Malleolus medialis, 4Malleolus lateralis, 5 Tibiaplafond, 6 Trochlea tali, 7 Talus, 8 Kalkaneus, 9. Malleolus posterior, 10 Colliculus anterior, 11 Colliculus posterior, 12 Tuberculum anterius, 13 Peronäusrinne, 14 Processus anterius, 16 Os naviculare, 17 Basis des Metatarsale V, 18 Achillessehne.

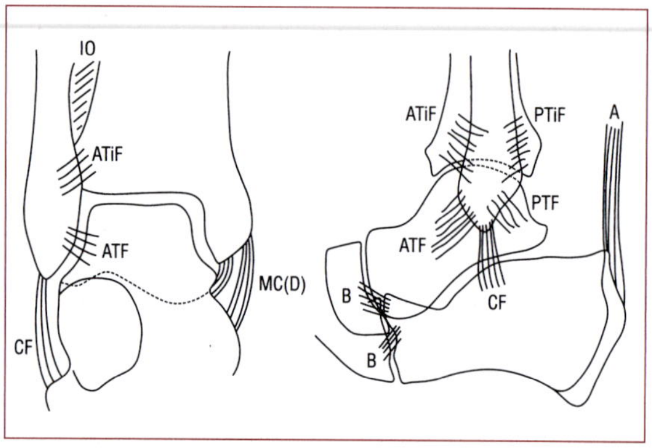

Abbildung 9-2: Bänder des Sprunggelenks: A Achillessehne, ATIF Lig. tibiofibulare anterius, ATF Lig. talofibulare anterius, B Lig. bifurcatum, CF Lig. calcaneofibulare, D Lig. deltoideum, 10 Lig. interosseum, MC Lig. collaterale mediale, PTiF Lig. tibiofibulare posterior, PTF Lig. talofibulare posterior.

Die knöchernen Strukturen des Sprunggelenks werden durch drei große Gruppen von Ligamenten stabilisiert (Abb. 9-2):

- mediale Kollateralbänder (Lig. deltoideum)
- laterale Kollateralbänder, zu denen das Lig. talofibulare anterius, das Lig. talofibulare posterius und das Lig. calcaneofibulare zählen
- Syndesmosis tibiofibularis.

Der Talus artikuliert inferior mit dem Kalkaneus und anterior mit dem Os naviculare. Er besteht aus Körper, Hals und einem anterioren Fortsatz. Seine Blutversorgung ist eher fragil und führt bis in die Sprunggelenkskapsel, was bedeutet, dass eine Fraktur des Taluskörpers zu einer avaskulären Nekrose führen kann.

Röntgenebenen

Die Standardebenen des Sprunggelenks in der Notaufnahme sind die Seitaufnahme und die a.-p.- oder die a.-p.-Aufnahme mit 20°-Innenrotation (sog. Mortice-View). Es sollten regelhaft bei allen Traumen mindestens zwei Ebenen angefordert werden, weil Verletzungen auf einer Einzelaufnahme oft übersehen werden (Abb. 9-3). Weitere bildgebende Verfahren wie Ultraschall, CT oder MRT können bei der Beurteilung ligamentärer Schädigungen oder bei komplexen Frakturen notwendig sein, allerdings erst nach Konsultation eines Radiologen. Die Aufnahme sollte auch die Weichteile darstellen. In der a.-p.-Aufnahme sollten die distale Tibia und Fibula zu sehen sein, die ein «Zapfenloch» (engl. Mortice) um die Trochlea tali bilden. Auf der Seitaufnahme sollten die Malleoli einander überlagern. Die Basis des Metatarsale V sollte zu sehen sein.

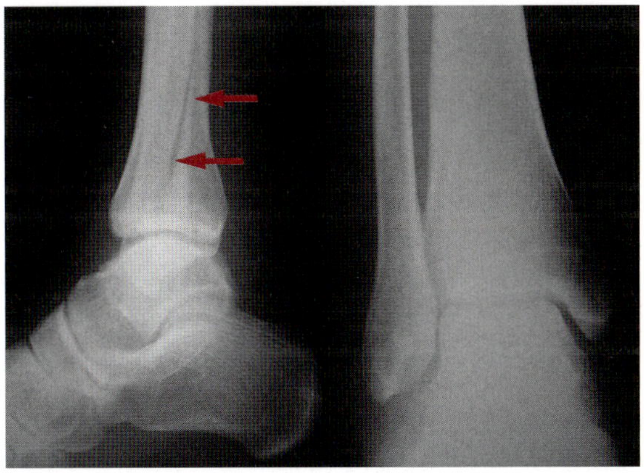

Abbildung 9-3: Diese beiden Aufnahmen machen die Bedeutung von zwei Ebenen bei Traumen deutlich. In der a.-p.-Aufnahme (rechts) gibt es keinen Hinweis auf eine Fraktur. In der Seitaufnahme (links) hingegen ist die Schrägfraktur der Tibia (Pfeile) klar zu sehen.

Befundungs-ABC (Tab. 9-2)

Alignment (Ausrichtung)

In der a.-p.-Aufnahme sollte beim Erwachsenen der Abstand zwischen der Art. tibiotalaris und der Art. fibulotalaris gleichmäßig < 4 mm sein. Auf der Seit-

Tabelle 9-2: Befundungs-ABC Knöchel

Alignment (Ausrichtung)

- Der Gelenkspalt in der Art. tibiotalaris und in der Art. talofibularis sollte an jeder Stelle gleich weit sein.

Bones (Knochen)

- Prüfen Sie die distale Fibula auf eine Abrissfraktur.
- Kontrollieren Sie den Kortikalisverlauf von Tibia und Fibula.
- Prüfen Sie den Kortikalisverlauf des Talus.

Kontrollbereiche:

- Prüfen Sie in der Seitaufnahme, ob der Fibulaschaft intakt ist.
- Prüfen Sie die Trochlea tali auf Frakturen.
- Prüfen Sie, ob der Malleolus posterior intakt ist.
- Prüfen Sie in der Seitaufnahme die Art. talonavicularis superior.
- Prüfen Sie den Proc. posterior des Kalkaneus.
- Prüfen Sie, ob der Proc. anterior des Kalkaneus intakt ist.
- Prüfen Sie, ob die Basis des Metatarsale V intakt ist.

Cartilage (Knorpel) und Gelenke

- Der Gelenkspalt sollte an jeder Stelle gleich weit sein.

Weichteile

- Eine Weichteilschwellung am Malleolus kann den Läsionsort anzeigen.
- Eine Verschiebung des Fettpolsters an der anterioren Gelenklinie kann auf der Seitaufnahme einen Erguss anzeigen, worauf sich sogleich die Suche nach einer Fraktur anschließen sollte.

aufnahme sollten sich die langen Tibia- und Fibulaachsen einander und auch die Trochlea tali überlagern.

Bones (Knochen)

Verfolgen Sie auf der a.-p.-Aufnahme die Tibia, die Fibula und den Talus, und vergessen Sie dabei nicht die Gelenkflächen. Verfolgen Sie auf der Seitaufnahme die Kortikalisränder der Sprunggelenksknochen Tibia, Fibula und Talus sowie andere Knochen auf dem Röntgenbild, besonders die Basis des Metatarsale V und den Kalkaneus. Abnormale Stufen in der Kortikalis, Aufhellungen oder sklerotische Linien sind manchmal Hinweise auf eine Fraktur. Wenn in der a.-p.-Aufnahme oder bei orientierender Betrachtung der Seitaufnahme keine Auffälligkeiten festgestellt wurden, kontrollierern Sie die sieben Stellen, an denen sich häufig subtile Anomalien befinden (Abb. 9-4).

Malleolus lateralis: Schrägfrakturen können in der a.-p.-Aufnahme normal aussehen, daher sollte man auf der Seitaufnahme darauf achten, durch die überprojizierte Tibia auch auf die Fibula zu schauen. Kleine Knochenfragmente vom anterioren Rand des Tibiaplafond können in der Seitaufnahme leicht übersehen werden. Kleine und auch größere posteriore Malleolusfrakturen können schwierig zu erkennen sein und sind typisch bei instabilen Sprunggelenksverletzungen. Abscherfrakturen der superioren Oberfläche von Talus oder Os naviculare nahe der Art. talonaviculare lassen sich manchmal allein durch Veränderung des Bildfensters oder der Vergrößerung auffinden.

Kalkaneusfrakturen sind gewöhnlich das Ergebnis eines direkten Schlags nach einem Sprung oder Sturz aus großer Höhe und können auch subtil sein. Kompressionsfrakturen des Kalkaneuskörpers können sich auf die Art. subtalaris erstrecken. Stressfrakturen des Kalkaneus treten meistens bei Läufern auf können sich als gerades sklerotisches Band zeigen.

Frakturen des Proc. anterius des Kalkaneus (Lig. bifurcatum) werden häufig übersehen. Die Fraktur kann mithilfe einer Schrägaufnahme bestätigt werden.

Eine **Fraktur der Basis des Metatarsale V** wird häufig übersehen, weil sie auf der Seitaufnahme oft nicht sichtbar ist und sich am Rand der Aufnahme befindet.

Cartilage (Knorpel) und Gelenke

Der Gelenkspalt sollte an allen Stellen der Malleolengabel auf der a.-p.- und der Seitaufnahme gleich groß sein (Abb. 9-5). Die Gelenkoberfläche sollte glatt und ohne Unterbrechung sein (Abb. 9-6). Kleine Frakturen, vor allem der Trochlea tali, können für den Patienten ernste Folgen haben, wenn sie übersehen werden (Abb. 9.-7).

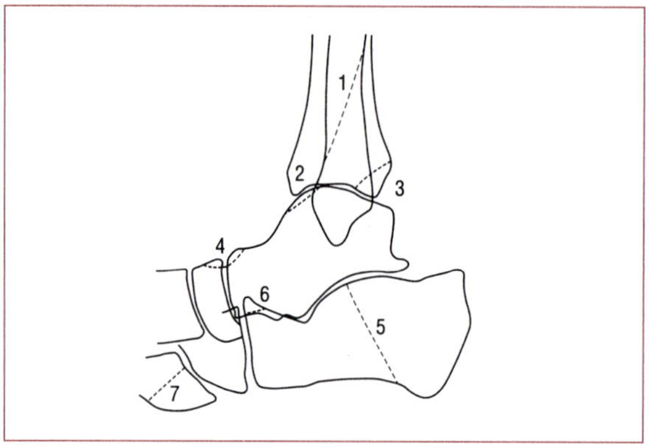

Abbildung 9-4: Prüfbereiche des Sprunggelenks in der Seitaufnahme: 1 Malleolus lateralis, 2 Tibiaplafond, 3 Malleolus posterior, 4 superiore Oberfläche des Talus und des Os naviculare, 5 Kalkaneus, 6 Proc. anterius des Kalkaneus (Lig. bifurcatum), 7 Basis des Metatarsale V.

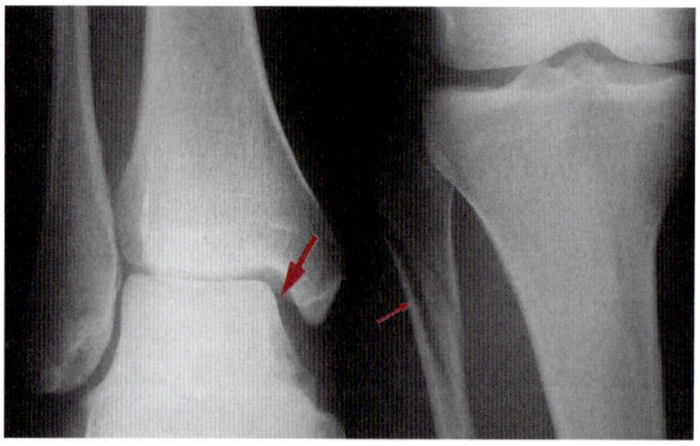

Abbildung 9-5: Verlust des einheitlichen Gelenkspalts. Die a.-p.-Aufnahme (links) zeigt eine minimale Erweiterung des medialen Gelenkspalts (Pfeile), was ein wichtiges Zeichen ist. Der assoziierte Rotationsbruch der proximalen Fibula ist auf der Seitaufnahme zu erkennen (rechts) und wird als Maisonneuve-Fraktur bezeichnet.

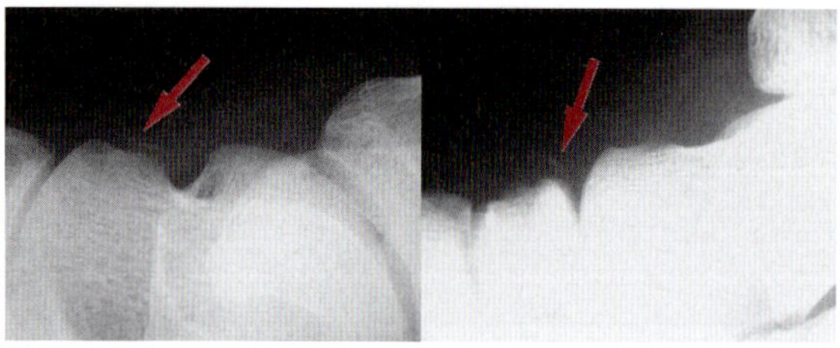

Abbildung 9-6: Fraktur der superioren Talusoberfläche (Pfeil; links) und Fraktur der superioren Navikulareoberfläche (Pfeil; rechts, nur vor einer sehr hellen Lampe sichtbar).

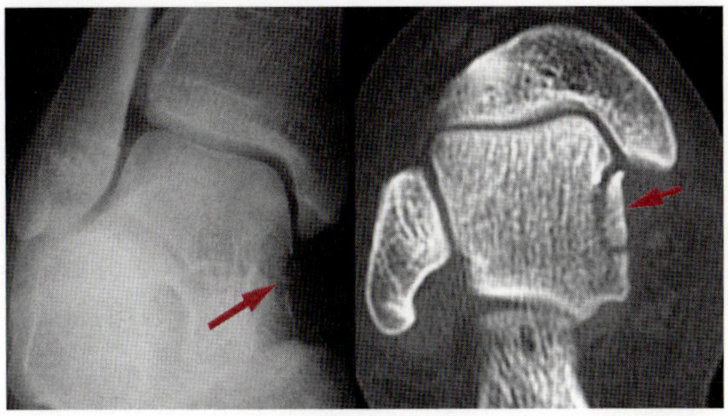

Abbildung 9-7: Kleine Frakturen der Trochlea tali und des Talus können schwer zu diagnostizieren sein (Pfeil; links), doch Frakturen des medialen Talusanteils sind auf der CT leicht zu erkennen (Pfeil; rechts).

Weichteile

Auf der Seitaufnahme sieht man, dass die Kapsel des Sprunggelenks nach anterior dehnbar ist. Bei einem Erguss hebt sie sich als tränenförmige Verdichtung ab. Dieses nützliche Zeichen sollte eine sorgfältige neuerliche Begutachtung der Röntgenaufnahme im Hinblick auf mögliche okkulte Frakturen nach sich ziehen. Auf der a.-p.-Aufnahme kann eine Schwellung um den Malleolus den Verletzungsort anzeigen.

Verletzungsmechanismen

Sprunggelenksverletzungen sind das Ergebnis einer Kombination aus übertriebenen normalen Bewegungen (Tab. 9-3), die durch eine zusätzliche Drehbewegung kompliziert werden können. Die Art der Verletzung bestimmt die Kombination von knöchernen und ligamentären Schädigungen. So ist z. B. die Supination eine komplexe Bewegung, die aus Inversion und leichter Plantarflexion besteht, die Pronation ist eine Kombination aus Eversion und Dorsalflexion. Somit können diese Verletzungen auch die Art. subtalaris betreffen. Kompressionsverletzungen (axiale Belastung) entstehen durch das direkte Landen auf der Ferse oder auf dem Fuß. Solche Verletzungen sind oft berechenbar und werden von Kalkaneus- und Talusfrakturen begleitet.

Tabelle 9-3: Normale Knöchelbewegungen

- Dorsalflexion oder Plantarflexion: Sprunggelenk
- Inversion oder Eversion: Art. subtalaris

Sprunggelenksdistorsionen (Tab. 9-4)

Zu einer Distorsion kommt es gewöhnlich nach einem Supinations- oder Inversionstrauma. In aller Regel wird dabei das Lig. talofibulare anterius geschädigt. Röntgenaufnahmen sind dabei normalerweise nicht hilfreich. Mit der Sonographie oder der MRT können in bestimmten Fällen die Ligamente noch weiter untersucht werden. Klinisch können schwere ligamentäre Verletzungen wie eine Fraktur aussehen. Eventuell ist ein Verlust des Alignments im konventionellen Röntgenbild zu erkennen.

Sprunggelenksfrakturen

Sprunggelenksfrakturen weisen je nach Verletzungsmechanismus bestimmte Muster auf. Dies hilft bei der Planung einer chirurgischen Behandlung. Die Weber-Klassifikation der Sprunggelenksfrakturen (Tab. 9-5, Abb. 9-8 bis 9-11) basiert auf der Position der Fibulafraktur im Verhältnis zur Art. tibiofibulare anterius.

Tabelle 9-4: West-Point-Klassifizierung der Sprunggelenksdistorsion

Kriterium	Grad 1	Grad 2	Grad 3
Lokalisation der Schmerzen	Lig. talofibulare anterius	Lig. talofibulare anterius und Lig. calcaneofibulare	Lig. talofibulare anterius und Lig. calcaneofibulare und Lig. talofibulare posterius
Ödem oder Hämatom	leicht lokal	mäßig lokal	substanziell und diffus
Belastung	voll oder teilweise	schwierig ohne Gehhilfen	ohne Schmerzen unmöglich
Bandverletzung	Dehnung	partielle Ruptur	komplette Ruptur
Instabilität	keine	keine oder leichte	ja

Tabelle 9-5: Weber-Einteilung der Sprunggelenksfrakturen

Typ	Subtyp	Mechanismus	Syndesmose	Röntgenbefunde
A	1	Supination-Adduktion	intakt	horizontale Fibulafraktur unterhalb des Sprunggelenks mit assoziierter Schrägfraktur des Malleolus lateralis
	2			intakte Fibula bei Ruptur des Lig. collaterale laterale und Fraktur des Malleolus medialis
B	1	Supination-Außenrotation	intakt	Rotationsbruch der Fibula und horizontaler Abriss des Malleolus medialis und Ruptur des Lig. talofibulare anterius und posterius
	2			Rotationsbruch der Fibula und Ruptur des Lig. deltoideum
C	1	Pronation-Abduktion	verletzt	Fibulafraktur oberhalb des Sprunggelenks mit Ruptur des Lig. talofibulare anterius und posterius und der Membrana interossea sowie Abriss des Malleolus medialis
	2	Pronation-Außenrotation	verletzt	Fibulafraktur oberhalb des Sprunggelenks mit Ruptur des Lig. talofibulare anterius und posterius, der Membrana interossea und des Lig. deltoideum

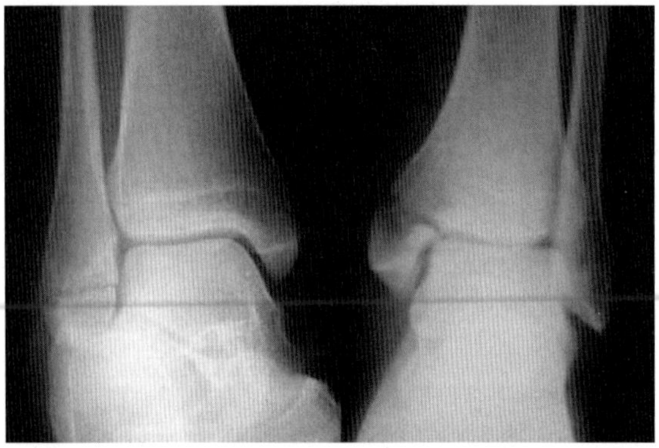

Abbildung 9-8: Weber AI: Fraktur des Malleolus lateralis (links); Weber A2: Fraktur des Malleolus lateralis (rechts).

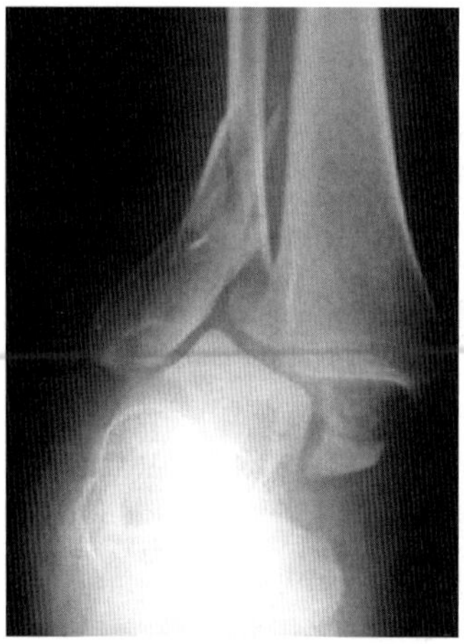

Abbildung 9-9: Weber Cl: Fibulafraktur oberhalb des Sprunggelenks Abriss des Malleolus medialis und Ruptur des Lig. talofibulare anterius und posterius. Beachten Sie auch die tibiotalare Dislokation.

Die Subtypen der Klassifizierung beziehen sich auf die röntgenologischen Merkmale sowie auf den Verletzungsmechanismus und die erforderliche Behandlung. Die Klassifikation hilft auch bei der Identifizierung von Verletzungen, die am wahrscheinlichsten die Syndesmose betreffen und somit zur Instabilität des Sprunggelenks führen. Diese Verletzungen erfordern mit einer höheren Wahrscheinlichkeit eine operative Behandlung.

Maisonneuve-Fraktur

Dabei handelt es sich um eine Variante der Weber-C2-Fraktur in Pronation-Außenrotation. Auf der a.-p.-Aufnahme sieht man eine Fraktur des Malleolus medialis, doch befindet sich die Fibulafraktur am proximalen Ende (Abb. 9-12). Ohne eine sorgfältige Untersuchung der proximalen Fibula bei Patienten mit Frakturen des Malleolus medialis wird diese Verletzung übersehen. Wenn der Verdacht auf eine Maisonneuve-Fraktur besteht, sollte ein Röntgenbild über die gesamte Länge von Tibia und Fibula angefodert werden.

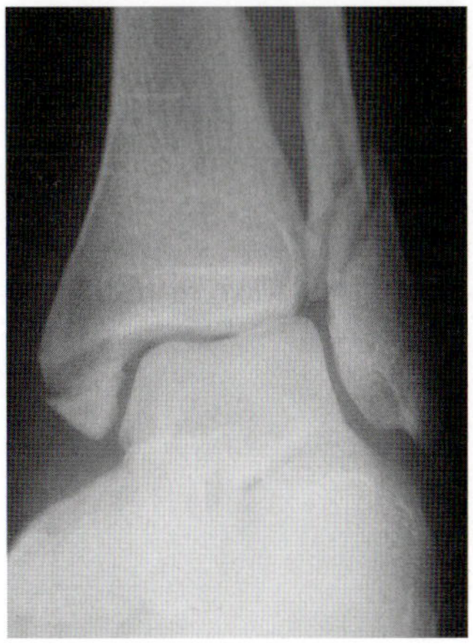

Abbildung 9-10: Weber Bl: Rotationsbruch der Fibula und horizontaler Fraktur des Malleolus medialis.

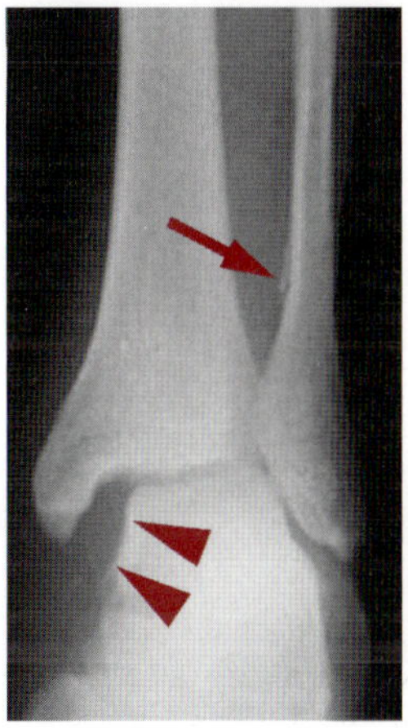

Abbildung 9-11: Weber C2: Rotationsbruch der Fibula (Pfeil) oberhalb des Sprunggelenks mit Ruptur des Lig. deltoideum (Pfeilspitzen).

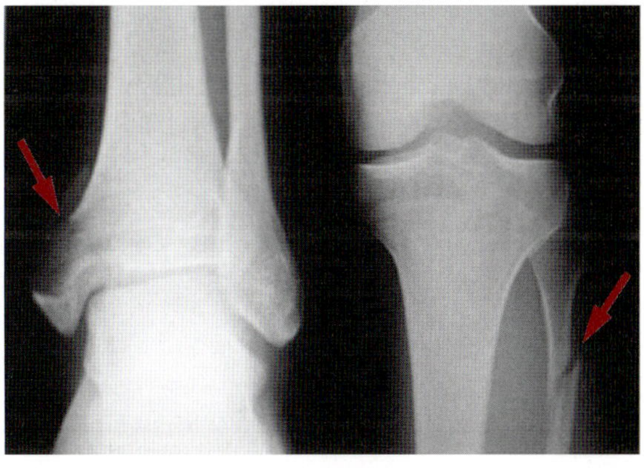

Abbildung 9-12: Maisonneuve-Fraktur: des Malleolus medialis (Pfeil; links) und proximale Fibulafraktur (rechts).

Trimalleoläre Knöchelfraktur

Diese Fraktur wird durch starke Abduktions- oder Außenrotationskräfte verursacht. Die Fraktur betrifft alle drei Malleoli: medial, lateral und posterior (Abb. 9-13). Die Fraktur ist oft mit einer Sprunggelenksinstabilität verbunden und macht eine chirurgische Fixierung erforderlich, besonders wenn mehr als ein Drittel der Tibiagelenkfläche betroffen ist.

Pilon-Fraktur

Pylon ist ein architektonischer Begriff für einen steinernen Torbogen, und an einen solchen erinnert die Malleolengabel. Die Pilon-Frakturen entstehen nach einer axialen Kompressionsverletzung. Der Talus wird mit soviel Kraft nach oben in die Malleolengabel getrieben, dass es zu einer Stauchung des Tibiaplafonds und zur Fraktur der distalen Tibia oberhalb des Sprunggelenks kommt (Abb. 9-14). Zur Beurteilung

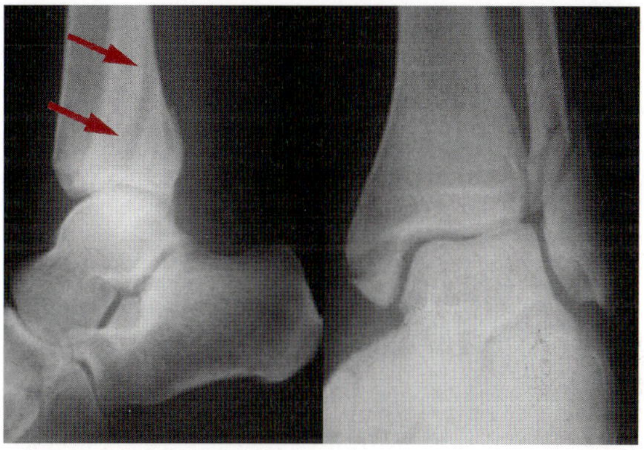

Abbildung 9-13: Seitaufnahme einer posterioren Malleolusfraktur (Pfeile; links) und a.-p.-Aufnahme einer medialen und lateralen Malleolusfraktur.

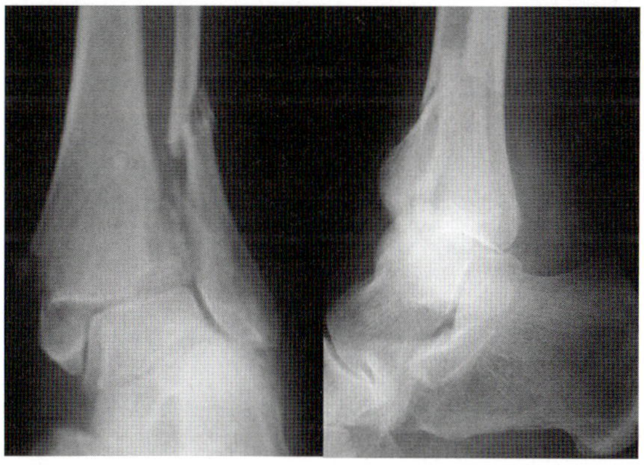

Abbildung 9-14: A.-p.- und Seitaufnahme einer Pilon-Fraktur.

des Einstauchungsgrades und des Verhältnisses der Fragmente zur Gelenkoberfläche wird oft die CT verwendet. Eine operative Behandlung ist bei diesen Patienten praktisch unvermeidlich.

Knöcheldislokation

Zu einer Knöcheldislokation kommt es als Folge einer erheblichen Krafteinwirkung auf das Gelenk, die zu einem Verlust der Appositionsstellung der beiden Gelenkoberflächen führt. Das häufigste Verletzungsmuster ist die posteriore Dislokation, bei der der Talus im Verhältnis zur Tibia nach posterior getrieben wird (Abb. 9-15). Gleichzeitig kommt es zur Ruptur der Syndesmosis tibiofibularis oder zur Fraktur des Malleolus lateralis. Eine laterale Dislokation tritt bei Malleolusfrakturen auf. Wie bei jeder Dislokation stehen die neurovaskulären Verletzungen im Vordergrund. Wenn die Reponierung zu spät erfolgt, kann es zu einer avaskulären Talusnekrose kommen.

Frakturen mit Einbeziehung der Epiphysenfuge

Tillaux-Fraktur: Diese Fraktur zeichnet sich durch einen Abriss des distalen Tibiaendes nach medial aus. Bei Kindern spricht man von einer juvenilen Tillaux-Fraktur und meint eine Salter-Harris-III-Fraktur. Der Verletzungsmechanismus ist die Abduktion mit Außenrotation, und man geht davon aus, dass die Fraktur das Ergebnis einer Ruptur des Lig. tibiofibulare anterius inferius ist. Die Ausdehnung der Fraktur lässt sich auf der CT genau bestimmen (Abb. 9-16).

Triplane-Fraktur: Diese komplexe Fraktur tritt bei Kindern auf. Wie der Name sagt, verläuft die Fraktur in der Frontal- und in der Sagittalebene, wobei sie in der axialen Ebene durch die distale Epiphyse verläuft. Diese Frakturen können subtil sein, doch sollte der Verdacht aufkommen, wenn in der a.-p.-Aufnahme eine vertikale Eppiphysenfraktur zu sehen ist. Bei sorgfältiger Untersuchung der Seitaufnahme ist die diaphysale Komponente oft sichtbar, doch ist sie leider oft auch normal. Zur OP-Planung ist eine CT unverzichtbar.

Talusfraktur

Osteochondrale Talusfrakturen (Abb. 9-17) entstehen durch einen Schlag der Trochlea tali gegen den Tibiaplafond. Bei Instabilität kann es zu einem freien Körper innerhalb des Gelenks kommen.

Talushalsfrakturen (Abb. 9-18) sind wegen der Gefahr einer ischämischen Talusnekrose von Bedeutung. Der Grad der Frakturdislokation spiegelt die Wahr-

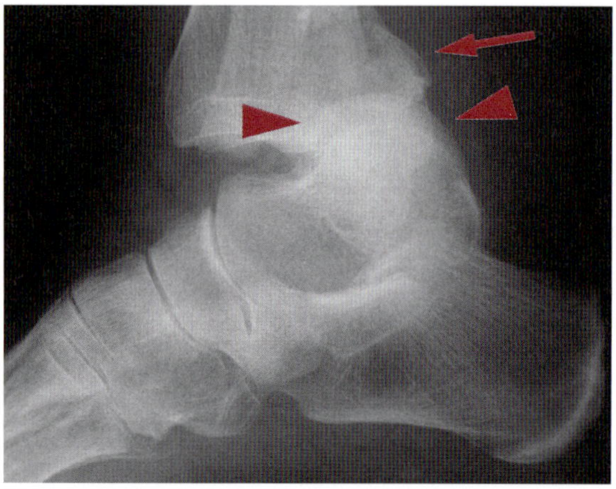

Abbildung 9-15: Knöcheldislokation: stark dislozierte posteriore Malleolusfraktur (Pfeil) mit posteriore Talusdislokation (Pfeilspitzen).

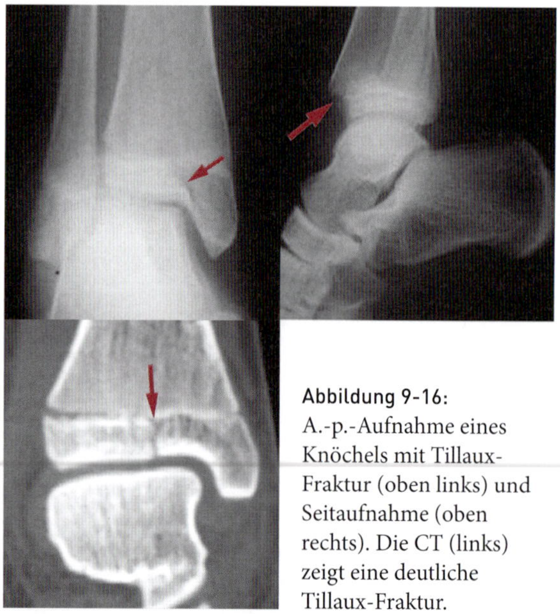

Abbildung 9-16: A.-p.-Aufnahme eines Knöchels mit Tillaux-Fraktur (oben links) und Seitaufnahme (oben rechts). Die CT (links) zeigt eine deutliche Tillaux-Fraktur.

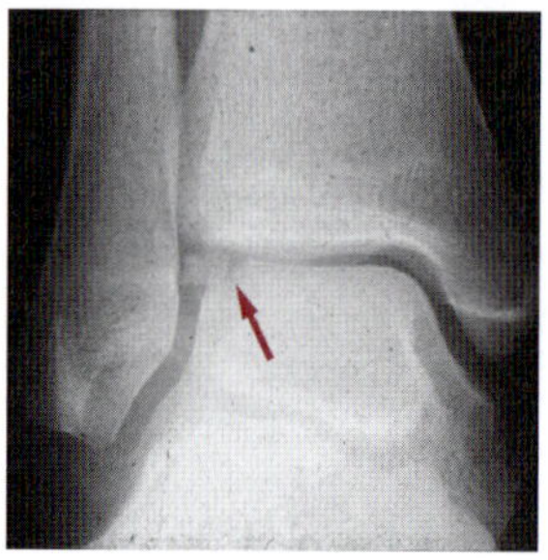

Abbildung 9-17: A.-p.-Aufnahme eines Knöchels mit osteochondraler Fraktur der Trochlea tali.

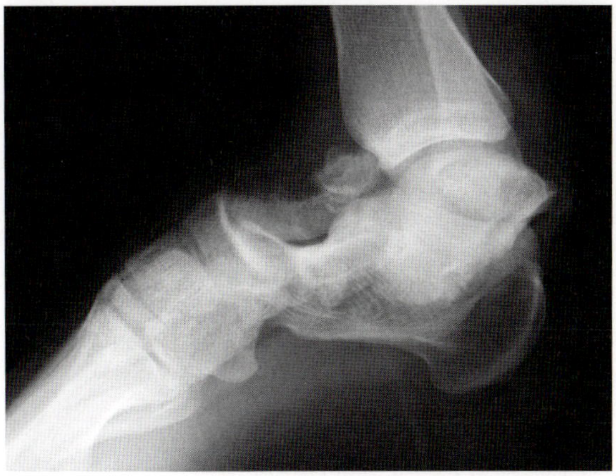

Abbildung 9-18: Dislozierte Talushalsfraktur (Fallschirmspringer-Talus) mit Zerstörung der Art. talonavicularis und der Art. subtalaris (Hawkins IV).

Tabelle 9-6: Hawkins-Klassifikation der Talushalsfrakturen

- I – nicht dislozierte Fraktur (0 bis 10 % Risiko)
- II – gering dislozierte Fraktur (etwa 42 % Risiko)
- III – stark dislozierte Fraktur mit Zerstörung der Art. subtalaris und der Art. tibiotalaris (> 70 % Risiko)
- IV – dislozierte Fraktur mit Zerstörung der Art. talonavicularis (sehr hohes Risiko)

scheinlichkeit dieser schweren Komplikation wider. Am gebräuchlichsten ist die Hawkins-Klassifikation, bei der die Frakturdislokation in Relation zu der Gefahr einer ischämischen Nekrose gesetzt wird (Tab. 9-6).

Vermeidbare Fehler

Akzessorische Knöchelchen können wie eine Fraktur aussehen. Diese Entwicklungsanomalien werden oft für Abrissfrakturen gehalten. Sie sind ungewöhnlich gerundet und weisen eine deutliche Kortikalis auf, während Abrissfrakturen einen scharfen Rand aufweisen, keine gute Kortikalis zeigen und wie ein Puzzleteil in den benachbarten Knochen passen.

Zusammenfassung:

- Die Bildgebung hängt von den klinischen Befunden und dem Verletzungsmechanismus ab.
- Knöchel- und Fußverletzungen können gleichzeitig auftreten. Subtile Verletzungen sind auf den Seitaufnahmen zu diagnostizieren.
- Verwenden Sie die systematischen Befundungs-ABCs.
- Erhebliche Weichteilverletzungen können in der konventionellen Röntgenaufnahme sichtbar sein.

10 Fuß

Peter Renton, Muaaze Ahmad und Otto Chan

Bei Verletzungen des Fußes werden oft Röntgenaufnahmen von Knöchel und Fuß angefordert. Klinisch sollte eine Unterscheidung darüber möglich sein, welche Region betroffen ist, sodass Aufnahmen beider Bereiche nur selten nötig sind. Jedoch stellen sich Fußverletzungen oft wie Knöchelverletzungen dar. Der Patient kann sich häufig nicht an den exakten Unfallablauf erinnern, außer bei einer Torsionsverletzung von Knöchel und Fuß. Die Anamnese kann zeigen, welche Verletzungen zu erwarten sind. Fußverletzungen können auf verschieden Weisen entstehen (Tab. 10-1).

Anatomie

Der Fuß ist eine komplexe Struktur von miteinander verwobenen Knochen, die für Belastungen und Bewegungen geschaffen sind. Er lässt sich unterteilen in den Vorfuß, den Mittelfuß und den Rückfuß (Abb. 10-1). Die Gelenke sind komplex, doch die Gelenkflächen stehen parallel und die Gelenkspalten sind ebenmäßig und symmetrisch. ein Verlust dieser Parallelitäten und eine Veränderung der Gelenkspaltweiten ist immer abnormal.

Tabelle 10-1: Verletzungsmechanismen

- auf den Fuß fallende Objekte: Vorfußverletzung
- getretene Objekte: Großzehenverletzung
- barfuß gegen Objekte stoßen: Kleinzehfrakturen und Dislokationen
- fallen und landen aus großer Höhe: Kalkaneusfrakturen
- Knöcheltorsion: Abrissfraktur der Basis des Metatarsale V
- Überanstrengung: Stressfraktur

Normvarianten

Auf konventionellen Röntgenaufnahmen können durch Sesambeine, verschmolzene oder teilweise verschmolzene Knochen oder akzessorische Ossifikationszentren Abweichungen von der normalen Anatomie sichtbar sein. Obwohl es sich dabei um Normvarianten handelt, kann es sich dennoch um Pathologien handeln. Häufig vorkommende Knöchelchen (Abb. 10-2) sind das Os tibiale externum (medial des Os naviculare), das Os trigonum (posterior des Talus) und das Os peronaeum (neben dem Os cuboideum). Akzessorische Knöchelchen werden also

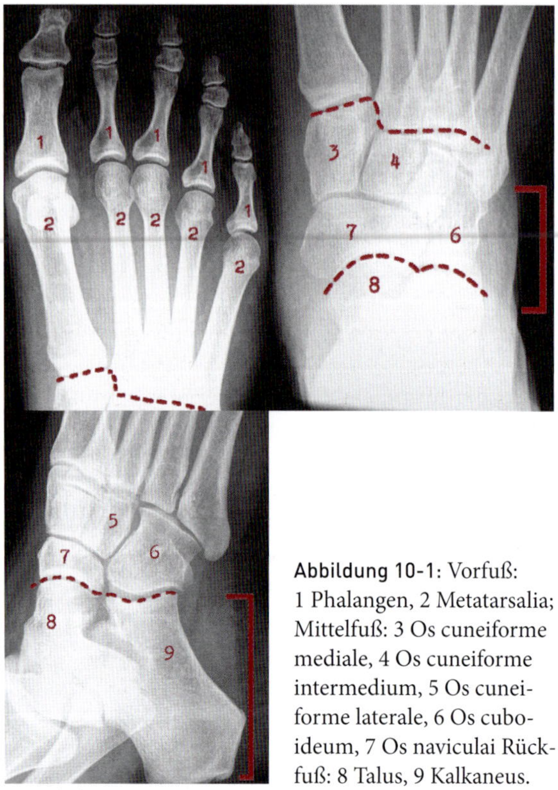

Abbildung 10-1: Vorfuß: 1 Phalangen, 2 Metatarsalia; Mittelfuß: 3 Os cuneiforme mediale, 4 Os cuneiforme intermedium, 5 Os cuneiforme laterale, 6 Os cuboideum, 7 Os niculai Rückfuß: 8 Talus, 9 Kalkaneus.

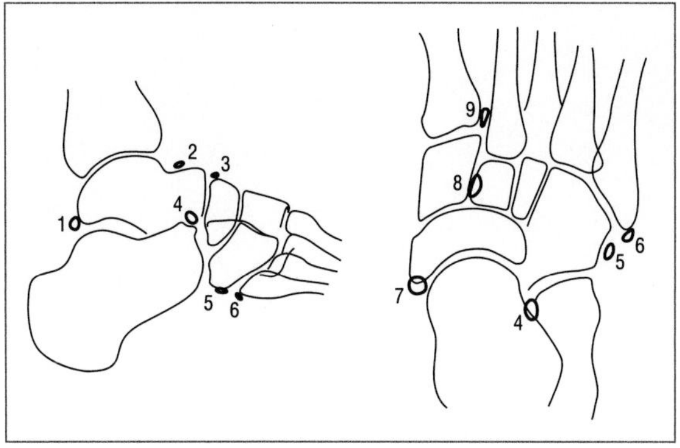

Abbildung 10-2: Häufige akzessorische Knöchelchen: 1 Os trigonum, 2 Os supratalare, 3 Os supranaviculare, 4 Os calcaneum secundarius, 5 Os peronaeum, 6 Os vesalaneum, 7 Os tibiale externum, 8 Os intercuneiforme, 9 Os intermetatarseum.

häufig unterhalb der Malleoli angetroffen. Sekundäre Ossifikationszentren können überall auftreten, sind aber besonders häufig in den Füßen. Es gibt zwei Sesambeine an der Großzehe. Keine dieser Normvarianten darf mit einer Fraktur verwechselt werden.

Befundungs-ABC (Tab. 10-2)

Adequacy (Angemessenheit)

Nicht alle Knochen und Gelenke kommen in einer Ebene klar heraus, sodass mehrere Ebenen erforderlich sind (Tab. 10-3). Manche Verletzungen sind im konventionellen Röntgenbild kaum sichtbar, und es werden andere bildgebende Verfahren wie etwa die CT erforderlich (Tab. 10-4).

Alignment (Ausrichtung)

Auf konventionellen Seitaufnahmen befinden sich die superioren Oberflächen von Talus, Os naviculare, Os cuneiforme intermedium und dem Metatarsale I auf einer geraden Linie. Der Böhler-Winkel liegt zwischen der Ebene der posterosuperioren und der anterosuperioren Kalkaneusoberfläche und beträgt am normalen Fuß 28 bis 40° (Abb. 10-3). Eine Abflachung des Winkels unter 28° ist die Folge einer Kalkaneuskompression (Abb. 10-4).

Die Art. tarsi transversa (Chopart-Gelenklinie) trennt Talus und Kalkaneus vom Os naviculare und vom Os cuboideum. Diese gewundene Gelenklinie erinnert an eine Welle (lat. cyma). Eine intakte Cyma-Linie spricht für die Integrität der Mediotarsalgelenke.

Unterhalb des Talus liegen die Art. subtalaris posterior, der Sinus tarsi und die Art. subtalaris medialis.

Tabelle 10-2: Befundungs-ABC Fuß

Alignment (Ausrichtung)

- Prüfen Sie, ob die Art. talonavicularis intakt ist, um eine reine Talusdislokation auszuschließen.
- Prüfen Sie, ob die Cyma-Linie intakt ist, um eine mediotarsale Dislokation auszuschließen.
- Prüfen Sie ganz genau die Linien 1–3, um eine Lisfranc-Frakturdislokation auszuschließen.

Bones (Knochen)

- Kontrollieren Sie den Kortikalisverlauf der Trochlea tali, um eine osteochondrale Fraktur auszuschließen.
- Eine Kalkaneusfraktur kann sehr subtil sein. Achten Sie auf eine Unterbrechung in der Trabekelstruktur und auf feine sklerotische und Aufhellungslinien.
- Prüfen Sie in der Seitaufnahme des Knöchels, ob eine Abrissfraktur der superioren Oberfläche des Os naviculare vorliegt.
- Frakturen des Os cuboideum und der Ossa cuneiformis sind ungewöhnlich.
- Verwechseln Sie am Metatarsale V nicht die Apophyse mit einer Fraktur.
- Prüfen Sie alle Phalangen an einem sehr hellen Leuchtkasten auf Quetschungsverletzungen.

Cartilage (Knorpel) und Gelenke

- Achten Sie auf einen erweiterten Gelenkspalt. Eine unterbrochene Cyma-Linie spricht für eine mediotarsale Dislokation.
- Eine Unterbrechung der Linien 1–3 zeigt eine Lisfranc-Frakturdislokation an.
- Prüfen Sie die Cyma-Zeichen und das Lisfranc-Gelenk.

Weichteile

- Eine Weichteilschwellung zeigt den Läsionsort an.

Sie sind zwar auf Seit-, Schräg- und Axialaufnahmen zu sehen, lassen sich jedoch am besten in der CT und MRT darstellen. Auf den Seit- und a.-p.-Aufnahmen ist die Cyma-Linie auch an der Art. mediotarsalis zu sehen.

Der Mittelfuß artikuliert mit dem Vorfuß. Die Art. tarsometatarsalis muss gründlich evaluiert werden, da

Tabelle 10-3: Röntgenologische Projektionen des Fußes

Läsionsort	Projektion
Rückfuß	Seitaufnahme
	Schrägaufnahme
	Axialaufnahme (Harris-Aufnahme)
Vorfuß und Mittelfuß	a.-p.-Aufnahme
	Schrägaufnahme
	Seitaufnahme
Phalangen	a.-p.-Aufnahme
	Schrägaufnahme
	angehobene laterale Aufnahme der Zehe

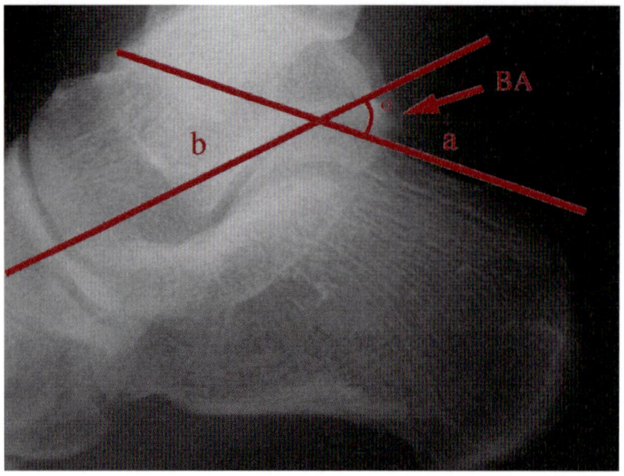

Abbildung 10-3: Der Böhler-Winkel (BA) liegt zwischen der Ebene der posterosuperioren (a) und der anterosuperioren (b) Kalkaneusoberfläche und beträgt am normalen Fuß 28 bis 40°.

Tabelle 10-4: Weitere bildgebende Verfahren

Verfahren	Einsatz
Sonographie	• zur Beurteilung von Weichteilen, Muskeln, Sehnen und Bändern • Ergüsse und andere Flüssigkeitsansammlungen können sichtbar gemacht und aspiriert werden • stark vom Untersucher abhängig
CT	• axiale Schichten mit multiplanarer Rekonstruktion • hilfreich bei Knochen, Verstärkungslinien und Frakturen
MRT	• sehr sensitiv und spezifisch • deckt Pathologien von Knochen, Gelenken und Weichteilen auf • multiplanare Bildgebung, gewöhnlich axial, sagittal und koronal
Knochenszintigraphie	• Zunahme der Isotopenaufnahme in Knochen ist ein unspezifischer, hochsensitiver Indikator für Krankheiten

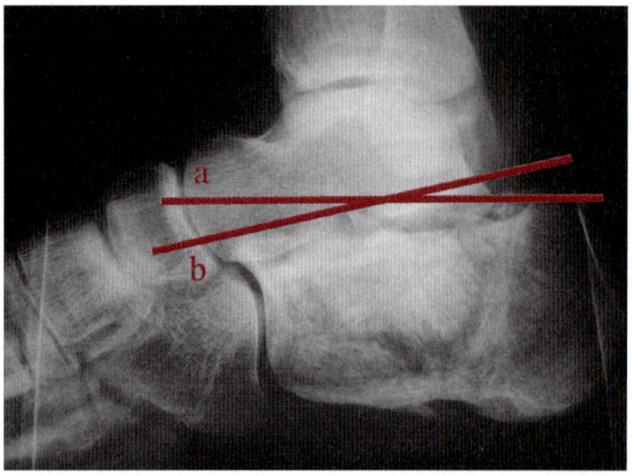

Abbildung 10-4: Zerstörter Böhler-Winkel als Ergebnis einer eingestauchten Kalkaneusfraktur.

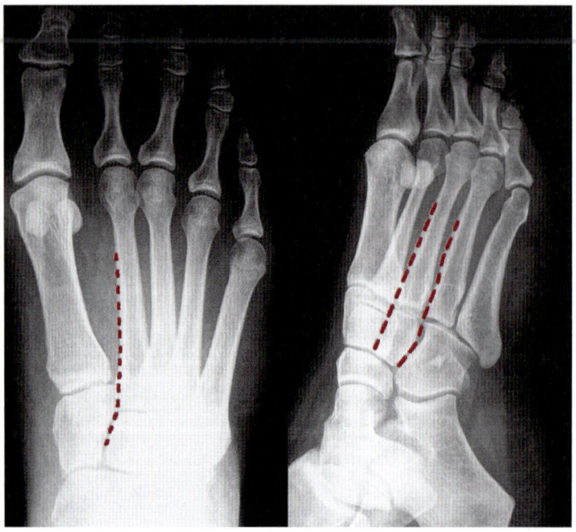

Abbildung 10-5: A.-p.- und Schrägaufnahme des Fußes mit 1. Linie (links), 2. und 3. Linie (rechts).

Subluxationen und Dislokationen in dieser Region unter Umständen subtil und leicht zu übersehen sind, was schwere Folgen haben kann (Abb. 10-5):

- 1. Linie: In der a.-p.-Aufnahme des Fußes sollte der mediale Anteil des Metatarsale II eine Linie mit

dem medialen Aspekt des Os cuneiforme intermedium bilden.
- 2. Linie: Auf der Schrägaufnahme des Fußes sollte der mediale Aspekt des Metatarsale III eine Linie mit dem medialen Anteil des Os cuneiforme laterale bilden.
- 3. Linie: Ebenfalls auf der Schrägaufnahme sollte der mediale Anteil des Metatarsale IV eine Linie mit dem medialen Anteil des Os cuboideum bilden.

Die Erscheinung und Ausrichtung der Zehen variiert, und jeder röntgenologische Verdacht sollte mit den klinischen Befunden verglichen werden.

Bones (Knochen)

Verfolgen Sie systematisch sämtliche Knochenränder, besonders die Kortikalis der verletzten Knochen. Dazu müssen die korrekten Ebenen vorliegen. Prüfen Sie besonders den Proc. anterius des Kalkaneus, der häufig bei Inversionstraumen des Knöchels durch das Lig. Bifurcatum abreißt. Das Ligament hat zwei Schenkel, von denen einer am Os naviculare und einer am Os cuboideum ansetzt.

Cartilage (Knorpel) und Gelenke

Am Fuß können Subluxationen und Dislokationen im konventionellen Röntgenbild sehr subtil sein, und es ist wichtig, sie nicht zu übersehen.

Weichteile

Im konventionellen Röntgenbild sollten zuerst die Weichteile inspiziert werden. Das Fehlen einer Weichteilschwellung schließt gewöhnlich zugrunde liegende Pathologien aus. Umgedreht kann eine Weichteilschwellung eine lokale Pathologie anzeigen. Die Achillessehne, die Fascia plantaris und die Gelenkkapsel können auch auf der konventionellen Aufnahme sichtbar sein, weil sie von dem dichteren, benachbarten Fett umgeben sind.

Fußverletzungen

Kalkaneusverletzungen

Bei Erwachsenen resultieren Kalkaneusverletzungen (Tab. 10-5, Abb. 10-6 und 10-7) gewöhnlich aus Stürzen aus großer Höhe und sind mit Kompressionsfrakturen der Lendenwirbel verbunden. In diesen Fällen sollte die Indikation für Aufnahmen von Wirbelsäule, Becken und der gesamten Extremität sowie des kontralateralen Kalkaneus großzügig gestellt werden.

Tabelle 10-5: Kalkaneusfraktur

Kalkaneuskörper und Subtalargelenk
Extraartikulär:
• Processus anterius
• Tuber calcanei
• posteriorer Anteil (Kalkaneussporn)
Kalkaneus (60 % der Fußfrakturen)

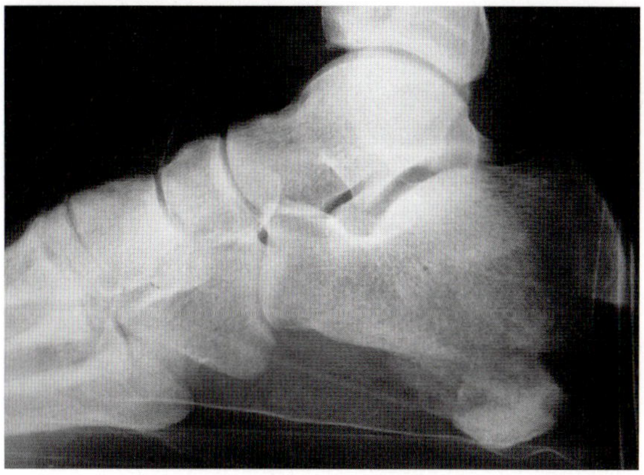

Abbildung 10-6: Seitaufnahme des Fußes mit Kompressionsfraktur des Kalkaneus.

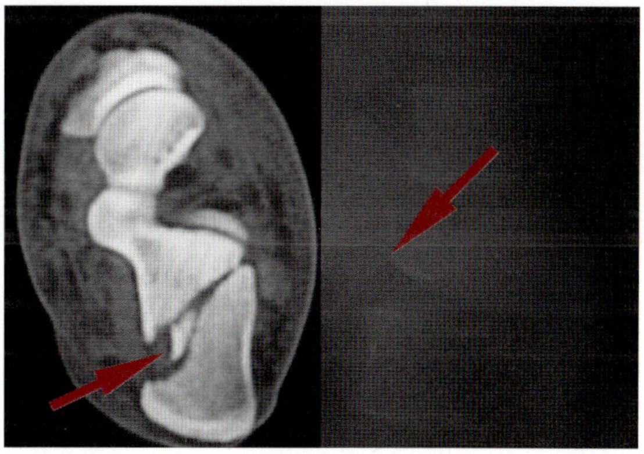

Abbildung 10-7: Axiale CT des Kalkaneus mit Trümmerbruch (Pfeil; links) und a.-p.-Aufnahme der assoziierten LWS mit Berstungsbruch (rechts).

Bei 75 % der Kalkaneusverletzungen Erwachsener sind der Hauptteil des Kalkaneuskörpers und der Subtalargelenke betroffen. Bei etwa der Hälfte kommt es zu ernsten Verschiebungen. Bei Kindern sind die meisten Kalkaneusverletzungen peripher oder extraartikulär.

Frakturen des Kalkaneuskörpers sind häufig eingestaucht und umfassen die sustentakulotalaren Gelen-

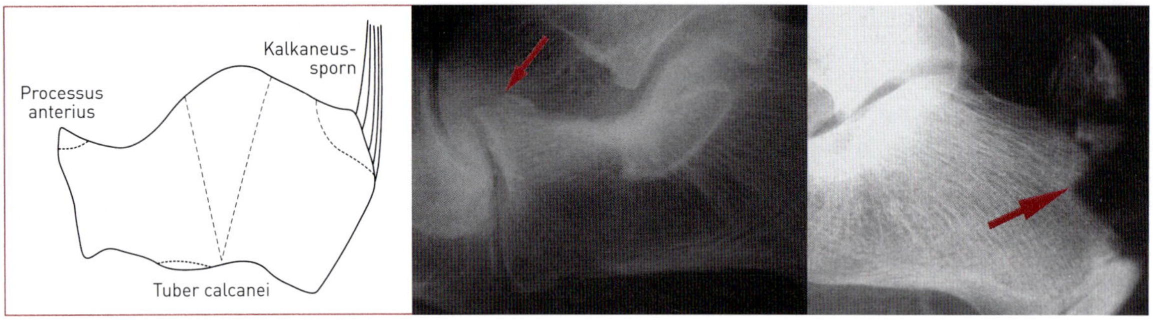

Abbildung 10-8: Extraartikuläre Kalkaneusfrakturlinien (links), Fraktur des Proc. anterius (Pfeil; Mitte) und Spornfraktur (Pfeil; rechts).

ke und das Sustentaculum tali. CT-Aufnahmen mit multiplanarer und dreidimensionaler Rekonstruktion sollten immer angefordert werden, um das tatsächliche Ausmaß der Verletzung abzuschätzen und den chirurgischen Eingriff zu planen. Die CT zeigt die Richtung der Frakturlinien und eine Beteiligung der subtalaren Gelenkflächen. Eine vertikale Kompression führt zu einer lateralen und medialen Verlagerung der Frakturstücke. Auch kann eine Verschiebung des Sustentaculum tali zu sehen sein.

Eine Fraktur der Subtalargelenke kann zur artikulären Inkongruenz mit nachfolgender Osteoarthritis führen. Eine Kompression der superioren Kalkaneusoberfläche führt zur Verkleinerung des Böhler-Winkels.

Bei Erwachsenen sind 25 % der Kalkaneusfrakturen extraartikulär und umfassen den Proc. anterius, das Tuber calcanei oder den posterioren Anteil des Knochens (Kalkaneussporn, Abb. 10-8). Die Spornfraktur zeigt eine Elevation der posterosuperioren Kalkaneusoberfläche. Die Achillessehne kann zum Abreißen des Knochens an der Insertion führen.

Bei Kindern kommt es zu Apophysenfrakturen, doch kann die Apophyse vor der Verschmelzung fragmentiert oder sklerotisch aussehen. Ein Trauma wird mit lokaler Weichteilschwellung und Schmerzen verbunden sein.

Stressfrakturen von Kalkaneus und Fuß

Solche Frakturen erscheinen als sklerotische Linien (Abb. 10-9) und können im konventionellen Röntgenbild subtil oder gar nicht zu erkennen sein. Sie sind relativ häufig und können bei Kindern und Soldaten (bei gesunden Knochen) sowie bei älteren Personen mit osteoporotischen Knochen vorkommen (bei älteren Frauen auch nach minimaler Belastung). Die Patienten klagen über Schmerzen und Empfindlichkeit im Fuß, die bei Belastung zu- und in Ruhe abnehmen. Wenn der Verdacht auf eine solche Verletzung besteht, das konventionelle Röntgenbild jedoch unauffällig ist, sollten eine MRT oder eine Knochenszintigraphie angefordert werden.

Talusfrakturen

Talusfrakturen (Abb. 10-10) sind per se ungewöhnlich und kommen vorwiegend bei Erwachsenen vor. Meistens handelt es sich um Abrissfrakturen (50 %) und um Talushalsfrakturen (30 %).

Talushalsfrakturen (Fallschirmspringer-Talus) sind die Folge eines Beschleunigungsschlags und können zur avaskulären Nekrose des Taluskörpers führen. Im konventionellen Röntgenbild und in der CT zeigen sich entsprechende Veränderungen nach 6 bis 8 Wo-

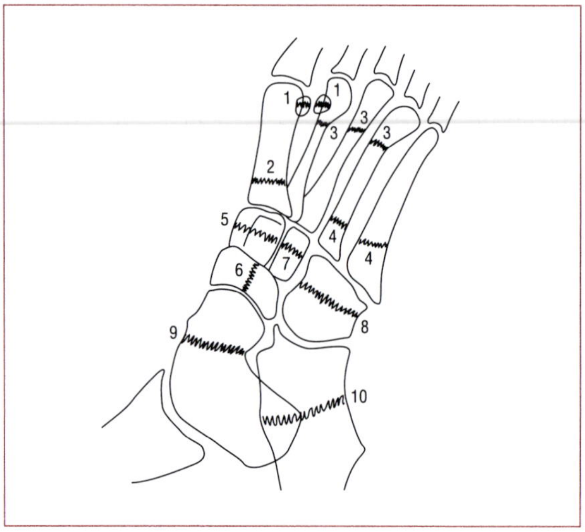

Abbildung 10-9: Stressfrakturen von Kalkaneus und Fuß: 1 Sesambein, Metatarsale I, 3 Hals der Metatarsalia II–IV, 4 Basis der Metatarsalia IV und V, 5 Os cuneiforme mediale, 6 Os naviculare, 7 Os cuneiforme laterale, 8 Os cuboideum, 9 Talus, 10 Kalkaneus.

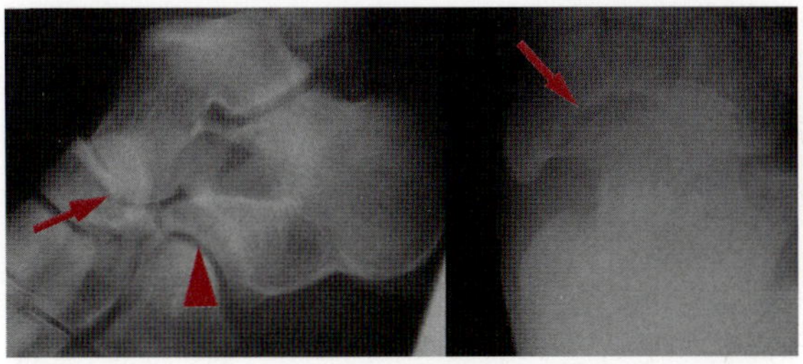

Abbildung 10-10: Fraktur von Taluskopf und -hals mit Dislokation der Art. talonavicularis (Pfeil). Beachten Sie die assoziierte Fraktur des Processus anterius am Kalkaneus (Pfeilspitze).

chen. Die Trochlea tali erscheint abgeflacht und sklerotisch. Eine langfristige Verlaufskontrolle ist indiziert, da sich die Veränderungen bei einer avaskulären Nekrose erst mit deutlicher Verzögerung einstellen können. Die MRT ist wesentlich sensitiver im Hinblick auf das Erfassen solcher Frakturen und von Knochenmarködemen. Auch Talushalsfrakturen führen zu einer verzögerten oder zum Ausbleiben der Verschmelzung und zu einer sekundären Osteoarthritis.

Talare und subtalare Dislokationen

Die meisten dieser Dislokationen sind mit einer Talusfraktur verbunden. Die ohne Fraktur müssen zur gleichzeitigen Dislokation der Art. talonavicularis führen. Eine reine Talusdislokation ist sehr selten, aber äußerst beeinträchtigend und betrifft Sprunggelenk, Art. subtalaris und Art. talonavicularis. Die meisten subtalaren Dislokationen sind leicht zu reponieren, was auch geschehen sollte, wenn sie klinisch diagnostiziert wurden. Subluxationen können sehr subtil sein und werden oft übersehen, sofern die Art. subtalaris nicht äußerst genau untersucht wird. Entscheidend ist es, die Ausrichtung der Art. talonaviculare und der Art. calcaneocuboidea durch Bestimmung der Cyma-Linie zu überprüfen.

Da osteochondrale Frakturen häufig sind, sollte stets eine CT angefordert werden. Solche Frakturen können die Reponierung verhindern und in den Gelenken liegen, was zu einer frühzeitigen Osteoarthritis führt.

Osteochondrale Frakturen der Trochlea tali

Sie sind zwar auf konventionellen Aufnahmen sichtbar, doch zeichnen sie sich am besten in der CT oder MRT ab. Sie treten typischerweise am anterolateralen und posteromedialen Teil der Trochlea tali auf. Speziell die lateralen Läsionen führen zu Schmerzen und zur Gelenkblockade.

Frakturen von Os naviculare, Os cuboideum und der Ossa cuneiformes

Isolierte Frakturen dieser Knochen sind relativ selten. Am häufigsten sind die Abrissfraktur des Os naviculare an der Art. talonavicularis nach superior oder seines medialen Anteils durch die posteriore Tibialissehne.

Lisfranc-Frakturdislokationen

Ein quer verlaufendes Band verbindet die Basen der Metatarsalia II–V, doch nach medial existiert kein solches Band zwischen den Metatarsalia I und II. Diese Anordnung verstärkt die laterale Verschiebung der Metatarsalia II–V.

Bei der Dislokation im Lisfranc-Gelenk (Articc. tarsometatarsales) handelt es sich um eine seltene, aber wichtige Verletzung, bei welcher der Fuß in die Plantarflexion mit eventueller Rotationskomponente gezwungen wird. An den Articc. tarsometatarsales entstehen verschiedene Dislokationsmuster, die am besten in der konventionelle Aufnahme zu sehen sind (Tab. 10-6, Abb. 10-11).

Frakturen können auch durch Quetschungen entstehen, die zu einem Trümmerbruch oder zu einer Querfraktur führen, während indirekte Traumen durch Rotation einen Rotationsbruch erzeugen. Es kommt zur Verkürzung der Metatarsalen und nachfolgend zu einer Veränderung der Belastbarkeit durch Gewicht.

Tabelle 10-6: Muster der Lisfranc-Frakturdislokation

Das Metatarsale I kann nach medial dislozieren (divergent).
Vier laterale Metatarsalia dislozieren nach lateral: • assoziiert mit einer Basisfraktur des Metatarsale II, die proximal zu den anderen Metatar salenbasen steht • Fraktur der Metatarsalenbasis II entsteht, da sie etwas nach proximal versetzt steht • die nach lateral subluxierten Metatarsalenbasen IV und V liegen lateral zum Os cuboideum
Dorsale und laterale Dislokationen der vier lateralen oder aller Metatarsalia (homolateral).
Proximale Separation des Os cuneiforme mediale und intermedium.

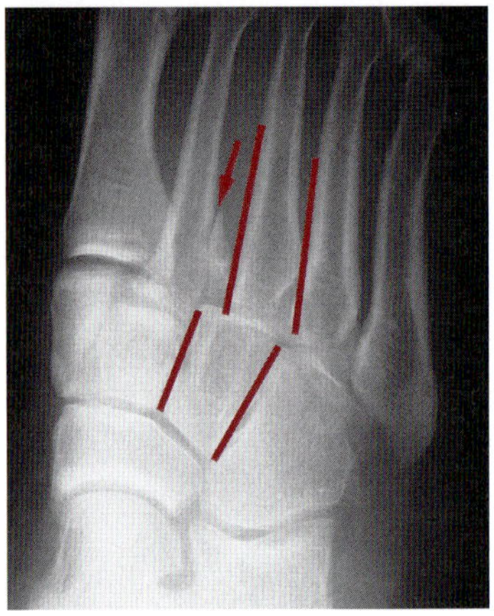

Abbildung 10-11: Lisfranc-Frakturdislokation mit Fehlstellung der 2. und 3. Linie und assoziierter Fraktur der Basis des Metatarsale II (Pfeil).

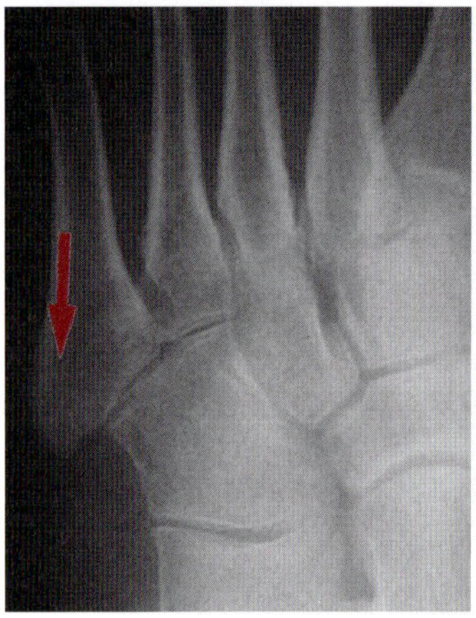

Abbildung 10-12: Querfraktur der Basis des Metatarsale V (Pfeil).

Fraktur der Metatarsalenbasis V

Die normale Apophyse der Metatarsalenbasis V kann unverschmolzen bleiben und sollte dann nicht mit einer Fraktur verwechselt werden. Die Ränder sind klar abgegrenzt und mit Kortikalis überzogen. Die Epiphysenfuge ist sagittal ausgerichtet. Lokale Frakturen sind tendenziell schräg oder quer und mit einer überlagernden Weichteilschwellung verbunden (Abb. 10-12). Die Fraktur selbst wird nach intern nicht mit Kortikalis überzogen. Querfrakturen neigen besonders bei jungen Sportlern dazu, nicht zu verschmelzen.

Robert Jones beschrieb eine Fraktur, die er beim Tanzen erlitt. Sie lag etwa 2 cm distal der Metatarsalenbasis. Es handelte sich nicht um die Abrissfraktur der Tuberositas des Metatarsale V durch die Sehne des M. peronaeus brevis, obwohl beides nach einem Inversionstrauma des Sprunggelenks auftritt. Die Robert-Jones-Fraktur kann mit Verzögerung oder auch gar nicht verschmelzen und erfordert eine interne Fixierung.

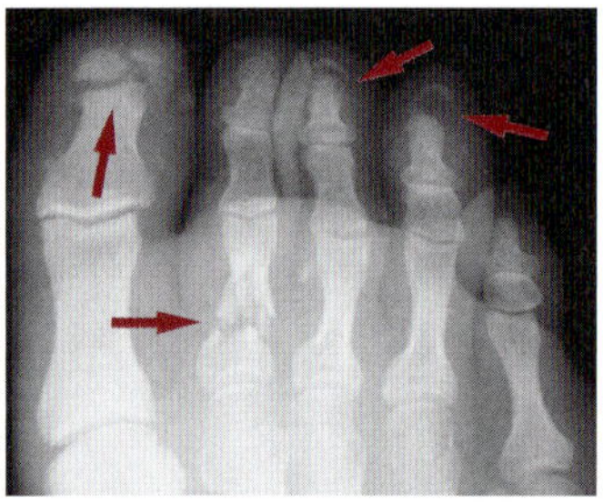

Abbildung 10-13: Multiple Quetschungsfrakturen der Zehen (Pfeile).

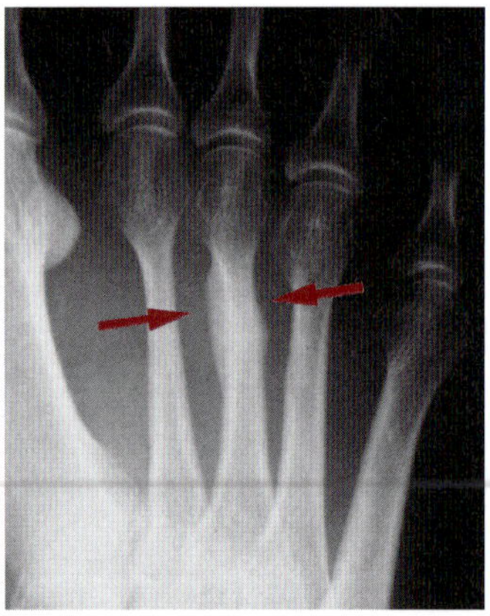

Abbildung 10-14: Stressfraktur des Metatarsale III (Pfeile).

Phalangenfrakturen

Frakturen der Phalangen gehen meist auf ein direktes Trauma zurück wie z. B. Quetschungen (Abb. 10-13). Achten Sie immer auch auf die benachbarten Phalangen und Zehen.

Andere Stressverletzungen des Fußes

Stressfrakturen betreffen oft die Schäfte der Metatarsalia II und III und werden bei jungen Rekruten, Joggern und Tänzern gesehen (Abb. 10-14). Stressläsionen oder osteochondritische Veränderungen betreffen auch die Sesambeine der Großzehe (Köpfchen des Metatarsale II; Freiberg-Köhler-Krankheit) sowie das Os trigonum bei Fußballern und Ballettänzern.

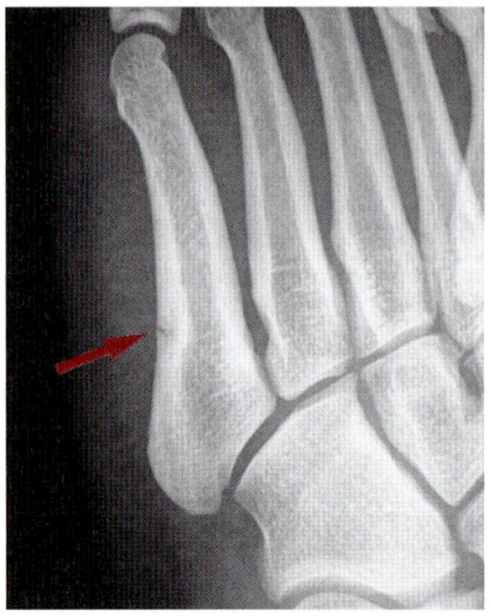

Abbildung 10-15: Stressfraktur des Metatarsale V (Pfeil).

Eine avaskuläre Nekrose des Os naviculare (Köhler-Krankheit) kann eine ischämische Genese haben. Die Apophysitis calcanei (Sever-Krankheit) ist eine Osteochondritis der posterioren Kalkaneusapophyse. Es kann sich um ein Traktionsphänomen handeln, doch sind Sklerose und Fragmentierung der Apophyse Normvarianten.

Zusammenfassung:

- Bei Knöchel- und Fußverletzungen kommt es zu beträchtlichen Überlappungen. Die Ausrichtung muss sehr sorgfältig geprüft werden, da auch schwere Verletzungen sehr subtil sein können.
- Fordern Sie Aufnahmen in den richtigen Ebenen an und sorgen Sie dafür, dass Sie diese auch erhalten.
- Die Indikation für CT- und MRT- Aufnahmen sowie zur Knochenszintigraphie sollte großzügig gestellt werden.
- Stressfrakturen des Fußes sind häufig und können subtil sein.

11 Thorax

Ali Naraghi und Otto Chan

Die Thoraxaufnahme gehört zu den am häufigsten angeforderten Röntgenuntersuchungen in der Notaufnahme. Eine strukturierte systematische Herangehensweise ist erforderlich, um zu gewährleisten, dass keine potenziell schwerwiegenden Erkrankungen übersehen werden, vor allem weil deren Anzahl sehr hoch ist. Viele, aber keineswegs alle häufigen und akut lebensbedrohlichen Erkrankungen werden in diesem Kapitel behandelt. Für die erfolgreiche Interpretation einer Thoraxaufnahme ist das Wissen um ihr normales Bild erforderlich.

Anatomie

Bei der **p.-a.-Aufnahme** (Tab. 11-1, Abb. 11-1) befindet sich der Film vor und die Röntgenröhre hinter dem Patienten. Gewöhnlich geschieht das Ganze in einem speziellen Raum. Die Aufnahme erfolgt in aufrechter Position bei voller Inspiration. Sie zeigt die kardiomediastinalen Umrisse mit geringerer Vergrößerung als die a.-p.-Aufnahme. Sie bietet zudem ein klareres Bild der Lunge, weil die Skapula außerhalb der Lungen projiziert wird.

Die **a.-p.-Aufnahme** (Abb. 11-2) wird durchgeführt, wenn der Patient nicht gehen kann, bewusstlos ist oder wenn ein tragbares Gerät verwendet wird. Bei dieser Weichstrahlaufnahme sind die Knochen klar zu erkennen, aber die Lungen kommen nicht so gut heraus. Der Patient kann etwas gedreht sein, die Filmausleuchtung kann unsauber sein und der Patient vermag womöglich nicht voll einzuatmen. Normalerweise ist die Skapula über den lateralen Lungenteilen projiziert.

Die rechte Seite des Mediastinums (superior bis inferior) besteht aus der rechten V. brachiocephalica, der V. cava superior und dem rechten Vorhof (Abb. 11-3). Die linke Mediastinumgrenze (superior bis inferior) beinhaltet die A. subclavia sinistra, den Arcus aortae, die A. pulmonalis, das linke Herzohr und den linken Ventrikel. Die kardiophrenischen Fettpolster erscheinen als prominente Verschattung, die wie ein Tumor oder eine Verdichtung der Lungenstruktur aussehen.

Die rechte Lunge besteht aus drei Lappen (oberer, mittlerer und unterer), die durch die Fissura horizontalis bzw. obliqua getrennt sind (Abb. 11-4). Die linke Lunge besteht aus nur zwei Lappen (oberer und unterer), die durch eine Fissura obliqua getrennt sind. Auf einer normalen p.-a.-Aufnahme ist nur die Fissura horizontalis zu sehen, während auf der Seitaufnahme des Thorax auch die Fissura obliqua zu sehen ist. Gelegentlich können auch andere akzessorische Spalten wie die Fissura venae azygos zu sehen sein.

Tabelle 11-1: Thoraxaufnahmen

P.-a.-Aufnahmen (Hartstrahl)

- Standardaufnahme
- beste Technik
- ausgezeichnet im Hinblick auf Lunge und Mediastinum
- nicht gut geeignet zur Beurteilung des Skeletts
- nicht möglich bei traumatisierten Patienten oder in Rückenlage

A.-p.-Aufnahmen (Weichstrahl)

- Standardaufnahme bei Patienten in Notaufnahme und Intensivstation, auch mit portablen Geräten und in Rückenlage möglich
- im Stehen, aber auch im Liegen möglich
- der Patient kann etwas gedreht sein
- der Patient kann oft nicht gut einatmen
- gut geeignet zur Evaluation des Skeletts
- mäßig geeignet bei Lungenerkrankungen
- nicht gut geeignet zur Beurteilung des Mediastinums

Die Lungen sind auf der Frontalaufnahme in drei Zonen zu unterteilen: die obere Zone (oberhalb des Unterrandes der anterioren 2. Rippe), die mittlere Zone (zwischen den anterioren Rippen 2 und 4) und die unterer Zone (unter dem Unterrand der 4. Rippe nach anterior bis zum Diaphragma). Sie stehen in keinem Zusammenhang mit den Lappen, doch verwendet man sie zur Lokalisationsbeschreibung von entdeckten Anomalien in der frontalen Thoraxaufnahme. Ein Drittel der Lunge befindet sich unterhalb des Diaphragmaniveaus. Das Diaphragma inseriert an der Unterseite der 12. Rippe.

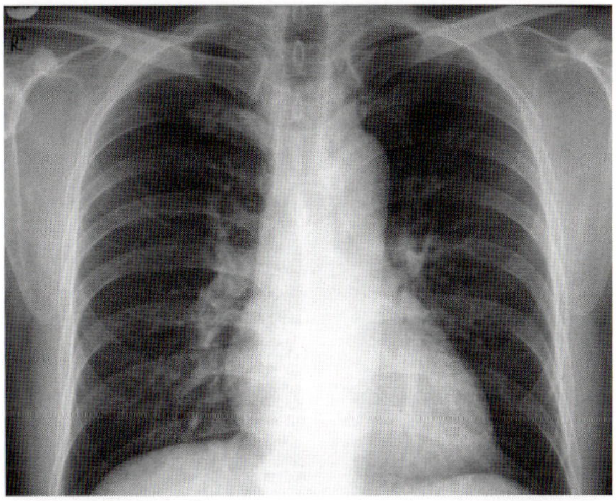

Abbildung 11-1: Normale p.-a.-Aufnahme des Thorax.

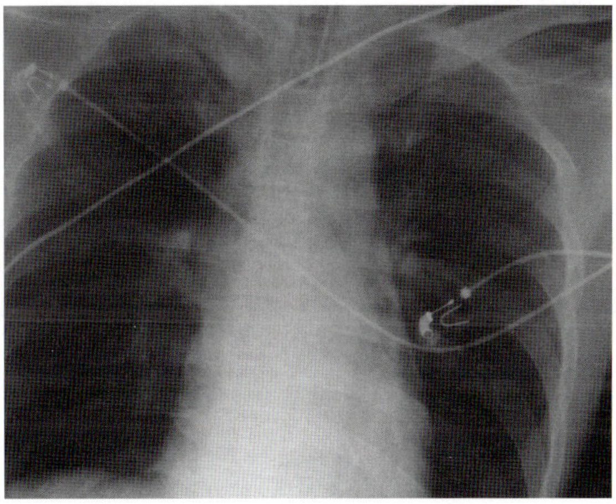

Abbildung 11-2: Normale a.-p.-Aufnahme des Thorax.

Die posterioren Teile der Rippen (Abb. 11-5) verlaufen horizontal und gehen von der Wirbelsäule ab. Die anterioren Rippenanteile verlaufen nach inferior und anterior und verschwinden nach medial (die Verbindung zwischen anteriorem Rippenteil und Sternum ist knorpelig und somit nicht sichtbar).

Zunächst sollte die Thoraxaufnahme zur Klärung einer lebensbedrohlichen Situation herangezogen werden und erst im Anschluss daran die standardisierte systematische Befundung erfolgen. Das in diesem Kapitel beschriebene Befundungs-ABC lässt sich auf alle Thoraxaufnahmen übertragen, ganz gleich ob p.-a., a.-p., Rückenlage oder aufrecht stehend, akut oder nicht akut.

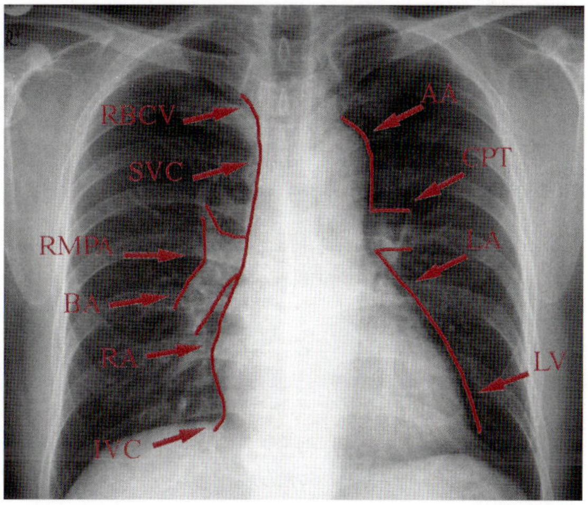

Abbildung 11-3: Normale p.-a.-Aufnahme des Thorax: AA Arcus aortae, BA Unterlappenarterie, CPT Truncus pulmonalis, IVC V. cava inferior, LV linker Ventrikel, RA rechter Vorhof, RBCV V. brachiocephalica dextra, RMPA A. pulmonalis dextra, SVC V. cava superior.

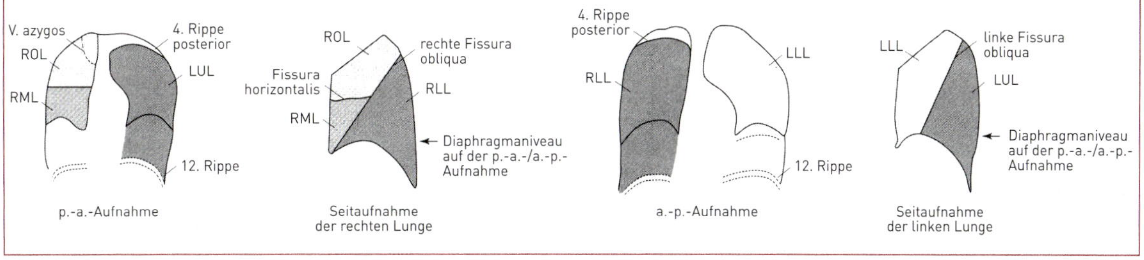

Abbildung 11-4: Interlobärfissuren und Lungenlappen (LLL = linker Unterlappen, LUL = linker Oberlappen, RML = rechter Mittellappen, RLL = rechter Unterlappen, ROL = rechter Oberlappen).

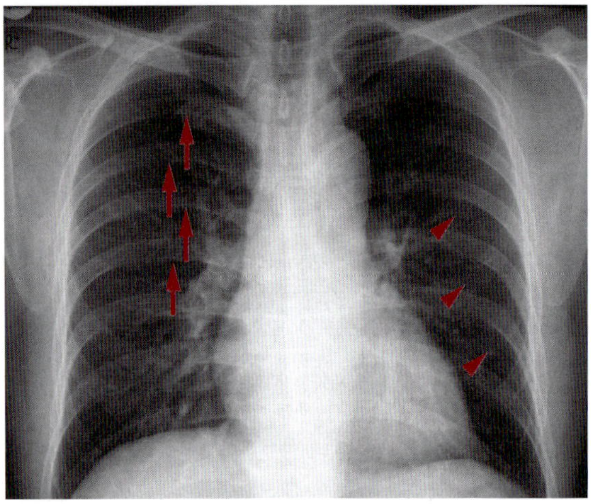

Abbildung 11-5: Posteriore Rippen (Pfeile) und anteriore Rippen (Pfeilspitzen).

Befundungs-ABC (Abb. 11-6)

Adequacy (Angemessenheit)

Prüfen Sie folgende Punkte, wenn Sie die Thoraxaufnahme befunden:

- richtiger Name: Kontrollieren Sie den Namen des Patienten.
- richtige Seite: Prüfen Sie anhand des Seitenmarkers, welche Seite Sie befunden.
- richtiges Gebiet: Die Aufnahme sollte ein Gebiet von der Lungenspitze bis zum Rippen-Zwerchfell-Winkel abdecken.

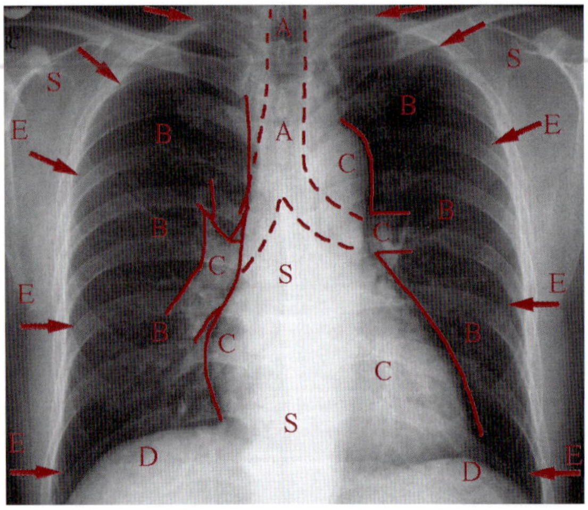

Abbildung 11-6: Befundungs-ABC: A = Airways (Atemwege); B = Breathing (Atmung); C = Circulation (Kreislauf); D = Diaphragma; E = Edges (Ränder); S = Skelett, Soft Tissues (Weichteile).

- Inspiration: Es sollten mindestens fünf anteriore Rippen oberhalb des Mittelpunktes des Hemidiaphragmas zu erkennen sein. Sind weniger als fünf anteriore Rippen zu sehen, hat der Patient nicht tief genug eingeatmet.
- Rotation: Die medialen Enden der Klavikula sollten gleich weit von den Processi spinosi des Wirbels auf diesem Niveau entfernt sein. Der Patient sollte so gerade stehen, dass die Befundung der Aufnahme durch keine Verdrehung beeinträchtigt wird.
- Belichtung: Auf einem korrekt belichteten Film sollten die unteren Thoraxwirbel (Th8/Th9) und der linke untere Lungenlappen durch die Herzsilhouette hindurch sichtbar sein.

Airways (Atemwege), Tuben, Katheter

Die **Trachea** solle zentral oberhalb des Manubrium sterni stehen, jedoch darunter leicht nach rechts abweichen. Prüfen Sie die Lage eines endotrachealen Tubus.

Jede Abweichung der **Bronchien**, die nicht auf eine Rotation zurückgeführt werden kann, lenkt den Verdacht auf einen ipsilateralen Pneumothorax, auf Narben, eine Fibrose oder auf operative Eingriffe auf derselben Seite. Eine kontralaterale Verschiebung ist das Ergebnis eines Masseneffektes: Spannungspneumothorax, Hämatothorax (Abb. 11-7) oder ausgedehnter Erguss. Der rechte Hauptbronchus sollte eine stärker vertikale Ausrichtung aufweisen als der linke. Zähne und andere Fremdkörper (Abb. 11-8) müssen ausgeschlossen werden.

Die Spitze eines **Endotrachealtubus** (Abb. 11-9) sollte sich auf Höhe des Aortenbogens befinden oder wenigstens 3,5 bis 5,5 cm oberhalb der Karina, da die Aufnahme in Halsextension erfolgt. Bei Einhaltung dieser Vorgabe ist gewährleistet, dass die Tubusspitze bei Halsflexion nicht unter das Niveau der Karina gelangt. Liegt die Tubusspitze zu tief, ist wahrscheinlich der Bronchus des linken Unterlappens oder des rechten Oberlappens verlegt, was zum Pneumothorax führt. Prüfen Sie auf der Thoraxaufnahme auch die Lage einer Magensonde.

Ein **zentraler Venenkatheter** darf nicht abgeknickt sein und sollte der sanften Gefäßkrümmung folgen. Seine Spitze sollte gerade sein, denn eine gebogene Spitze wirft den Verdacht auf, dass diese in der Gefäßwand steckt.

Thoraxdrainagen sind mit einem röntgendichten Streifen versehen. Eine Unterbrechung dieses Strei-

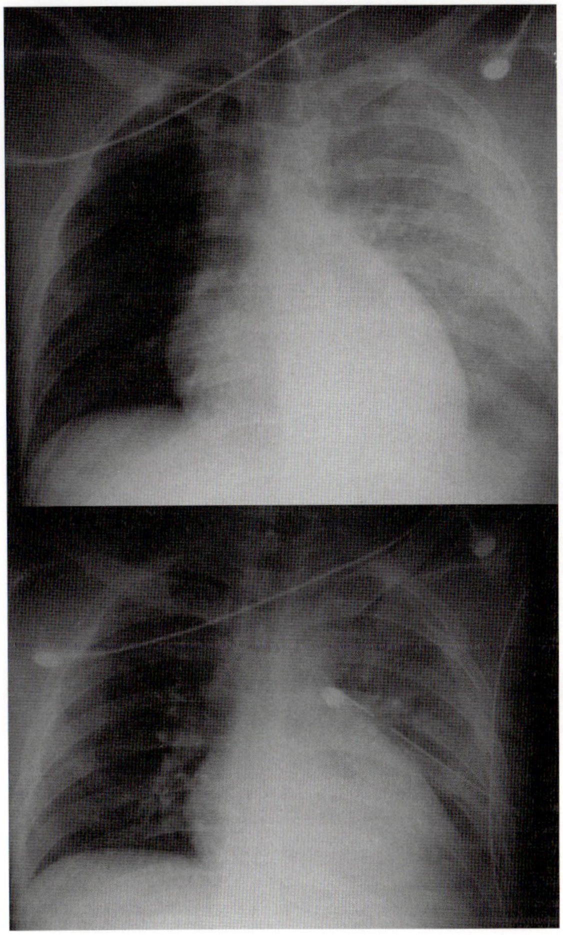

Abbildung 11-7: Ausgedehnter Hämatothorax links mit trachealer und mediastinaler Verschiebung nach rechts (oben) und nach Anlage einer Thoraxdrainage (unten). Beachten Sie unten, dass Trachea und Mediastinum wieder auf ihre normale Position zurückgekehrt sind.

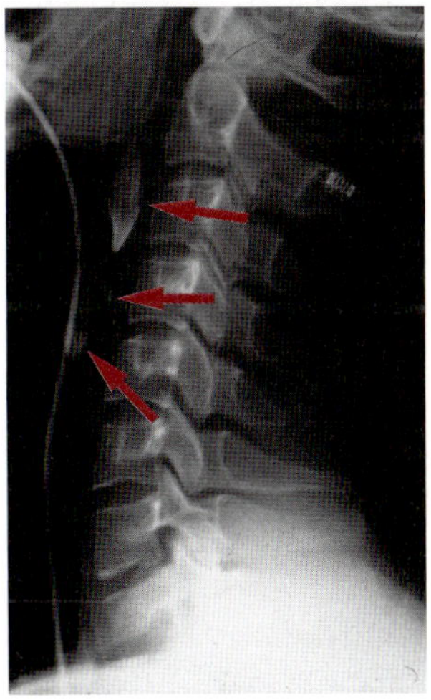

Abbildung 11-8: Mehrere Zähne in den Atemwegen (Pfeile).

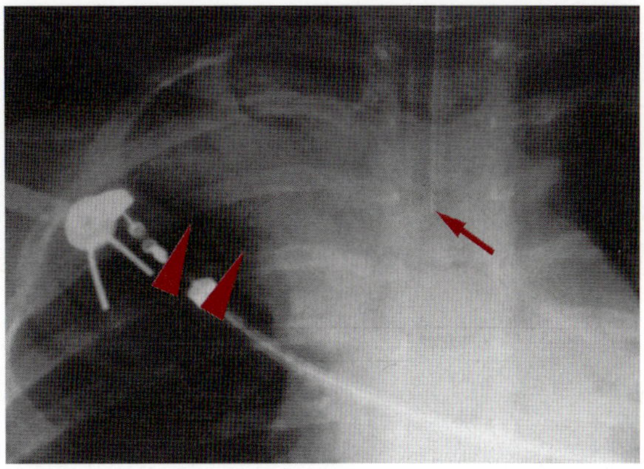

Abbildung 11-9: Position des Endotrachealtubus zu tief (Pfeile) mit Kollaps des rechten Oberlappens (Pfeilspitzen).

fens zeigt die Lage der letzten Öffnung der Drainage an, wodurch man sich vergewissern kann, dass sich dieses Loch in der Thoraxhöhle befindet. Eine Thoraxdrainage, die in der rechten Medioaxillarlinie, welche sich bis zum rechten Hilus erstreckt, eingeführt wurde, liegt wahrscheinlich in der Fissura horizontalis.

Breathing (Atmung)

Schließen Sie einen Spannungspneumothorax oder einen Hämatothorax aus und prüfen Sie die Rippen auf mögliche Frakturen und auf röntgenologisch flatternde Segmente. Bestätigen Sie die gute Belüftung und Klarheit der Lunge. Prüfen Sie auch die Position von Thoraxdrainagen und zentralen Zugängen. Bestimmen und deuten Sie Anomalien in der Lunge.

Circulation (Kreislauf), Mediastinum, Hili und Gefäßversorgung der Lunge

Prüfen Sie die folgenden Punkte zur Befundung einer Thoraxaufnahme:

- Herzgröße (Tab. 11-2)
- Mediastinumposition: ein Drittel rechts und zwei Drittel links der Mittellinie
- Mediastinumgrenzen: klar definierte Grenzen, besonders die Aortenkontur. Eine Erweiterung des Mediastinums bei einem Trauma spricht für ein Mediastinumhämatom, sodass eine traumatische Aortenverletzung mittels CT ausgeschlossen werden muss (Abb. 11-10). Ohne ein Trauma spricht der Befund für einen Tumor oder für eine Lymphadenopathie.
- Hili: Bestimmen Sie Größe, Form und Lage. Der Durchmesser der Unterlappenarterie beträgt 16 mm beim Mann und 15 mm bei der Frau. Er

Tabelle 11-2: Bestimmung der Herzgröße

P.-a.-Thoraxaufnahme

- der tatsächliche Herzquerdurchmesser ist 1 cm größer als der auf der p.-a.-Aufnahme gemessene Wert, sofern keine Rotation vorliegt
- kardiothorakales Verhältnis < 0,5

A.-p.-Thoraxaufnahme

- Herzquerdurchmesser kann direkt abgelesen werden, wenn keine Rotation vorliegt
- kardiothorakales Verhältnis < 0,6 (bei guter Inspiration und ohne Rotation)

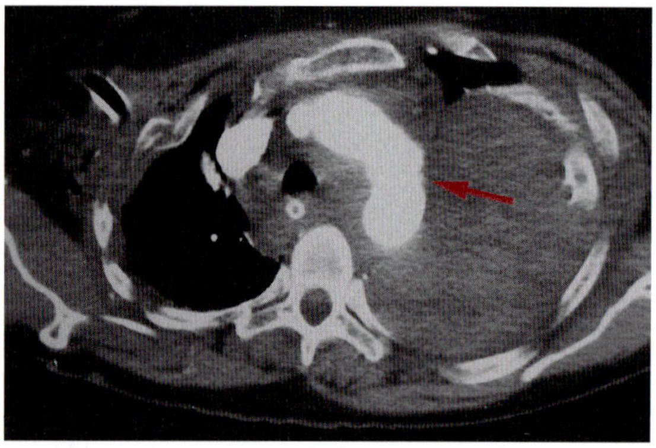

Abbildung 11-10: CT einer traumatischen Aortenverletzung (Pfeil).

sollte sich nach peripher verringern, und der rechte Hilus steht gewöhnlich tiefer oder (selten) auf der gleichen Höhe wie der linke Hilus. Die Vergrößerung eines Hilus (Abb. 11-11) spricht normalerweise für einen Tumor oder eine Lymphadenopathie, die Vergrößerung beider Hili geht auch meist auf eine Lymphadenopathie zurück oder ist vaskulärer Natur.

- pulmonale Gefäßzeichnung: Im normalen Röntgenbild sollten die Gefäße gleichmäßig verteilt sein, die Gefäße der unteren Zone sollten größer sein als die der oberen.

Diaphragma

Die Hemidiaphragmen sollten in ihrem Verlauf deutlich konturiert sein. Ein Verlust dieser Kontur zeigt einen krankhaften Prozess im Unterlappen an. Das rechte Hemidiaphragma liegt normalerweise 2,5 cm oberhalb des linken Hemidiaphragmas. Das Gebiet unterhalb des Diaphragmas sollte im Hinblick auf freie intraperitoneale Luft und abnorme Kalzifikationszonen überprüft werden.

Edges (Ränder), Pleura

Der Rippen-Zwerchfell-Winkel ist normalerweise spitz. Die Aufhebung dieses Winkels sieht man bei einem Pleuraerguss oder bei einer Pleuraverdickung. Die Pleura ist auf der normalen Thoraxaufnahme gewöhnlich nicht zu sehen. Eine Darstellung der Pleura spricht für Luft in der Pleurahöhle (Pneumothorax).

Skelett, Weichteile

Die Knochen werden auf Frakturen oder fokale Läsionen wie Metastasen hin untersucht. Daneben kann man die Wirbel auf einem gut ausgeleuchteten Film durch die Herzsilhouette hindurch beurteilen. Man sieht bilateral paravertebrale Streifen: der linke sollte < 1 cm dick sein und der rechte < 3 mm. Bei einem paravertebralen Hämatom nach einer Wirbelfraktur können diese Streifen verschoben sein (Abb. 11-12).

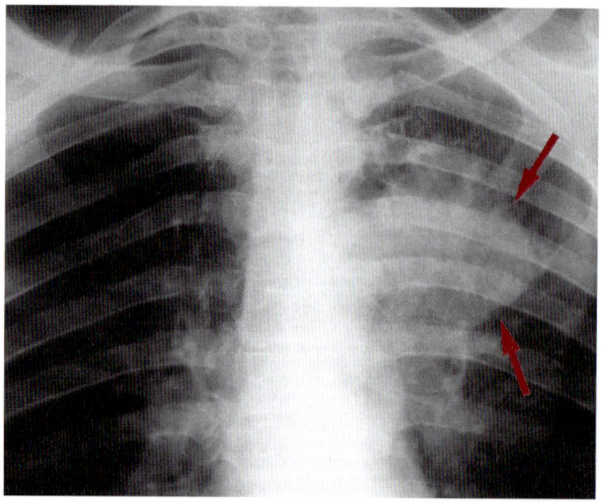

Abbildung 11-11: Tumor am linken Hilus.

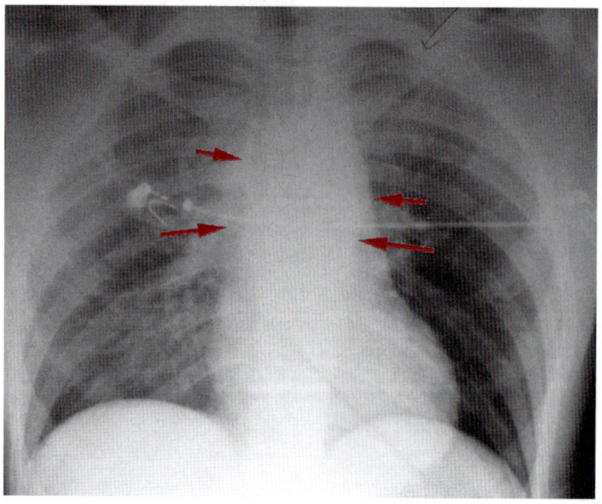

Abbildung 11-12: Abnormale paravertebrale Streifen in der Thoraxaufnahme.

Die Weichteile sollten im Hinblick auf Luft (chirurgisches Emphysem) und Fremdkörper begutachtet werden. Prüfen Sie, ob beide Brüste vorhanden sind.

Systematische Beurteilung der Lunge

(Tab. 11-3)

Dieses Kapitel bietet eine kurze Zusammenfassung zu einigen, aber nicht allen traumatischen und nicht traumatischen Zuständen.

Vergleichen Sie die beiden Lungen besonders im Hinblick auf Volumen und Strahlentransparenz. Eine vermehrt strahlentransparente Lunge kann durch Rotation des Patienten, durch Mastektomie (Abb. 11-13), Bronchienobstruktion mit Air Trapping, kompensatorische Überblähung, bullöses Lugenemphysem oder Pneumothorax hervorgerufen werden. Einem verschatteten Hemithorax kann ein Pneumothorax, eine Verdichtung der Lungenstruktur, ein ausgedehnter Tumor, eine Fibrose, ein Erguss oder ein Hämatothorax zugrunde liegen.

Die Lunge wird durch separate Befundung der drei Zonen im Seitenvergleich beurteilt. Abnorme Schatten auf der Lunge können grob als linear, nodulär oder als Verdichtungsmuster der Lungenstruktur klassifiziert werden. Nur selten lässt sich ein Schatten keiner dieser drei Kategorien zuordnen. in diesen Fällen betrachten Sie die Lungenperipherie. Röntgenbilder zeigen gewöhnlich keine Strukturen < 2 mm, sodass in den äußeren 1 bis 2 cm der Lunge keine Gefäße sichtbar sind. Diese Region sollte zur Beurteilung diffuser kleiner Verschattungen examiniert werden. Häufig ist eine hochauflösende CT erforderlich, um bessere Aufnahmen von Patienten mit diffusen Lungenerkrankungen zu erhalten. Die CT ist auch bei der Bestimmung fokaler Läsionen hilfreich.

Tabelle 11-3: Pathologien der Lunge

- Alveoläre Verschattungen: Wasser, Eiter, Blut, Eosinophilie, Eiweiß, Tumor, Infiltration
- Knoten in Größen von < 2 mm, 2–3 mm, 3–5 mm, 5–30 mm (> 30 mm werden sie als Masse bezeichnet)
- Die Linien können atelektatisch, septal, ringförmig evtl. mit «Schienenphänomen», zystoid, tubulär oder schlangenförmig sein

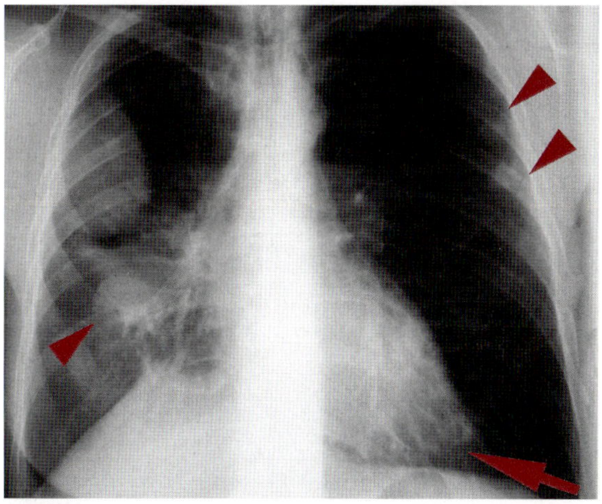

Abbildung 11-13: Mastektomie links (Pfeil) mit strahlentransparentem linkem Hemithorax, multiplen Metastasen (Pfeilspitzen) und einem malignen Pleuraerguss rechts.

Alveoläre Verschattung

Dies wird auch als Verdichtung bezeichnet. Es kommt hierzu durch intraalveoläre Substanzansammlung aus folgenden Gründen:

- Wasser: aufgrund eines kardialen oder auch nicht kardialen Lungenödems
- Eiter. aufgrund einer Infektion (bakteriell; selten durch Viren, Pilze oder Protozoen)
- Blut: aufgrund einer Blutung (z. B. nach Trauma, Infarkt oder Vaskulitis)
- Eosinophilie: aufgrund einer pulmonalen Eosinophilie (z. B. Löffler-Syndrom oder als Arzneimittelreaktionen)
- Eiweiß: aufgrund einer Alveolarproteinose
- Tumor: aufgrund eines Alveolarzellkarzinoms, eines Lymphoms oder bestimmter Metastasen
- Infiltration: nicht maligne (z. B. bei Sarkoidose, Amyloidose oder ARDS).

Linien

Es gibt gerade oder gekrümmte Verschattungslinien. Die Linien werden wie folgt charakterisiert:

- Septumlinien sind 1 bis 2 mm dick und etwa 1 bis 2 cm lang (bei interstitiellem Lungenödem, Lymphangiitis carcinomatosa oder interstitieller Lungenerkrankung)
- atelektatisch: als Linie oder Band (subsegmentaler Kollaps)
- retikulär: meist bereits seit langem bestehend (aufgrund einer fibrosierenden Alveolitis, einer Sklerodermie oder von Medikamenten) (Abb. 11-14)
- wabig: im chronischen Endstadium einer Lungenerkrankung

- Ringe in Verbindung mit einem «Schienenphänomen» sieht man bei Bronchiektasen
- bleistiftdünne Ringe, die runden Zysten ähneln, entstehen durch Pneumozelen
- tubulär: Gefäße (schlangenförmig bei arteriovenösen Malformationen) oder eitergefüllte Bronchien (Handschuhfinger).

Knoten

Diese sind zwischen 1 mm und 3 cm im Durchmesser, während alles über 3 cm im Durchmesser als «masse» bezeichnet wird. Die Kennzeichen von Knoten sind:

- ≤ 1 mm: «Mikroknoten», hyperdens wie eine alveoläre Mikrolithiasis
- 2 bis 3 mm: miliär; zuerst muss eine Tuberkulose ausgeschlossen werden. Sie entstehen bei Sarkoidose, Metastasen, Pneumokoniose, atypischen Infektionen, Arzneimittelreaktionen und extrinsischer allergischer Alveolitis
- 3 mm bis 3 cm: Metastasen oder Abszesse (selten Vaskulitis oder Infarkte).

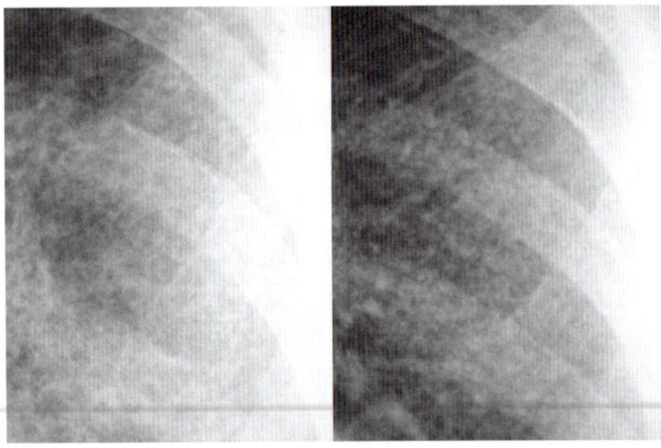

Abbildung 11-14: Retikuläre und wabenartige (Ringe) Linien sind für das Endstadium einer Lungenfibrose (links) beweisend; Miliarknoten (rechts).

Massen

Dabei handelt es sich um fokale noduläre Läsionen von mehr als 3 cm Durchmesser, Mögliche Ursachen von Massen sind:

- primäres Bronchialkarzinom: meistens bei älteren Personen (Abb. 11-15)
- Abszess: meist bei jüngeren, kranken oder immunsupprimierten Personen
- Hämatome hängen mit Rippentraumen zusammen.
- AV-Malformationen sind selten und zeichnen sich durch charakteristische gewundene Gefäße aus. Sie treten gewöhnlich solitär auf, selten auch mal multipel.
- Vaskulitis: gewöhnlich ist die Grunderkrankung bekannt, wobei es sich meist um eine rheumatoide Arthritis oder um eine Wegener-Granulomatose handelt.
- Hamartome zeigen typische Kalzifikationen (popcornartig).

Traumafolgen

Zu den häufigen Traumafolgen am Thorax zählen ein instabiler Thorax, Pneumothorax, Hämatothorax, Lungenkontusion, Lungenhämatom, Pneumomediastinum, Perikardtamponade, traumatische Aortenverletzung und Ösophagusruptur.

Pneumothorax

Die Merkmale des Pneumothorax (Abb. 11-16) sind:

- sichtbarer Pleurarand
- keine Gefäße hinter dem Pleurarand
- Eine Verschiebung des Mediastinums nach kontralateral und Impression des ipsilateralen Hemidiaphragmas sind röntgenologische Zeichen eines Spannungspneumothorax.

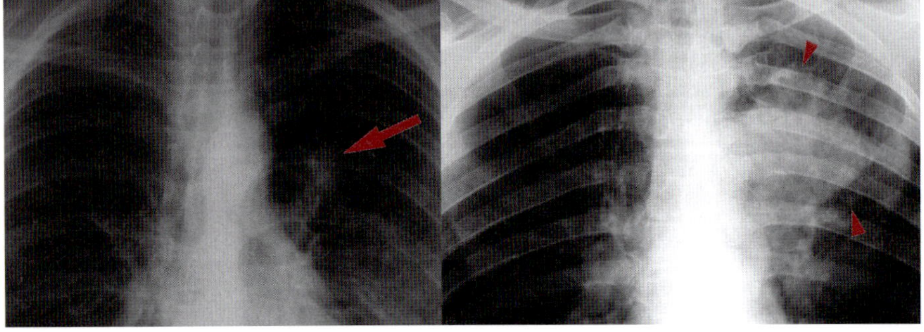

Abbildung 11-15: Primäres Bronchialkarzinom (Pfeil; Vergrößerung) und gleicher Patient 1 Jahr später (Pfeilspitzen).

- Bei Aufnahmen in Rückenlage zeigen sich eine vermehrte Strahlentransparenz des Hemithorax, eine Impression und vermehrte Strahlentransparenz des Hemidiaphragmas und ein tiefer anteriorer Zwerchfellrippenwinkel.

Pneumomediastinum

Die Merkmale des Pneumomediastinums sind:

- Streifen und Luftblasen im Mediastinum
- Luft demarkiert die Mediastinalgefäße (Pneumomediastinum)
- Luft demarkiert die mediastinale Pleura wie ein linearer Schatten
- Luft am superioren Aspekt des Diaphragmas führt zum Erscheinungsbild eines kontinuierlichen Hemidiaphragmas.

Zu den Ursachen eines Pneumomediastinums gehören die Alveolenruptur (Asthma, Beatmung oder Trauma), Tracheaverletzung (Trauma) und Ösophagusruptur (spontan oder iatrogen).

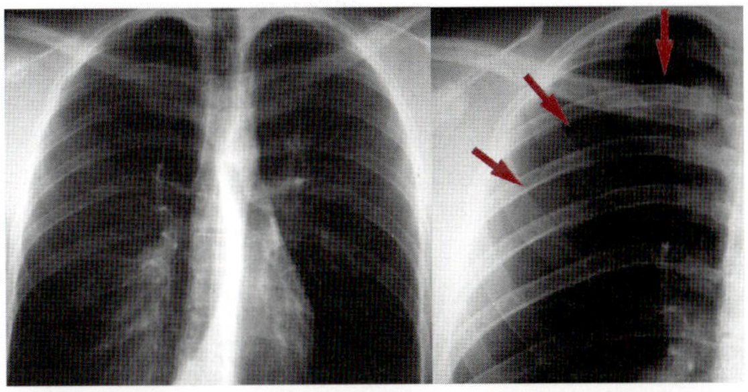

Abbildung 11-16: Pneumothorax (Pfeile) mit Ausschnittvergrößerung (rechts).

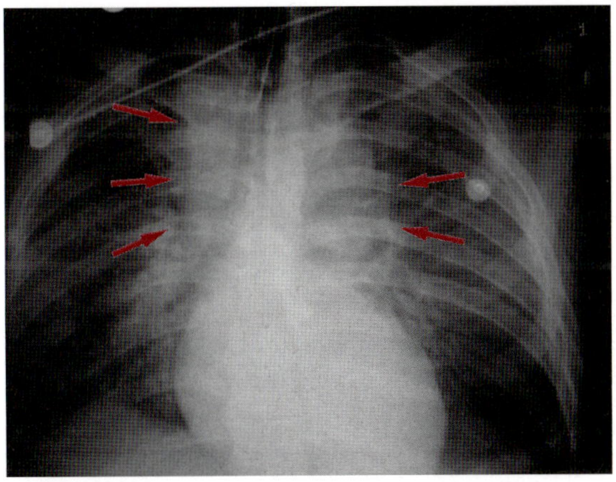

Abbildung 11-17: Verbreiterung des Mediastinums bei traumatischer Aortenverletzung (Pfeile).

Traumatische Aortenverletzung

Die röntgenologischen Merkmale werden in die des mediastinalen Hämatoms und die assoziierter Verletzungen unterteilt.

Merkmale des mediastinalen Hämatoms sind:

- Verbreiterung des Mediastinums auf über 8 cm auf Höhe des Aortenbogens (Abb. 11-17)
- Verhältnis Mediastinum zu Brust > 33 %
- Abweichung der Magensonde und der Trachea nach rechts
- Impression des linken Hauptbronchus
- links apikaler Pleuraschatten
- undeutlicher oder gelappter Arcus aortae.

Assoziierte Verletzungen:

- Rippenfrakturen
- Fraktur von Skapula, Wirbeln oder Sternum
- Hämatothorax oder Erguss links
- linker Pneumothorax
- Lungenkontusion.

Nicht-traumatische Erkrankungen

Dazu gehören Pleuraerguss, Pneumonie, Herzinsuffizienz, Lungenembolie und Tumor.

Pleuraerguss

Merkmale des Pleuraergusses sind:

- Meniskuszeichen
- verdickter Pleuraspalt
- Verdunkelung der darunter liegenden Lunge
- gekammerte pleurale Ansammlungen wie etwa ein Empyem sind als periphere Verschattungen mit konvexen inneren Grenzen und breiter Basis zu sehen
- Bei Aufnahmen in Rückenlage achten Sie auf schlecht abgrenzbare, trübe Verdichtungen mit weiterhin sichtbaren Lungengefäßen, undeutliches ipsilaterales Hemidiaphragma und eine apikal pleurale Verschattung.

Verdichtung der Lungenstruktur

Kennzeichen sind (Abb. 11-18):

- 3 bis 5 mm große, schlecht abgrenzbare noduläre Verschattungen
- Tendenz der Verschattungen zum Zusammenfluss
- Verlust der Gefäßzeichnung
- (positives) Bronchopneumogramm

- Verdunkelung der benachbarten Mediastinumgrenzen und des Hemidiaphragmas (Silhouette)
- kein Volumenverlust.

Zu den Ursachen der Verdichtung zählen Infektion, Lungenödem, Blutung, Lungeninfarkt, Tumoren, pulmonale Eosinophilie und weitere Gründe wie Sarkoidose und Alveolarproteinose.

Herzinsuffizienz (Lungenödem)

Kennzeichen sind:

- Herzvergrößerung
- basale Vasokonstriktion
- basoapikale Umverteilung der Lungengefäßzeichnung (Abb. 11-19)
- undeutliche Lungengefäße (perivaskuläre Trübung)
- verdickte Bronchien (peribronchiale Manschetten)

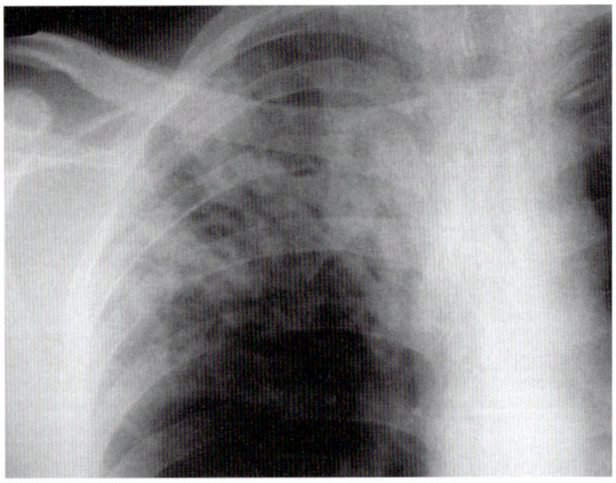

Abbildung 11-18: Fokale Verdichtung der Lungenstruktur.

- Kerley-A-Linien: dünne lineare Verschattungen in der mittleren und oberen Zonen, die von den Hili ausstrahlen
- Kerley-B-Linien: lineare Verschattungen von 1 bis 2 cm Länge und 1 bis 2 mm Dicke, die senkrecht zur Pleura stehen und durch interstitielle Flüssigkeit erzeugt werden
- Pleuraerguss
- perihiläre Verdichtung.

Zu den Ursachen zählen Herzinsuffizienz, zu hohe Flüssigkeitszufuhr, Aspiration, Reexpansion nach schneller Thorakozentese, Beinaheertrinken, Einatmen von Noxen, ARDS, erhöhter Hirndruck (neurogen).

Lungenkollaps

Kennzeichen sind (Abb. 11-20):

- erhöhte Verschattung des betroffenen Lappens oder der betroffenen Lunge
- Volumenverlust, der sich als Trachea- oder Hilusverschiebung, Elevation des Hemidiaphragmas und Mediastinalverschiebung oder durch Fissuren manifestiert
- kompensatorische Hyperinflation anderer Lappen oder der anderen Lunge
- Volumenverlust der betroffenen Lappen, der sich in verschmälerten Interkostalräumen der Rippen, Mediastinalverschiebung, Hilusverschiebung und Fissuren äußert.

Zu den Ursachen zählen das primäre Bronchialkarzinom, andere endobronchiale Tumoren (z. B. Karzinoid), Fremdkörper, Schleimpfropfen oder eine Atemwegskompression durch extrinsische Masse. Er tritt auch sekundär nach einem Pleuraerguss oder einem Pneumothorax auf.

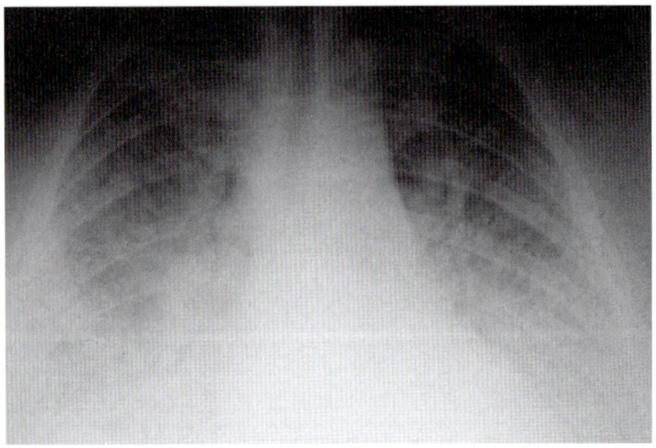

Abbildung 11-19: Bilaterale Verdichtung der Lungenstruktur bei einem Patienten mit Herzinsuffizienz.

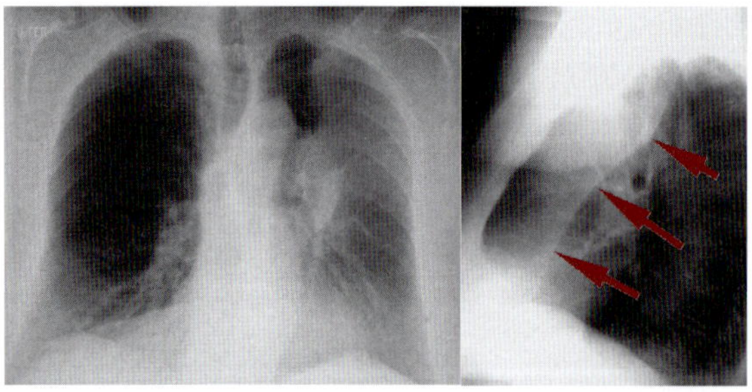

Abbildung 11-20: Frontalaufnahme (links) und Seitaufnahme (rechts) mit Kollaps des linken oberen Lappens. Man sieht eine diffuse Verschattung des linken Hemithorax, den Wegfall der linken Herzkontur und eine anteriore Verschiebung der Fissura obliqua (Pfeile).

Lungenmassen

Kennzeichen sind:

- multiple Läsionen: Verdacht auf Metastasen (selten Abszesse) (Abb. 11-21)
- Kalzifikationen sprechen gegen ein Bronchialkarzinom.

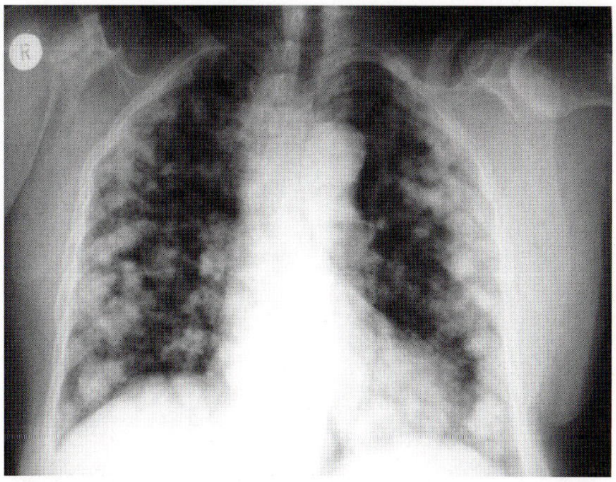

Abbildung 11-21: Lungenmetastasen: multiple große und kleine Läsionen.

- Unregelmäßige Ränder oder Spikulabildung lenken den Verdacht auf ein Bronchialkarzinom.
- Höhlenbildung lässt an Lungenabszess und Lungenkarzinom denken.
- Ein Übergreifen auf die Thoraxwand zeigt ein Bronchialkarzinom an.
- Eine rasche Größenzunahme der Masse findet sich beim Abszess.
- Ein Wachstum über Monate bis zu zwei Jahre lenkt den Verdacht auf ein Karzinom oder auf Metastasen.
- Fehlendes Wachstum der Masse über zwei Jahre spricht für eine gutartige Läsion.
- Gewundene Gefäße zeigen eine AV-Malformation an.
- Ein Tumor mit fettdichten Anteilen oder popcornartigen Verkalkungen lässt an ein Hamartom denken.

Zu den Ursachen gehören Bronchialkarzinom, Metastasen, andere Bronchialtumoren (z. B. Karzinoid), gutartige Tumoren (z. B. Hamartom), Tuberkulom, Lungenabszess, Vaskulitis (Wegener-Granulomatose) und rheumatoide Arthritis.

12 Abdomen

Niall Power, Tim Fotheringham und Otto Chan

Trotz der zunehmenden Verbreitung von Sonographie, CT und MRT bleibt die Abdomenaufnahme ein wichtiges Diagnoseinstrument bei Beschwerden des Bauchraums und ist nicht selten die einzige erforderliche Untersuchung (Tab. 12-1). Somit ist ein systematischer Ansatz für die Befundung unerlässlich, der in diesem Kapitel ebenso wie häufige Notfallsituationen beschrieben wird. Allerdings ist heutzutage die Neigung groß, eine Abdomenaufnahme anzufordern und dann bei klinischer Indiaktion sogleich zur CT (oder zur Sonographie) überzugehen. Die MRT spielt im Managment akuter Bauchbeschwerden keine große Rolle.

Tabelle 12-1: Indikationen für die Abdomenaufnahme

- Bauchschmerzen
- Verdacht auf Dünndarmverschluss
- Verdacht auf Dickdarmverschluss
- tastbare Masse
- Nieren- oder Harnleiterkolik

Anatomie

Das normale Aussehen einer Abdomenaufnahme schwankt, doch bieten die Tabelle 12-2 und 12-3 einige Anhaltspunkte für die Beurteilung.

Die Abdomenstrukturen sind hauptsächlich wegen der Darmgase und der trennenden Fettstreifen sichtbar. Das Abdomen ist normalerweise unterteilt in die Peritonealhöhle, die Beckenhöhle und in den Retroperitonealraum. Auf der Abdomenaufnahme lassen sich diese Räume nicht unterscheiden, obwohl Pathologien erkannt werden können. Um die Anomalien zu lokalisieren, ist im Allgemeinen die CT erforderlich, obwohl auch die Sonographie hilfreich sein kann.

Befundungs-ABC

Adequacy (Angemessenheit)

Die Standardaufnahme ist die a.-p.-Aufnahme in Rückenlage (Abb. 12-1, 12-2). Abdomenaufnahmen im Stehen (Abb. 12-3) wurden früher routinemäßig angefertigt, doch ist man davon heute weitgehend abgerückt. Wenn die Aufnahme im Liegen unauffällig ist,

Tabelle 12-2: Lage der soliden Organe

Organ	Lage	Aussehen in der Abdomenaufnahme
Leber	rechter oberer Quadrant	subhepatischer Rand sichtbar, selten Ausdehnung bis zur Crista iliaca
Milz	linker oberer Quadrant	selten unterhalb der 12. Rippe
Nieren	Flanken	leicht zu erkennen, umgeben von Fett und dem M. iliopsoas (L1–4), links höher stehend
Pankreas	zentral	nicht sichtbar und retroperitoneal
Uterus	Becken	gewöhnlich durch Fett oberhalb der Blase begrenzt

Tabelle 12-3: Lage der Hohlorgane

Organ	Lage	Aussehen in der Abdomenaufnahme
Magen	oben zentral	liegt horizontal quer im oberen Abdomen
Dünndarm	mittig zentral	< 3 cm breit und gewöhnlich nicht sichtbar
Dickdarm	peripher	enthält Luft und Fäzes, umgeben von präperitonealem Fett
Blase	unten zentral	umgeben von perivesikalem Fett

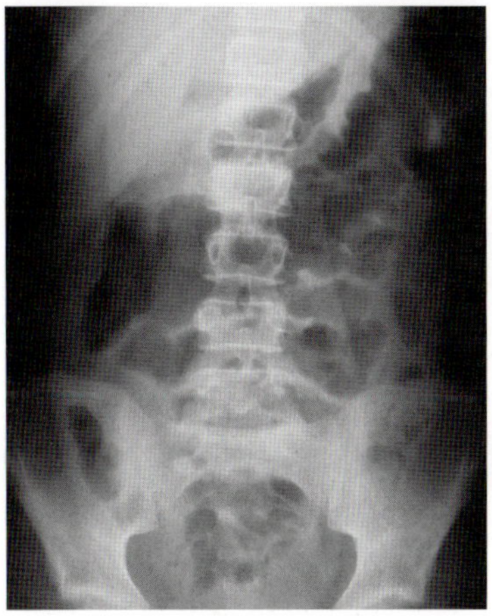

Abbildung 12-1: A.-p.-Abdomenaufnahme.

kann jedoch die Abdomenaufnahme im Stehen durch die Darstellung von Flüssigkeitsspiegeln hilfreich sein.

Obligatorisch ist die Aufnahme im Stehen, wenn der Patient über Bauchschmerzen klagt, weil diese Position zur Feststellung von freier intraperitonealer Luft sehr nützlich ist (Pneumoperitoneum, Abb. 12-4). Kleine Luftmengen sind unter dem Hemidiaphragma sichtbar, wenn der Luft genügend Zeit zum Aufsteigen bleibt (mindestens 10 Minuten). Wenn der Zustand des Patienten es nicht erlaubt, so lange zu stehen, kann eine Aufnahme in Linksseitenlage angefertigt werden, um darauf nach freier Luft zu suchen. Die Abdomenaufnahme im Stehen kann manchmal Erkrankungen des Thoraxraumes sichtbar machen, die ein akutes Abdomen simulieren, wie etwas die Pneumonie oder eine Aortendissektion.

Es sollte eine rasche Beurteilung der Angemessenheit der Aufnahme erfolgen. Eine technisch gute Aufnahme sollte die Symphysis pubis und die Bruchpforten sowie die präperitonealen Fettebenen darstellen. Bei diesen Fettstreifen handelt es sich um dünne Schichten von Fett zwischen dem parietalen Peritoneum und den lateralen Muskelwänden. Eine zusätzliche Aufnahme des oberen Abdomens kann bei sehr großen Patienten erforderlich sein. Beurteilen Sie die in Tabelle 12-4 aufgeführten Punkte.

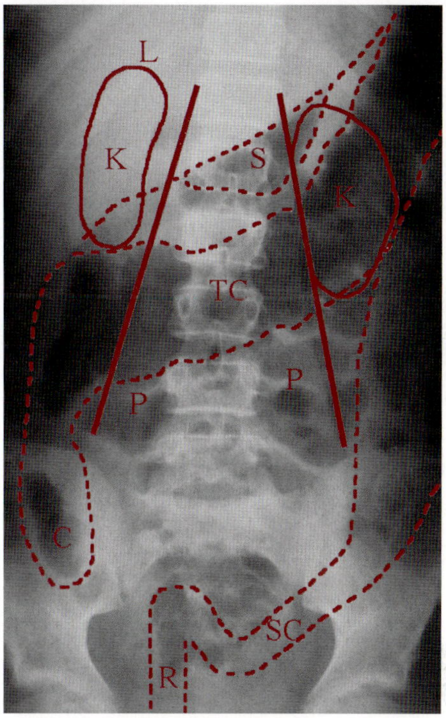

Abbildung 12-2: Hohlorgane, solide Organe und Fettstreifen: C = Zäkum, K = Niere, L = Leber, S = Magen, TC = Colon transversum, P = Psoasschatten, SC = Colon sigmoideum, R = Rektum.

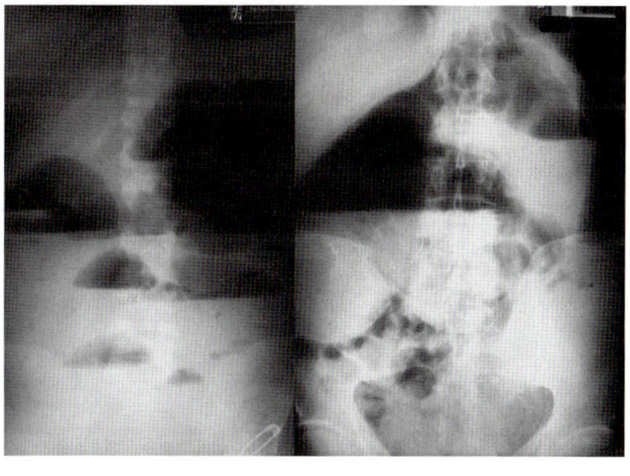

Abbildung 12-3: Abdomenaufnahme im Stehen mit diktiertem Dünn- (links) und Dickdarm (rechts).

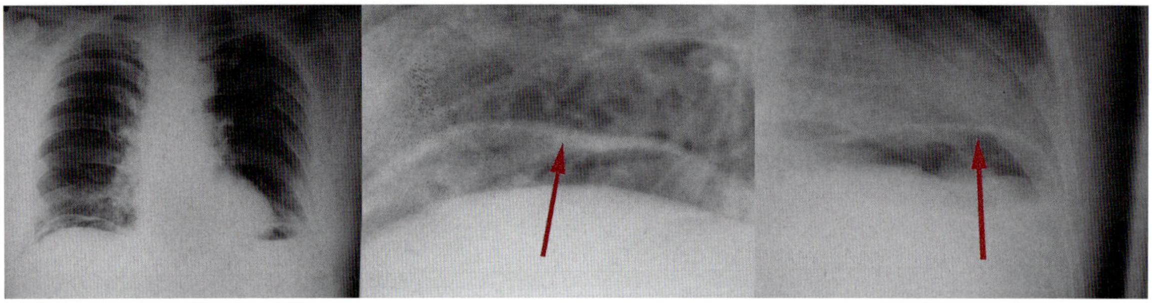

Abbildung 12-4: Abdomenaufnahme im Stehen mit freier Luft (Pfeile) unter beiden Diaphragmen (links) mit vergrößerter Darstellung der Hemidiaphragmen (Mitte und rechts).

Tabelle 12-4: Befundungs-ABC Abdomen

Air (Luft)

- Schließen Sie intraperitoneale oder anomal lokalisierte Luft aus.

Bowel Gas (Darmgase)

- Kontrollieren Sie das Ausmaß, die Verteilung und das Muster.

Calcification (Verkalkungen)

- Achten Sie auf normale und anomale Kalzifikationen.

Densities (Verdichtungen)

- Achten Sie auf eingeführte oder aufgenommene Fremdkörper.

Edges (Ränder)

- Kontrollieren Sie die Bruchpforten.
- Achten Sie auf Befunde der Lungenbasis wie Metastasen oder kollabierte Lungenabschnitte.

Fettstreifen

- Prüfen Sie die Symmetrie des Psoasschattens.
- Achten Sie auf perivesikales Fett.
- Prüfen Sie, ob die präperitonealen Fettstreifen vorhanden sind.

Weichteile

- Achten Sie auf vergrößerte oder fehlende Organe. Bestätigen Sie das dann mittels Sonographie.
- Skelett
- Prüfen Sie bei einem Trauma, dass keine offensichtliche Fraktur vorliegt.
- Bei Verdacht auf ein malignes Geschehen, schließen Sie eine Beteiligung des Skeletts aus.

Air (Luft)

Freie intraperitoneale Luft steigt bei der Aufnahme in Rückenlage zur Vorderseite des Abdomens hoch (Abb. 12-5). Diese freie Luft kann schwer zu entdecken sein, sodass bei Verdacht auf eine Perforation die Abdomenaufnahme im Stehen essenziell ist. Achten Sie auf extraluminale Luft.

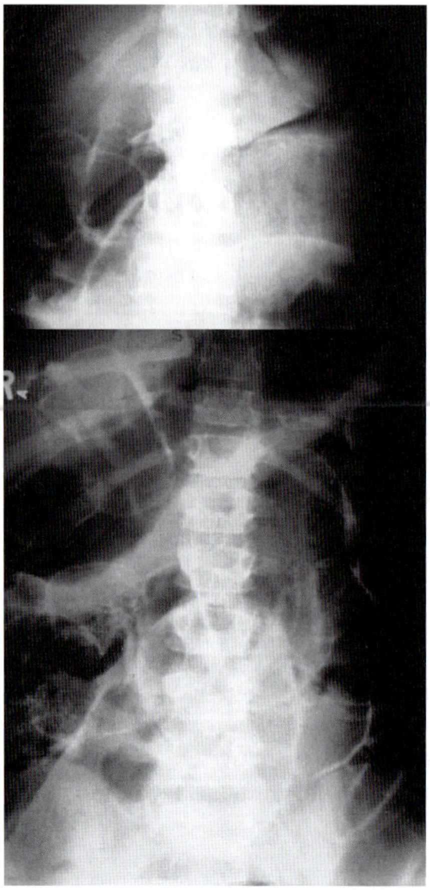

Abbildung 12-5: Abdomenaufnahme in Rückenlage mit freier Luft.

Bowel Gas (Darmgase)

Wenn der Patient auf dem Rücken liegt, steigen die Darmgase zu den am weitesten anterior gelegenen Abschnitten des Gastrointestinaltraktes auf. Dazu gehören der Magen, das Colon transversum und das Colon sigmoideum. Der Magen befindet sich oberhalb des Colon transversum und verfügt über querverlaufende bandartige Falten. Der Dünndarm lässt sich durch folgende Merkmale vom Dickdarm unterscheiden:

- Position: Der Dünndarm liegt in der Mitte des Abdomens, der große Dickdarm an seiner Peripherie.
- Größe: Der Dünndarmdurchmesser ist geringer als der Dickdarmdurchmesser. Das Jejunum sollte < 3,5 cm sein, das Ileum < 3 cm und das distale Ileum < 2,5 cm. Der Dickdarm hat keine festgelegten Abmessungen, doch wenn das Zäkum 9 cm überschreitet, lässt sich daraus eine drohende Perforation ableiten, wenn eine Obstruktion vorliegt. Bei einer bestehenden Kolitis ist jeder Abschnitt des Dickdarms über 5,5 cm Durchmesser als Megakolon zu werten, doch kann das normale Kolon ohne Weiteres größer sein.
- Muster: Das dilatierte Jejunum und das proximale Ileum weisen charakteristische dünne Falten auf (Valvulae conniventes), die über den gesamten Darm laufen. Diese Falten stehen enger zusammen als die dickeren Falten (Haustren) des Dickdarms. Die Haustren verlaufen nicht über den ganzen dilatierten Dickdarm. Das distale Ileum und das Colon sigmoideum sind nur wenig markant.
- Inhalt: Der Dünndarm enthält Flüssigkeit und Luft, während das Kolon Fäzes führt, der ein charakteristisches Aussehen hat.

Calcification (Kalzifikationen)

Viele der normalen und abnormalen Strukturen des Abdomens können kalzifizieren. Dazu gehören:

- Rippenknorpel: Er kann manchmal im oberen Abdomen als Zufallsbefund gesehen werden (Abb. 12-6).
- Phlebolithen sind kleine kalzifizierte Beckenvenen, die mit Uretersteinen verwechselt werden können (Abb. 12-7).
- Grobe, noduläre Kalzifikationen in mesenterialen Lymphknoten zwischen dem linken Wirbelquerfortsatz von L2 und dem rechten unteren Sakroiliakalgelenk sind ein zufallsbefund.
- Eine vaskuläre Kalzifikation ist kurvig und oft in der Aortenwand zu sehen.
- Über 90 % der Nieren- und Uretersteine sind im Röntgenbild sichtbar.

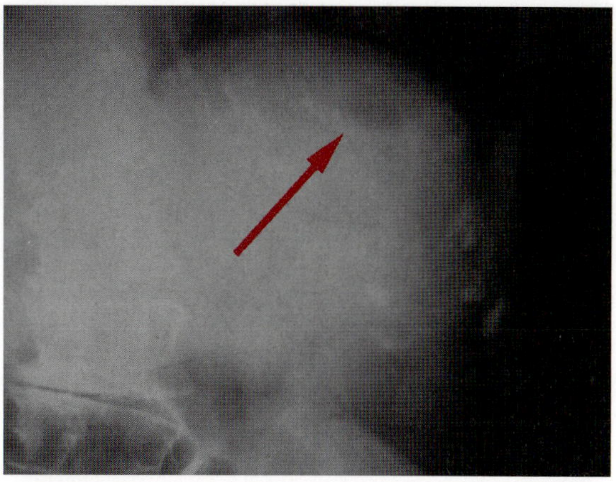

Abbildung 12-6: Rippenknorpel.

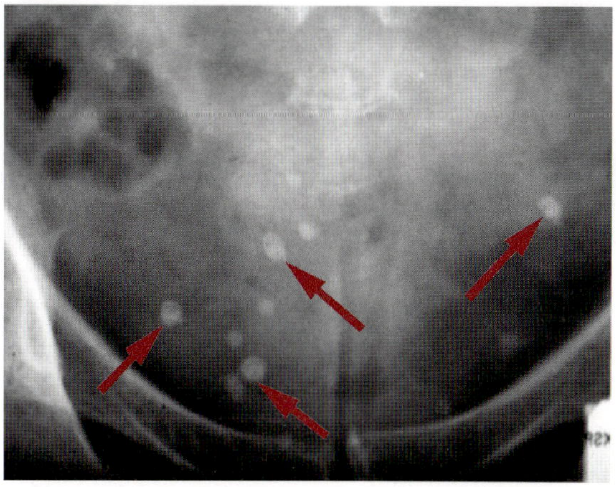

Abbildung 12-7: Phlebolithen.

- Nur 10 bis 15 % der Gallensteine sind röntgendicht. In seltenen Fällen kann die Gallenblasenwand kalzifizieren (Porzellangallenblase).
- Punktuelle feine noduläre Kalzifikationen im Pankreas sprechen für eine chronische Pankreatitis.
- Kalzifikationen in der Milz gehen meist auf ein früheres Trauma oder eine Infektion zurück (granulomatös oder parasitär).
- Eine Appendikolithiasis (Abb. 12-8) sollte nicht übersehen werden. Man findet Appendikolithen gewöhnlich in der rechten Fossa iliaca, und sie sind im richtigen klinischen Zusammenhang beweisend für eine akute Appendizitis. Appendikolithen implizieren oft eine komplizierte Appendizitis wie z. B. einen Tumor oder einen Abszess. Sogar ohne Symptome sollten Patienten mit einer Appendikolithiasis der Chirurgie zur Appendektomie vorgestellt werden.
- Tuberkulose und Schistosomiasis können zu Kalzifikationen der Blasenwand führen (Abb. 12-9).

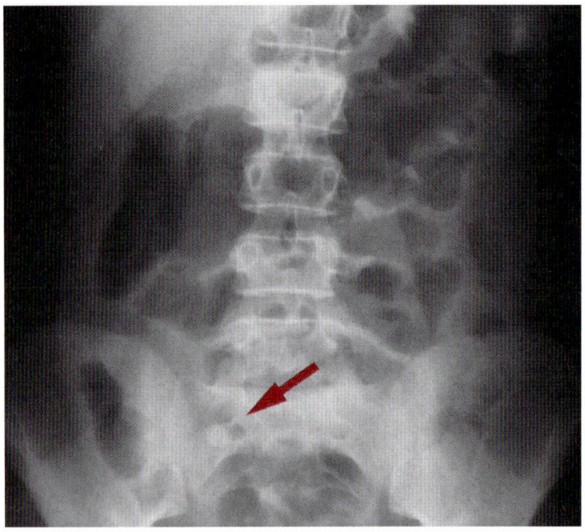

Abbildung 12-8: Appendikolithen.

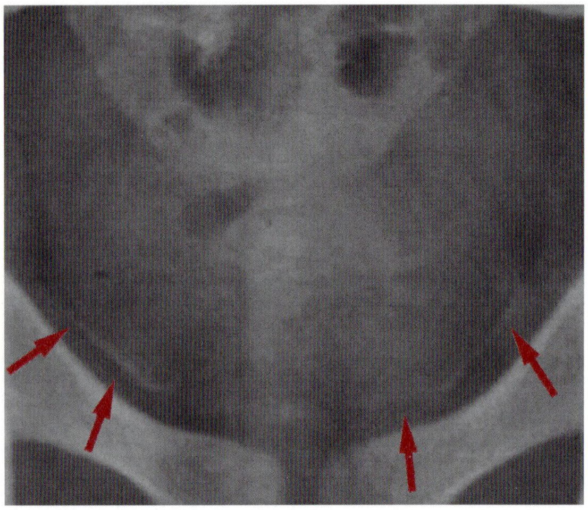

Abbildung 12-9: Dermoidzyste mit Zahn (Pfeil).

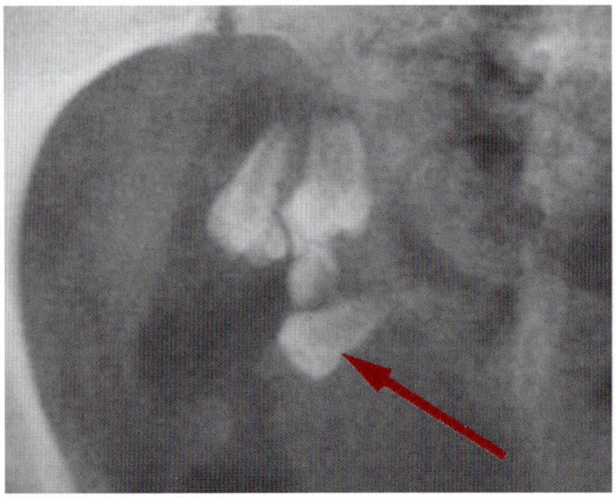

Abbildung 12-10: Kalzifikation der Blasenwand.

- In Dermoidzysten können manchmal Zähne gesehen werden (Abb. 12-10), und selten kann auch mal ein Ovarialtumor kalzifizieren.
- Kalzifikationen der Samenbläschen sieht man oft bei Patienten mit Diabetes oder Nierenversagen.
- Uterus: Fibrome/Myome zeigen sich häufig als große verkalkte Raumforderungen im kleinen Becken.

Densities (Verdichtungen)

Dazu zählen Fremdkörper, Tabletten und Tampons. Fremdkörper jeder Art können über jede Körperöffnung eingenommen oder eingeführt werden. Tampons sind als luftgefüllte tubuläre Strukturen im unteren Becken zu sehen.

Edges (Ränder)

Achten Sie besonders auf die Bruchpforten für eine Darmhernie (Abb. 12-11), was eine häufige Ursache für eine Dünndarmobstruktion ist. Manchmal werden über die Leiste zentrale Venenkatheter eingeführt.

Fettstreifen

Die Identifizierung eines normalen Fettstreifens ist wichtig, da seine Zerstörung oder Verschiebung eine Pathologie anzeigen kann. Sichtbare Fettstreifen sind:

- M. psoas: Er ist sind auf den meisten Abdomenaufnahmen leicht zu erkennen. Jede Asymmetrie oder Verschiebung (Abb. 12-12) ist ein wichtiger Befund und steht gewöhnlich für ein krankhaftes Geschehen retroperitoneal oder an der benachbarten Wirbelsäule. Der rechte M. psoas ist auf etwa 20 % der Abdomenaufnahmen nicht zu sehen.
- Perirenales Fett (Abb. 12-13): Die Nieren sind auf Abdomenaufnahmen gut zu sehen, und somit soll-

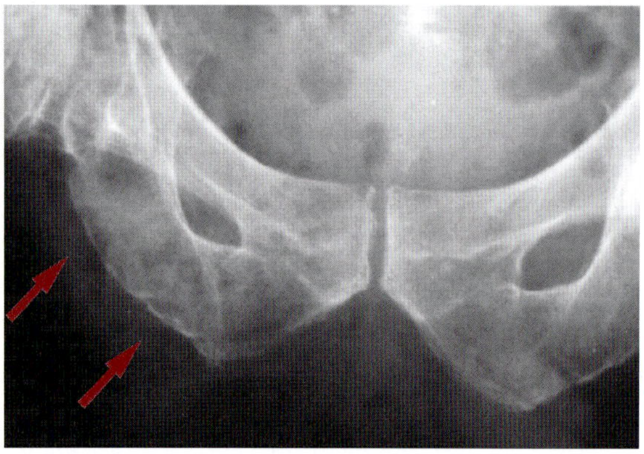

Abbildung 12-11: Dünndarmhernie.

te auch jede Vergrößerung, Atrophie oder Verlagerung erkannt werden.

- Eine Verschiebung des perivesikalen Fetts spricht für ein Beckenhämatom und – in Zusammenhang mit einem Trauma – wahrscheinlich für eine Fraktur (Abb. 12-14).

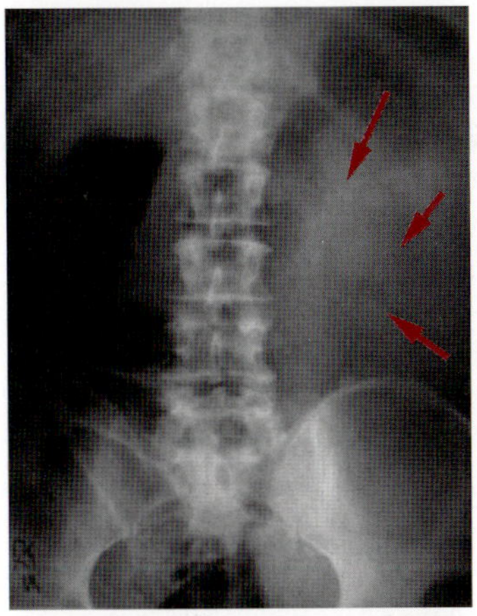

Abbildung 12-12: Verlagerter M. psoas.

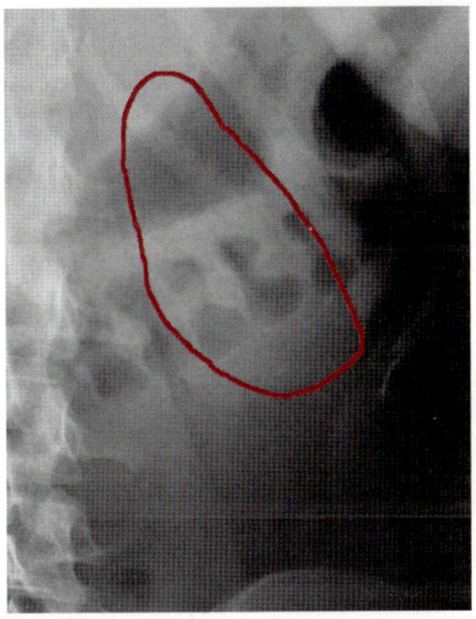

Abbildung 12-13: Perirenales Fett.

- Das präperitoneale Fett liegt außerhalb des parietalen Peritoneums und markiert im Röntgenbild das Colon ascendens und descendens (Abb. 12-15).
- Andere solide Organe: Die meisten soliden Organe können auf dem Röntgenbild erkannt werden, wenn ein Fettstreifen das Organ von den benachbarten Strukturen trennt. So sind z. B. Leber, Milz und Uterus (im Gegensatz zum Pankreas) von Fett umgeben.

Skelett und solide Organe

Nach einem Trauma ist es wichtig, Frakturen zu erkennen, weil sie auch die Wahrscheinlichkeit einer Organverletzung aufzeigen. Etwa 30 % der Patienten mit einer Fraktur der unteren drei Rippen haben eine intraabdominale Verletzung, die mithilfe der CT aufgedeckt werden kann. Umgedreht weisen 30 % der Patienten mit einer Leber- oder Milzverletzung, die einer CT unterzogen wurden, Rippenfrakturen auf.

Bei Traumapatienten sind Abdomenaufnahmen nicht routinemäßig indiziert. Nur eine Beckenaufnahme ist erforderlich, es sei denn, der Patient weist eine penetrierende Verletzung auf. Messer sollten in der Wunde belassen und dargestellt werden. Bei Patienten mit Schussverletzungen sollte die Ein- und Austrittsstelle mit Clips markiert werden.

Häufige Befunde beim abdominalen Notfall

Dünndarmdilatation

Die häufigsten Ursachen für dilatierte Dünndarmschlingen (Tab. 12-5, Abb. 12-16) sind die mechanische Obstruktion und der paralytische Ileus. Die mechanische Obstruktion kann zurückgehen auf:

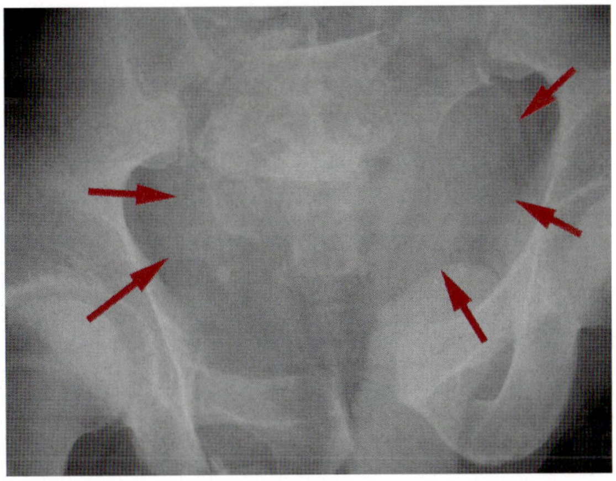

Abbildung 12-14: Perivesikales Fett und Beckenfraktur.

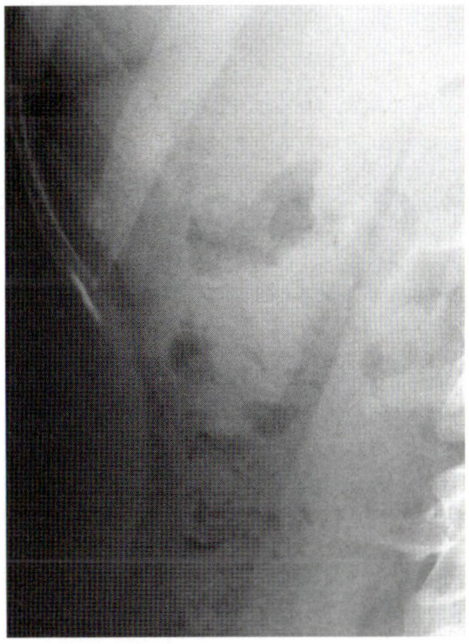

Abbildung 12-15: Präperitoneales Fett.

- Adhäsionen (75 %)
- inkarzerierte Hernien
- abdominale Massen
- Dünndarmvolvolus und Invagination
- Gallensteinileus und Entzündungsprozesse wie bei der Crohn-Krankheit und dem Appendixabszess.

Das entscheidende Kennzeichen einer Dünndarmobstruktion sind die dilatierten Dünndarmschlingen (normalerweise > 3 cm Durchmesser), die unterschiedliche Mengen an Luft und Flüssigkeit enthalten, und der Dickdarmkollaps. Auch ein Flüssigkeitsspiegel auf einer Länge von > 2,5 cm zeigt eine Obstruktion an. Da die Luft mit zunehmender Obstruktionsdauer resorbiert wird, kommt es zum Einschluss kleiner Luftmengen zwischen den Valvulae conniventes, was für ein perlschnurartiges Aussehen sorgt (String of Beads). Die Differenzierung einer Dünndarmobstruktion von einem paralytischen Ileus kann schwierig sein. Bei Letzterem ist auch der Dickdarm häufig dilatiert, und die «String of Beads» ist nur selten sichtbar. Bei allen Patienten mit Verdacht auf eine Dünndarmobstruktion sollte eine CT angefordert werden.

Dickdarmdilatation

Bei Patienten mit einem paralytischen Ileus kann der Dickdarm dilatiert sein (Tab. 12-6, Abb. 12-17). Die Pseudoobstruktion ist eine Ileusform, die durch eine Kolondilatation ohne obstruierende Läsion gekennzeichnet ist. Zu den häufigen Ursachen der Dickdarmobstruktion zählen Karzinom, Volvolus und Entzündungsprozesse, wie z. B. die Divertikulitis.

Patienten mit solchen Erkrankungen weisen ein hohes Risiko für eine Dickdarmperforation auf, vor allem wenn der Durchmesser des Zäkums 9 cm überschreitet. Eine funktionierende Ileozäkalklappe

Tabelle 12-5: Ursachen einer Dünndarmdilatation

• Dünndarmobstruktion
• Adhäsionen (häufigste Ursache)
• inkarzerierte Hernien
• Gallensteinileus (bei 25 % der älteren Patienten)
• Tumoren
• Invagination
• Crohn-Krankheit
• Dünndarmvolvolus
• paralytischer Ileus
• Mesenterialinfarkt
• Meteorismusdarm (oft zu sehen bei Kindern, die schreien und Luft schlucken)

Tabelle 12-6: Ursachen einer Dickdarmdilatation

• Dickdarmobstruktion
• Karzinom
• Divertikulose
• Adhäsionen
• Volvolus (gewöhnlich Colon sigmoideum, seltener Zäkum)
• Strahlentherapie
• paralytischer Ileus
• Pseudoobstruktion
• Meteorismusdarm
• toxisches Megakolon

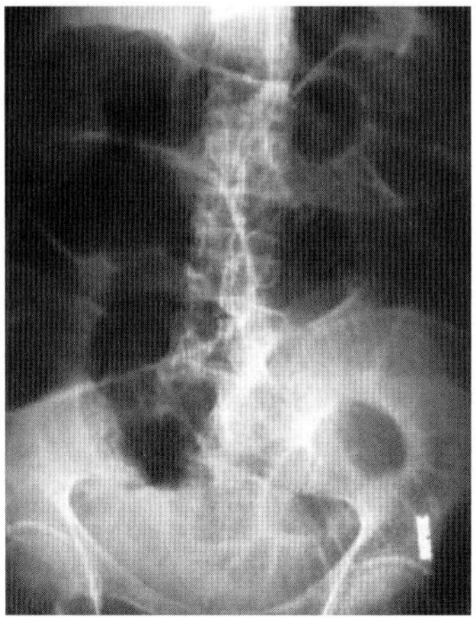

Abbildung 12-16: Dünndarmdilatation.

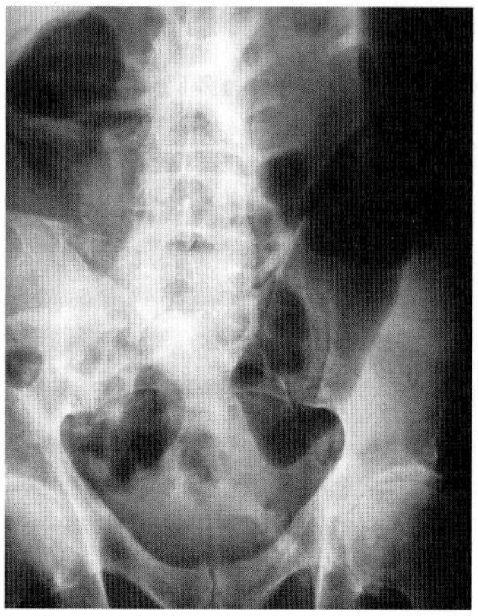

Abbildung 12-17: Dickdarmdilatation.

verhindert eine Dekompression des dilatierten Zäkums in das distale Ileum und erhöht das Perforationsrisiko.

Unter einem Volvolus versteht man die Verdrehung einer Darmschlinge. Betroffen sind Schlingen mit einem zu großen und langen Mesenterium. Die Stellen, an denen es am häufigsten zu einem Volvulus kommt, sind das Zäkum und das Colon sigmoideum, und bei beiden kommt es zur Obstruktion einer geschlossenen Schlinge. Das Zäkum kann in alle Richtungen mit einer assoziierten Dünndarmobstruktion rotieren. Die überschüssige Schlinge des Colon sigmoideums rotiert typischerweise in Richtung des linken oberen Quadranten, was zum Bild eines umgekehrten «U»s führt. Es weist keine Haustren auf und besitzt einen zentralen Streifen, der durch die benachbarten Darmwände zustande kommt. Eine proximale Dickdarmobstruktion ist häufig.

Eine Dickdarmdilatation trifft man auch bei der akuten Kolitis an (meist Colitis ulcerosa), wo sie mit einer Wandverdickung und einem Mukosaödem verbunden ist und das Thumbprint-Zeichen aufweist. Man bezeichnet dies als toxisches Megakolon, und oft droht die Perforation des Dickdarms.

Besteht der Verdacht auf eine Dickdarmobstruktion, ist die CT das Diagnostikum der Wahl nach der Abdomenaufnahme. Bei Verdacht auf eine Pseudoobstruktion oder einen paralytischen Ileus ist jedoch eine Folgeaufnahme oder ein Monokontrasteinlauf eine gute Alternative.

Extraluminale Luft

Luft, die sich außerhalb des Darmlumens befindet, hat viele mögliche Ursachen mit unterschiedlicher klinischer Relevanz (Tab. 12-7).

Freie intraperitoneale Luft: Sie impliziert eine Perforation, meistens in Form eines perforierten Ulkus oder einer Divertikulitis, sofern der Patient sich nicht kürzlich einem laparoskopischen Eingriff unterzogen hat. Freie Luft kann bei einer Abdomenaufnahme in Rückenlage schwer zu erkennen sein, und wenn Sie den Verdacht hegen, sollten Sie eine Abdomenaufnahme im Stehen anfordern.

Luft kann bei Aufnahme in Rückenlage im Recessus hepatorenalis (Morrison pouch) oder zwischen den Darmschlingen zu sehen sein (Tab. 12-8). Das Rigler-Zeichen macht beide Seiten der Darmwand durch beidseitige Luft sichtbar (üblicherweise liegt das Fett außerhalb der Darmwand aneinander, sodass die Darmwand nicht unterschieden werden kann).

Luft in der Darmwand: Sie kann für die gutartige Pneumatosis cystoides intestinalis oder Pneumatosis

Tabelle 12-7: Ursachen von extraluminaler Luft

Freie intraperitoneale Luft
- perforiertes Ulkus oder Divertikulitis
- postobstruktiv (Dünn- oder Dickdarm)
- mesenteriale Ischämie
- ischämische Kolitis
- iatrogen: Laparoskopie, Hysterosalpingographie, perkutane transhepatische Cholangiographie
- Pneumatosis coli (asymptomatisch)

Darm (subserös)
- Pneumatosis coli
- Pneumatosis intestinalis

Darm (intramural)
- nekrotisierende Enterokolitis
- ischämische Kolitis

Aerobilie
- emphysematöse Cholezystitis
- nach einer ERCP oder nach Sphinkterotomie
- Gallensteinileus

Nierenwege
- emphysematöse Pyelonephritis oder Zystitis

Urogenitaltrakt (Frauen)
- Tampons
- Intimdusche
- Hysterosalpingographie

Tabelle 12-8: Zeichen für freie Luft in der Abdomenaufnahme in Rückenlage

- Rigler-Zeichen: beide Seiten der Darmwand sichtbar
- Verschmelzung der beiden Diaphragmakuppeln: Luft im zentralen Diaphragmaanteil
- subhepatische Luft: freie Luft unter dem Leberunterrand
- Football-Zeichen: Luft unter der anterioren Bauchwand
- Lig. falciforme: Luft zeigt das Ligament als feine längliche Verdichtungslinie entlang der Konvexität der Leberoberfläche

cystoides coli sprechen, wenn die Luft rund oder oval angeordnet ist. Lineare Streifen von intramuraler Luft sind wichtig, weil sie gewöhnlich einen Darmwandinfarkt anzeigen, der die Folge eines schweren entzündlichen Prozesses oder einer Ischämie sein kann. Die ischämische Kolitis betrifft ältere Patienten und ist gewöhnlich in der linken Kolonflexur angesiedelt. Sie äußert sich als Wandverdickung mit Thumbprint-Zeichen bevor sich eine Pneumatosis entwickelt.

Andere Ursachen: Gas im Pfortadersystem sollte aufgrund seiner peripheren Lokalisation in der Leber von Luft im biliären System (Aerobilie) zu unterscheiden sein. Es ist ein sehr schlechtes Zeichen beim erwachsenen Patienten, das durch einen transmuralen Infarkt mit Luftübertritt in die mesenterialen Venen verbunden ist.

Aerobilie und Luft in der Gallenblase können durch Einlage eines biliären Stents oder durch Erosion eines Gallensteines durch die Gallenblasenwand in den Dünndarm entstehen. Dadurch kann es zu einer Dünndarmobstruktion kommen (Gallensteinileus).

Luft kann auch in einem Abszess gesehen werden, der dadurch ein geflecktes Aussehen annimmt oder einen abnormen Luft-Flüssigkeit-Spiegel aufweist. Ein Abszess kann eine Massenwirkung entfalten und benachbarte Strukturen verdrängen. Die Anamnese und das klinische Erscheinungsbild sollten bereits den Verdacht in diese Richtung gelenkt haben. Die CT oder Sonographie sind die Untersuchungen der Wahl bei Verdacht auf einen Abszess.

Gastrointestinale Notfälle

Gallensteinileus

Der Gallensteinileus ist eine seltene Ursache für eine Dünndarmobstruktion, ausgenommen ältere Patienten (25 % der Fälle). Die Gallenblase ist typischerweise chronisch entzündet und erodiert in den Dünndarm (meistens Duodenum). Der Stein gelangt in den Dünndarm und obstruiert den Darm direkt proximal der Ileozäkalklappe. Kennzeichen sind die Dünndarmdilatation, Luft in den Gallenwegen und (selten) ein strahlendichter Stein.

Mesenterialinfarkt

Der Mesenterialinfarkt ist mit starken Bauchschmerzen verbunden und tritt bei älteren Patienten mit Arrhythmien auf oder bei jüngeren mit embolischen Episoden bei einer Tumorerkrankung (atriales Myxom), Vaskulitis oder bakterieller Endokarditis. Meistens sind zunächst nur dilatierte Dünndarmschlingen zu sehen, doch später kann auch Luft in der Darmwand und in den Pfortadern gesehen werden (Abb. 12-18).

Zur Diagnosestellung sind eine kontrastverstärkte CT, eine CT-Angiographie oder eine mesenteriale Angiographie erforderlich.

Pseudoobstruktion

Sie sieht aus wie eine Dickdarmobstruktion, doch ist keine Ursache zu finden. Man sieht sie häufiger bei älteren Patienten. Es handelt sich um eine Ausschlussdiagnose mittels CT, Monokontrasteinlauf oder Koloskopie.

Paralytischer Ileus

Wie bei der Pseudoobstruktion jedoch ohne Darmgeräusche. Manchmal gibt es biochemische Auffälligkeiten. Er tritt besonders nach Operationen auf.

Magenvolvolus

Der Magen rotiert um sich selbst und kann dann in jedem Teil des Abdomens zu liegen kommen. Kennzeichnend sind meistens ein einzelnes überblähtes Organ und das Fehlen des normalen Magens (Abb. 12-19). Die Diagnose erfolgt im Allgemeinen anhand der Abdomenaufnahme und einer wiederholten Aufnahme nach Anlage einer Magensonde.

Zäkumvolvolus

Dabei rotiert das bewegliche Zäkum um sein Mesenterium. Kennzeichnend sind ein überblähtes luftgefülltes Organ, eine Dünndarmdilatation und das Fehlen eines normalen Zäkums (Abb. 12-20). Die Diagnose wird anhand des Röntgenbildes gestellt, wenn nötig auch im Monokontrasteinlauf oder in der CT.

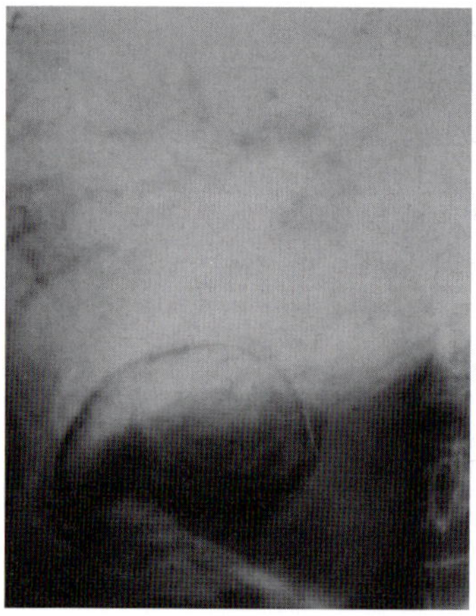

Abbildung 12-18: Mesenterialinfarkt.

Sigmavolvolus

Das Colon sigmoideum ist mobil und bei älteren Patienten verlängert und rotiert dabei intermittierend um sich selbst und den Mesenterialstiel.

Die Abdomenaufnahme zeigt das typische Bild mit einer stark dilatierten Dickdarmdoppelschlinge, die sich von der linken Beckenseite bis ins linke obere Abdomen erstreckt (Abb. 12-21). Die Spitze liegt oberhalb von Th10 und der Leber (Liver-Overlap-Sign). Das Colon descendens kann durch die dilatierten Schlingen hindurch gesehen werden (Bowel-Overlap-Sign).

Die Diagnose erfolgt anhand der Abdomenaufnahme und kann wenn nötig mit dem Monokontrasteinlauf bestätigt werden (Bird-of-Prey-Zeichen).

Ischämische Kolitis

Sie betrifft in der Regel die linke Kolonflexur und das Colon descendens, woraus sich eine funktionale Obstruktion mit assoziierten Thumbprint-Zeichen des Kolons ergibt (Abb. 12-22). In fortgeschrittenen Stadien, kann Luft in der Darmwand, Luft im Pfortadersystem und ein Pneumoperitoneum nachgeweisen werden. Eine Abdomenaufnahme ist hier hilfreich.

Entzündliche Kolitis

Fäzes fehlt in dem betroffenen Kolon bei abnormaler Mukosa (Pseudopolypen), Thumbprint-Zeichen und einem assoziierten Megakolon, was alles in der Abdomenaufnahme erkennbar ist. Indiziert sind die Koloskopie und eine Follow-up-Abdomenaufnahme.

Akute Appendizitis

Auf der Abdomenaufnahme sieht man manchmal eine dilatierte Dünndarmschlinge (Wächterschlinge oder Sentinel Loop), die den entzündeten Appendix überlagert. Die Abdomenaufnahme ist hier keine Routineuntersuchung, doch kann ein atypisches Bild auch einen Appendikolithen oder einen Tumor zu Tage fördern. Die CT ist die Untersuchungsmethode

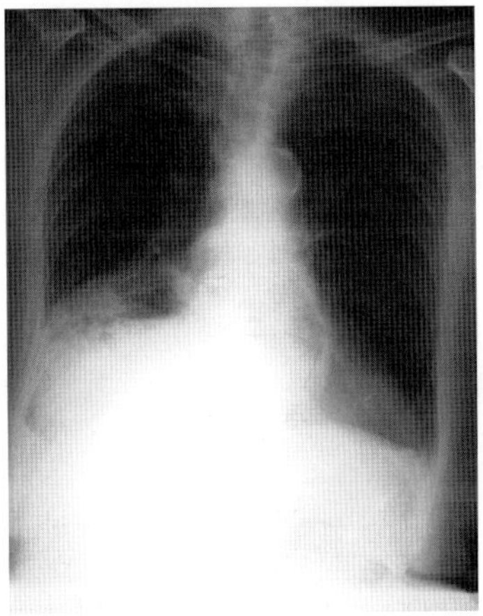

Abbildung 12-19: Magenvolvolus.

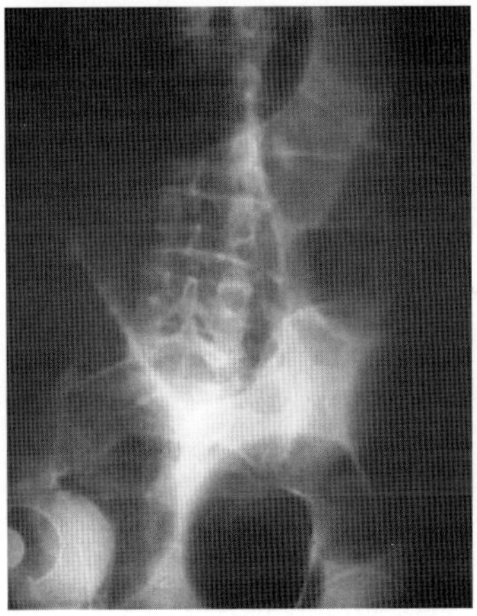

Abbildung 12-21: Sigmavolvolus.

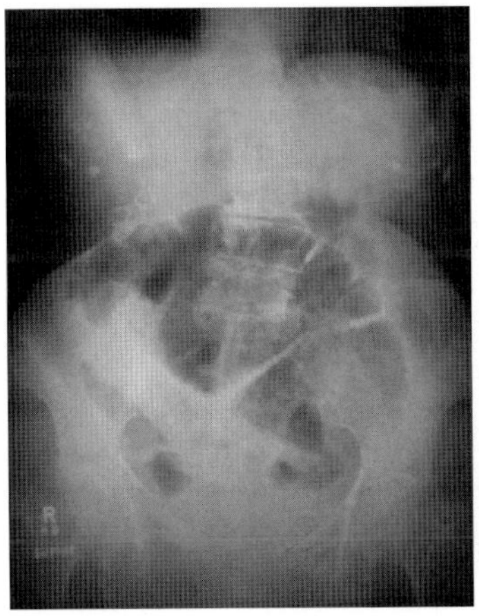

Abbildung 12-20: Zäkumvolvolus.

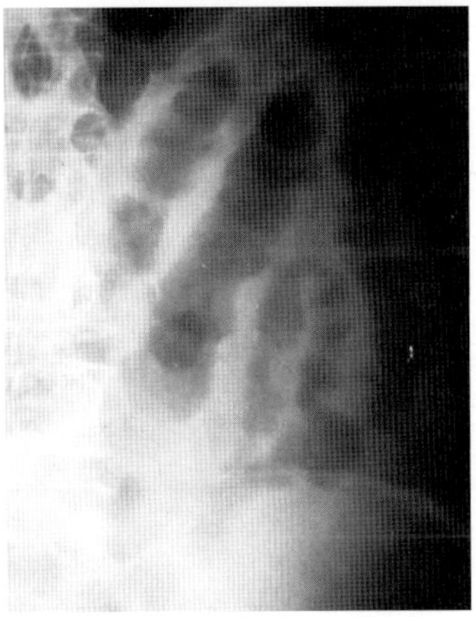

Abbildung 12-22: Ischämische Kolitis.

der Wahl, bei zweifelhafter Diagnose. Bei schlanken Erwachsenen, schwangeren Frauen und Kindern ist die Kompressionssonographie eine Alternative.

Andere Notfallsituationen

Trauma

Eine Abdomenaufnahme ist nicht indiziert. Als Teil der Erstmaßnahmen sollte eine Beckenübersichtsaufnahme und eine fokussierte Traumasonographie (FAST; Focused Abdominal Sonography for Trauma) durchgeführt werden. Bei schweren Traumen muss bei den meisten Patienten eine CT erfolgen (siehe Kapitel 18).

Gallenkolik und akute Cholezystitis

Wie bei den Traumen ist auch hier eine Abdomenaufnahme nicht indiziert. Die Sonographie (Abb. 12-23) ist das Diagnostikum der Wahl oder, bei der akuten Cholezystitis, die Gallenszintigraphie.

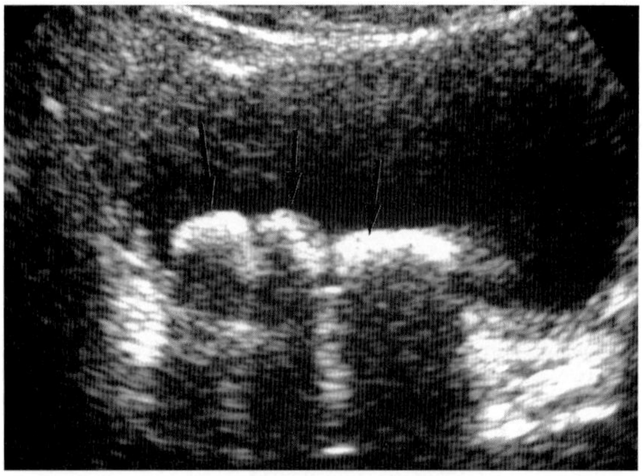

Abbildung 12-23: Gallensteine in der Sonographie (Pfeile).

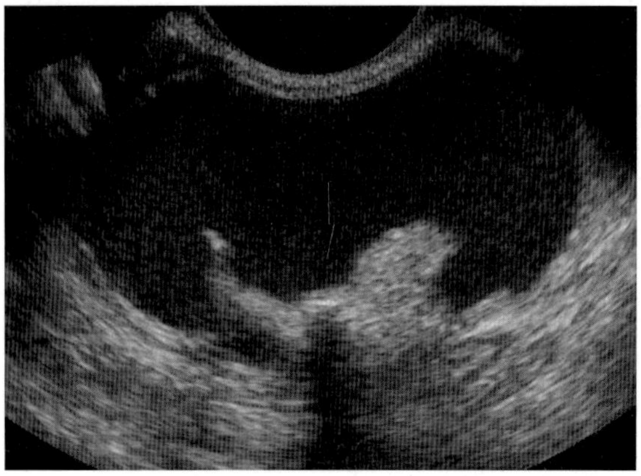

Abbildung 12-24: In der Sonographie sieht man eine ovariale Masse. Die Pfeile deuten auf eine solide Komponente.

Akute Pankreatitis

Eine Abdomenaufnahme ist nicht indiziert. Mithilfe der Sonographie sollte nach Gallensteinen gefahndet werden und eine Dilatation des Gallensystems ausgeschlossen werden. Zur Beurteilung des Pankreas ist sie hier aber nicht geeignet.

Bei einer Abdomenaufnahme können manchmal eine dilatierte Dünndarmschlinge (Wächterschlinge, Sentinel Loop) auffallen, die das entzündete Pankreas überlagert, oder Kalzifikationen als Ausdruck einer chronischen Pankreatitis gesehen werden.

Leck eines Bauchaortenaneurysmas

Gewöhnlich ist die gebogene Kalzifikation des Aneurysmas sichtbar, aber es gibt eine ganze Reihe von Merkmalen, die auf eine Blutung hinweisen: eine Weichteilmasse, die die kalzifizierte Wand umgibt (Hämatom), kein sichtbarer M. psoas (besonders links), nach superior und außen verlagerte linke Niere und eine Verlagerung der Darmschlingen zur Peripherie (aufgrund des Hämatoms)

Nieren- oder Harnleiterkolik

Eine Abdomenaufnahme ist nicht indiziert. Am besten werden eine CT der ableitenden Harnwege oder ein Notfall-i. v.-Urogramm durchgeführt. Die CT der ableitenden Harnwege ist eine eingeschränkte CT ohne Kontrastmittel, low-dose und kann bis zu 15 % zusätzliche Anomalien gegenüber dem i. v.-Urogramm aufzeigen.

Massen

Zunächst wird eine Sonographie zur Identifizierung des Ursprungs der Masse durchgeführt (Abb. 12-24). Bei Frauen im gebärfähigen Alter geht man bis zum Beweis des Gegenteils immer von einer möglichen Schwangerschaft aus (Abb. 12-25). Sonographisch kann eine 3 bis 4 Wochen alte Schwangerschaft nachgewiesen werden, Herzschläge sind nach 5 Wochen zu sehen.

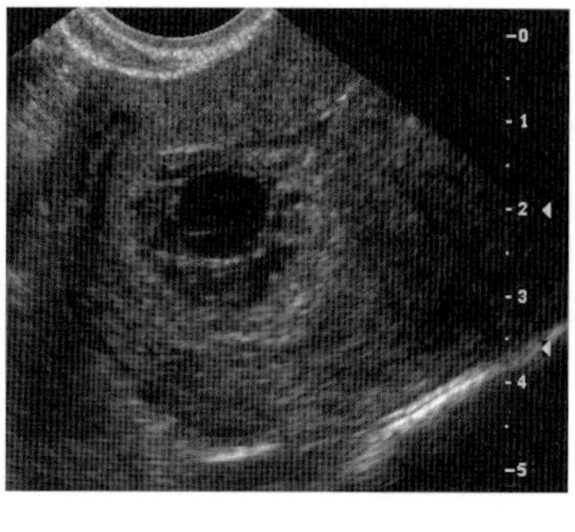

Abbildung 12-25: Sechs Wochen alte Schwangerschaft in der Sonographie.

13 Kopf

Amrish Mehta und Otto Chan

Die meisten Patienten, bei denen eine Röntgenaufnahme des Kopfes erforderlich ist, kommen nach einem Trauma (Abb. 13-1, 13-2), bei Verdacht auf Apoplexie, nach einer transitorischen ischämischen Attacke (TIA), nach Verdacht auf eine Subarachnoidalblutung (SAB) oder auf Meningitis in die Notaufnahme. Die CT ist der Hauptpfeiler der kranialen Bildgebung in der Notaufnahme. Außer bei der Apoplexie spielt die MRT bei der Erstversorgung dieser Patienten keine nennenswerte Rolle.

CT-Technik

Wenn eine CT durchgeführt wird, wird der Patient dabei gewöhnlich in Rückenlage durch einen Scanner bewegt und die Aufnahmen werden von einer rotierenden Röntgenröhre und einem Detektor gemacht. Die neuesten Computertomographen verfügen über 64 Detektoren und rotieren in 0,4 s einmal um den Patienten herum, wobei 160 Bilder/s bzw. 9600 Bilder/min gemacht werden. Die axialen Kopfaufnahmen erfolgen dennoch «sequenziell» mit eine Umdrehung des Detektors pro Schicht.

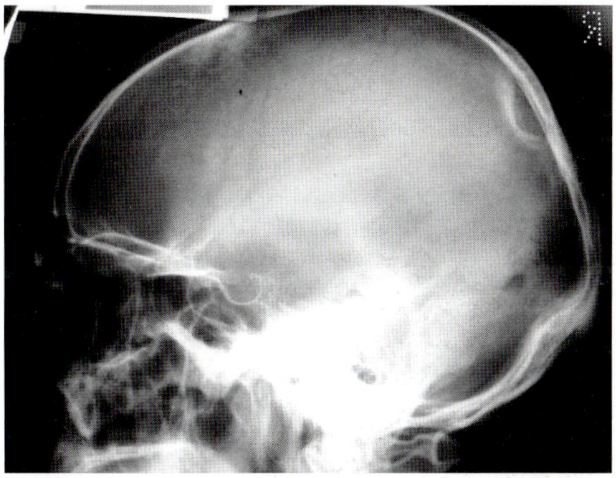

Abbildung 13-1: Die Seitaufnahme des Schädels zeigt eine Schädelimpressionsfraktur des Os parietale.

Zunächst wird ein Topogramm angelegt. Den werden Axialschnitte durch den Kopf vom Foramen magnum bis zum Vertex aufgenommen. Im Notfall erfolgen die Aufnahmen ohne i.-v.-Kontrastverstärkung (nicht kontrastverstärkte CT). Diese Scans werden dann begutachtet und falls erforderlich mit einem Jod-basierten Kontrastmittel wiederholt (kontrastverstärkte CT, Abb. 13-3). Die nicht kontrastverstärkte

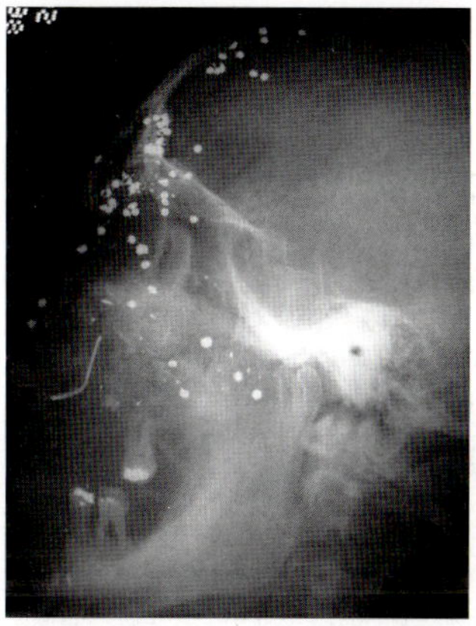

Abbildung 13-2: Diese Seitaufnahme des Schädels zeigt eine Schrotschussverletzung mit multiplen Foci von hoher Dichte verteilt über das ganze Gesicht.

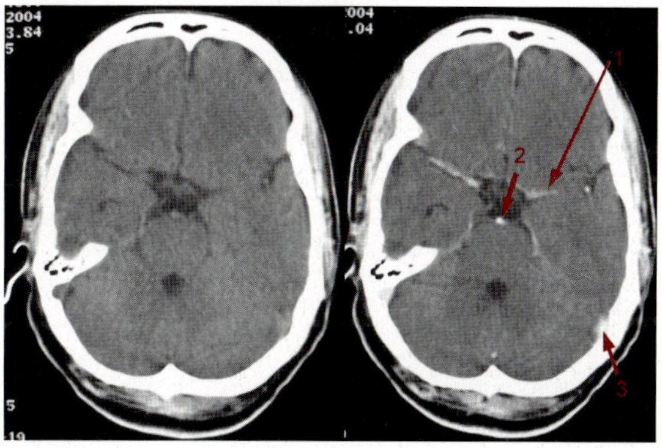

Abbildung 13-3: Schädel-CT vor (links) und nach (rechts) Kontrastmittelgabe. In diesem Anschnitt stellen sich nach der Kontrastverstärkung die A. cerebri media (1), die A. basilaris (2) und der Sinus venosus lateralis (3) ebenso wie der freie Rand des Tentoriums als hyperdense Strukturen dar.

CT mit oder ohne nachfolgende i.-v.-Kontrastverstärkung ist bei einer Vielzahl klinischer Situationen indiziert (Tab. 13-1).

Der Schlüssel zur Diagnose einer intrakraniellen Anomalie ist die Kenntnis der Basisanatomie des Kopfes und seiner Anatomie in der axialen CT (Abb. 13-4, 13-5).

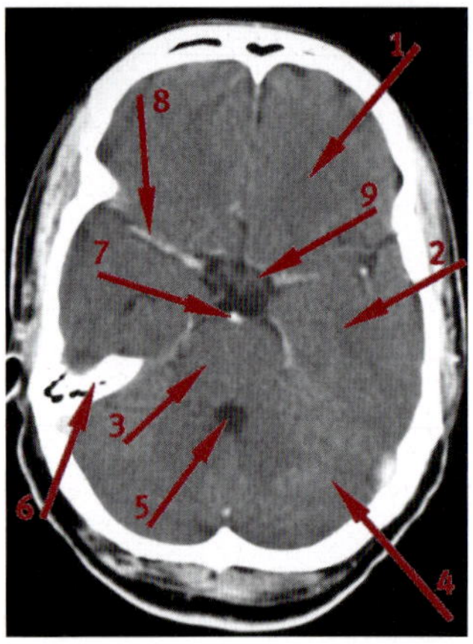

Abbildung 13-4: Kontrastverstärkte CT des Kopfes: 1 Frontallappen, 2 Temporallappen, 3 Pons, 4 Kleinhirnhemisphäre, 5 IV. Ventrikel, 6 rechtes Felsenbein, 7 A. basilaris, 8 rechte A. cerebri media, 9 Chiasma opticum.

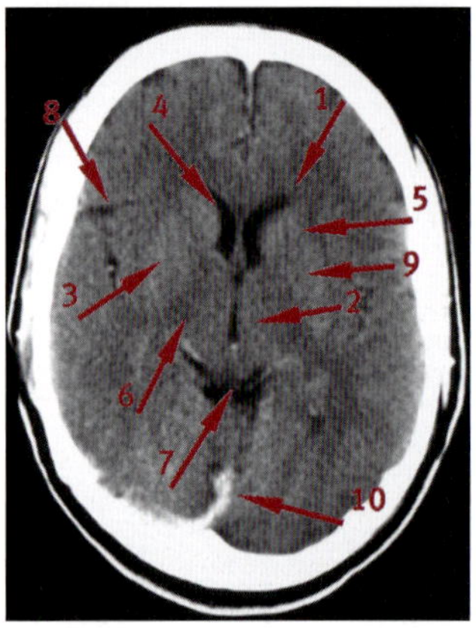

Abbildung 13-5: Axiale CT des Kopfes: 1 Vorderhorn des Seitenventrikels, 2 III. Ventrikel, 3 rechtes Putamen, 4 Caput des rechten Nucl. caudatus, 5 anteriorer Schenkel der linken Capsula interna, 6 posteriorer Schenkel der rechten Capsula interna, 7 Cisterna ambiens, 8 Sulcus lateralis cerebri (Sylvius-Furche), 9 Globus pallidum links, 10 Confluens sinuum.

Befundungs-ABC

Mehrere zusammenhängende Schritte helfen bei der sorgfältigen Befundung der kranialen CT. Der erste Schritt ist die Entwicklung eines zuverlässigen und reproduzierbaren Systems für eine erste Einschätzung. Das Befundungs-ABC ist systematisch, einfach und leicht zu behalten:

- **A**irspaces (Lufträume)
- **B**ones and **B**rain (Knochen und Gehirn)
- **C**erebrospinal Fluid Spaces (Liquorräume)
- **D**uraräume
- **E**yes (Augen)
- **F**remdkörper
- **G**esicht

Es ist wichtig, bei einem zweiten Durchgang die Schlüsselregionen in gleicher Weise zu beurteilen. Maßgebend ist das Verständnis der Anatomie und die

Tabelle 13-1: Indikationen der kranialen CT

Nicht kontrastverstärkte CT	Nicht kontrastverstärkte CT mit oder ohne kontrastverstärkte CT
• Trauma (einschließlich nicht akzidentieller Verletzungen) • Subarachnoidalblutung • intrakranielle Blutung • Apoplexie • Hypoxie • Anoxie	• Meningitis • erhöhter Hirndruck • Hydrocephalus occlusus • nach neurochirurgischen Eingriffen
Nicht kontrastverstärkte CT und kontrastverstärkte CT	**Kontrastverstärkte CT oder MRT**
• Enzephalitis (akute Verwirrung) • subdurales Empyem • Sinusthrombose • bekannter Primärtumor • HIV-Infektion • fokale Massenläsion	• fokale Läsion • subdurales Empyem • Enzephalitis • Sinusthrombose • HIV-Infektion

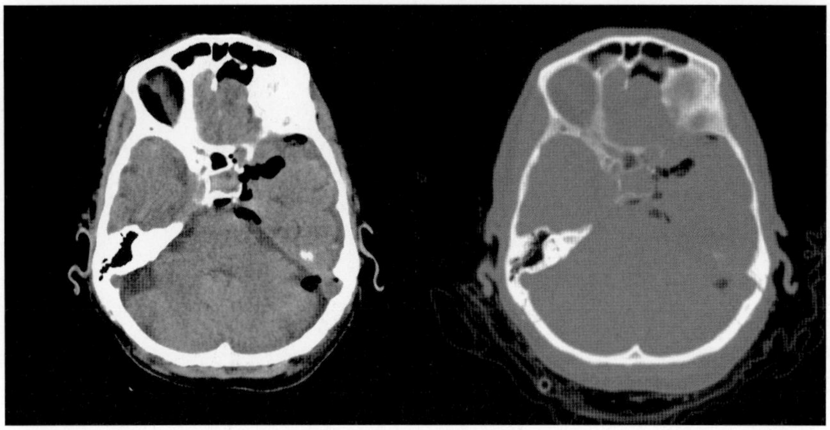

Abbildung 13-6: Pneumozephalus: Taschen mit sehr niedriger Dichte (jetzt schwarz) in den extraaxialen Räumen in der Weichteilaufnahme (links) und im Knochenfenster (rechts).

Differenzierung, ob es sich bei einer Läsion um eine intrinsische Schädigung (des Hirnparenchyms) oder um eine extraaxiale Schädigung (im Dura- oder Liquorraum) handelt.

Ganz wichtig ist die Kenntnis der Normbereiche, der typischen Artefakte (wie etwa die Aufhärtung in der Fossa posterior und in den Temporallappen, das Partialvolumen in den unteren Frontallappen und nahe der Felsenbeinkante) sowie das Anomaliemuster. Obwohl die hier dargestellte Vorgehensweise für die Interpretation der kranialen CT im Zusammenhang mit einem Trauma entwickelt wurde, ist sie auch auf andere Situationen übertragbar.

Airspaces (Lufträume)

Prüfen Sie:

- Sinus sphenoidalis: Ein Flüssigkeitsspiegel kann auf eine Schädelbasisfraktur hinweisen.
- Andere paranasale Sinus: Eine Verschattung der Nasennebenhöhlen kann auf eine Sinusitis zurückzuführen sein und Ursache eines subduralen Empyems sein (infizierte subdurale Flüssigkeitsansammlung). Eine Verschattung der maxillären Zahnreihe und der Sinus ethmoidales trifft man oft bei Gesichtsfrakturen an.
- Cellulae mastoideae und Felsenbein: Eine Verschattung an dieser Stelle ist ein deutlicher Hinweis auf eine traumatische Felsenbeinfraktur. Verschattungen und Knochenerosionen können auf einen Tumor an der Schädelbasis hindeuten wie etwa ein Chondrosarkom oder eine Metastase oder auf einen infektiösen Prozess wie eine Apicitis petrosa.
- Pneumozephalus (Abb. 13-6): Luft im Schädel zeigt meistens einen vorherigen chirurgischen Eingriff an (normalerweise Kraniotomie mit Einlage einer Ventrikeldrainage oder einer intrakraniellen Druckmesssonde) oder eine Fraktur einer Luftkammerwand (z. B. einer Nebenhöhle oder ein belüftetes Felsenbein, Abb. 13-7, 13-8).

Bones (Knochen)

Es ist wichtig, in der CT die Knochen nur im Knochenfenster-Setting zu beurteilen (Fensterbreite 500 HE, Fenster-Level 1500 HE) und am besten an Aufnahmen, die unter Verwendung eines Knochenalgorithmus aufgebaut wurden.

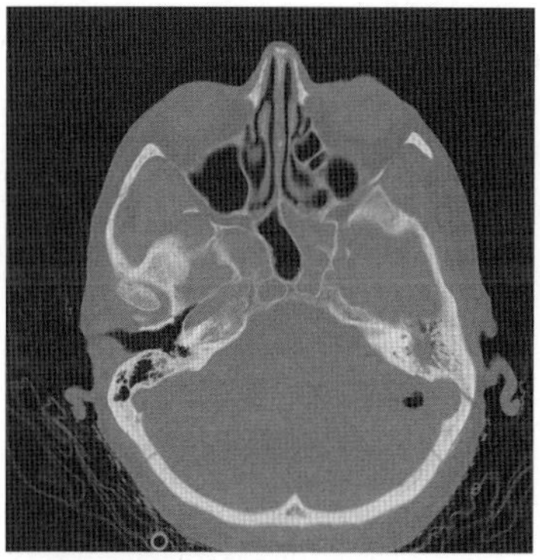

Abbildung 13-7: Längsfraktur des linken Felsenbeinpyramide mit Verschattung der Cellulae mastoideae und des Mittelohrs und Pneumozephalus.

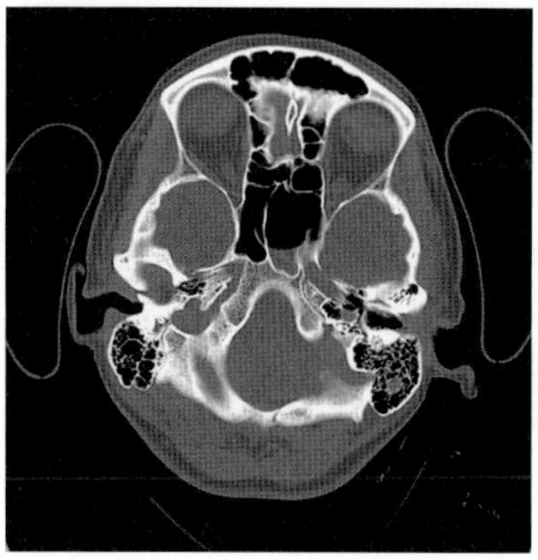

Abbildung 13-8: Fraktur der Seitenwand des Sinus sphenoidalis mit Flüssigkeitsspiegel innerhalb des Sinus.

Prüfen Sie:

- Schwellung der Kopfschwarte: Dies ist oft ein Hinweis auf eine akute Verletzung.
- Schädelimpressionsfraktur oder eingelagerte Knochenfragmente (Abb. 13-9, 13-10): Hier ist ein neurochirurgischer Eingriff nötig, besonders wenn der Impressionsgrad 1 cm übersteigt.
- Frakturen oder Erosionen der Schädelbasis: Beurteilen Sie die Foramina, den Canalis caroticus, das Felsenbein und den Clivus. Der knöcherne Rand der Fossa hypophysialis kann durch einen großen Hypophysentumor erodiert und umgestaltet sein.
- multiple Frakturen oder Anomalien
- allgemeine Verdickung der Schädelkalotte: Dies sieht man z. B. bei der Paget-Krankheit, bei diffusen Metastasen (Abb. 13-11), besonders beim Prostatakarzinom, bei Sichelzellanämie, antikonvulsiver Therapie oder bei schon lange bestehendem ventrikulovenösem Shunt.
- sklerotische oder aufgehellte Knochenläsionen (Abb. 13-12): Wichtige Diagnosen mit diesen Merkmalen sind Knochenmetastasen und multiples Myelom.

Bei der Prüfung auf mögliche Frakturen sollten Sie sich nicht durch die Nähte in die Irre führen lassen. Die Nähte verlaufen typischerweise symmetrisch, weniger gerade und weisen an den Rändern eine Kortikalis auf.

Brain (Hirnparenchym)

Es ist wichtig, jede axiale Aufnahme auf Hinweise für eine hypo- oder hyperdense Läsion oder einen Tumor

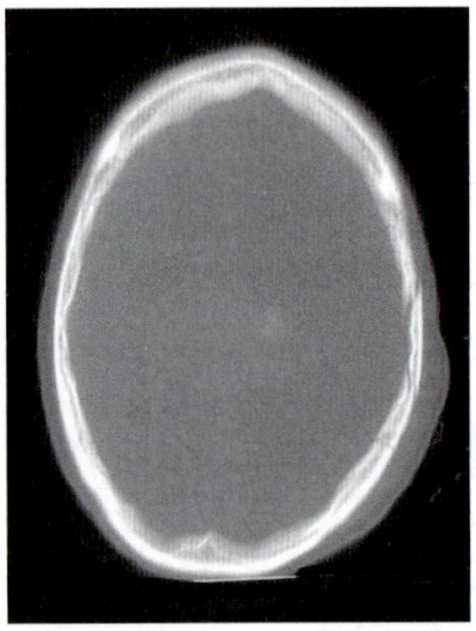

Abbildung 13-9: CT mit Trümmerfraktur des linken Os parietale.

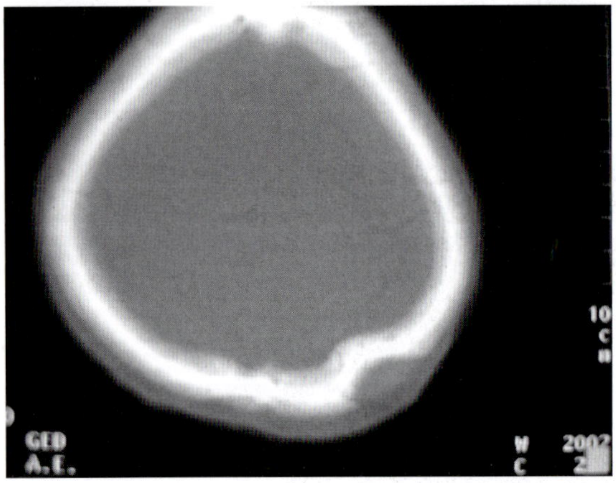

Abbildung 13-10: CT des Patienten von Abbildung 13-1 mit Schädelimpressionsfraktur des linken Os parietale.

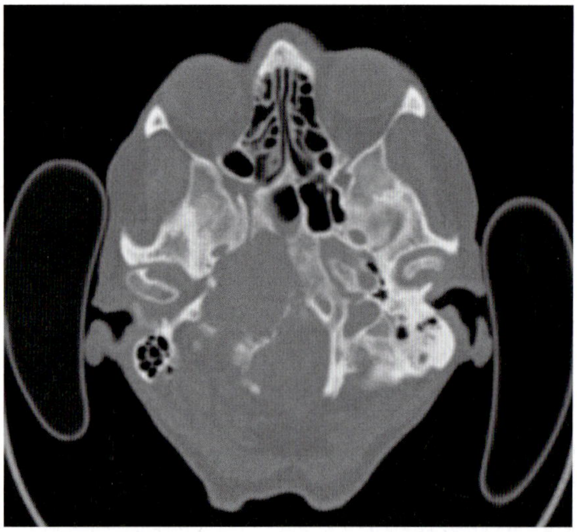

Abbildung 13-11: Metastasen: große expansive lytische Läsionen der rechten Schädelbasis.

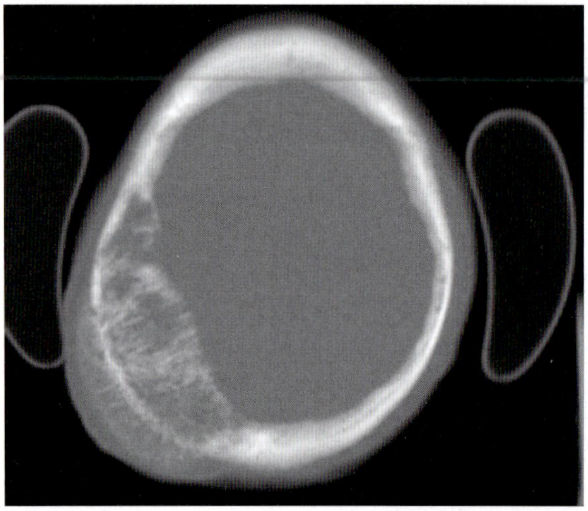

Abbildung 13-12: Hämangiom der Schädelkalotte: große expansive strahlentransparente Läsion des rechten Os parietale mit vergröbertem Trabekelmuster und typischen spikulären periostalen Ausziehungen (Hair on End).

des Hirnparenchyms abzusuchen. Im Zusammenhang mit einem Trauma sind **hypodense Läsionen** wie nicht-hämorrhagische Kontusionen oder «Scherverletzungen» typisch (Abb. 13-13). Zu Letztgenannten zählen diffuse Axonschädigungen, die oft an den Verbindungen von grauer und weißer Substanz im Frontal- und Temporallappen sowie im Corpus callosum auftauchen (gewöhnlich posterior). In nicht traumatischen Fällen können hypodense Läsionen die graue und weiße Substanz betreffen (z. B. Infarkt, Abb. 13-14, Enzephalitis und Low-grade-Gliome) oder nur die weiße. Demyelinisierungen (Abb. 13-15) oder die Mikroangiopathie bei Hypertonie (Abb. 13-16) sind häufige Ursachen für hypodense Läsionen der weißen Substanz. Ein vasogenes Ödem (Abb. 13-17) ist ein hypodenses Areal in der Umgebung eines Abszesses oder eines Tumors, das fingerartige Fortsätze in die weiße Substanz hinein aufweist. Diffuse Dichteminderungen bei einer Abnahme der Unterscheidbarkeit von grauer und weißer Substanz bei gleichzeitiger Hirnschwellung zeigt gewöhnlich einen hypoxischen Hirnschaden an, wie z. B. nach einem längeren Herzstillstand (Abb. 13-18).

Eine fokale Dichteminderung kann in Zusammenhang mit zystischen Läsionen stehen, wie z. B. bei ei-

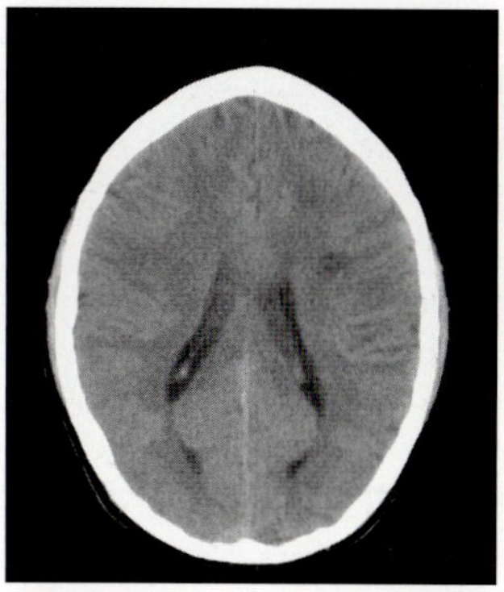

Abbildung 13-15: Kleine eiförmige Regionen mit Dichteminderung in der Tiefe der weißen Substanz. Kein spezifischer Befund in der CT, aber er lenkt den Verdacht auf eine Demyelinisierung. Die Bestätigung erfolgt in der MRT.

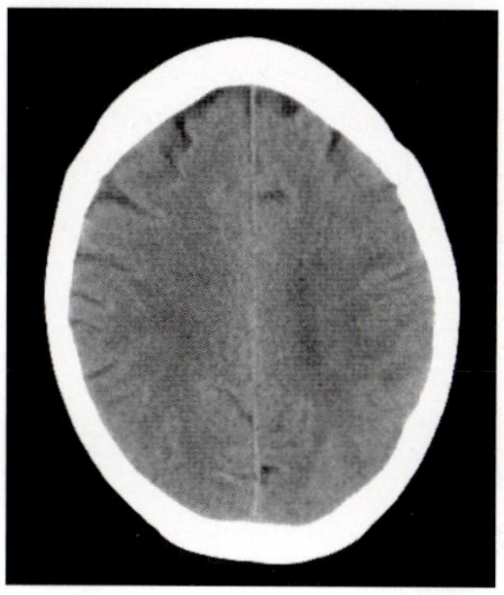

Abbildung 13-16: Mikroinfarkte: mehrere kleine Gebiete mit Dichteminderungen in der tiefen und in der subkortikalen weißen Substanz in beiden Hemisphären bei einem älteren Patienten mit verschiedenen Risikofaktoren für Gefäßerkrankungen.

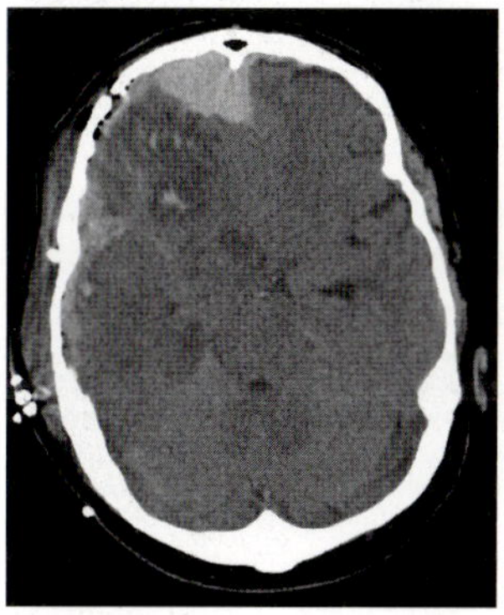

Abbildung 13-13: Unterschiedlich dichte Strukturen im rechten Frontal- und Temporallappen nach einem Trauma. Die hypodensen Regionen sind nicht-hämorrhagische Kontusionen. Achten Sie auf das extraaxiale Hämatom, das unter der rechten Frontalfraktur zu sehen ist.

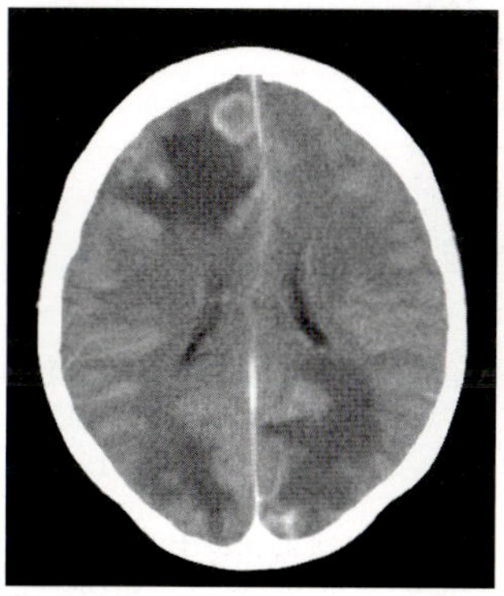

Abbildung 13-17: Vasogenes Ödem: fingerartige Fortsätze mit Dichteminderung, welche die weiße Substanz miteinbezieht, ist typisch für diesen Prozess. In der Peripherie sind angereicherte Metastasen zu sehen, welche die ödematöse Reaktion auslösen.

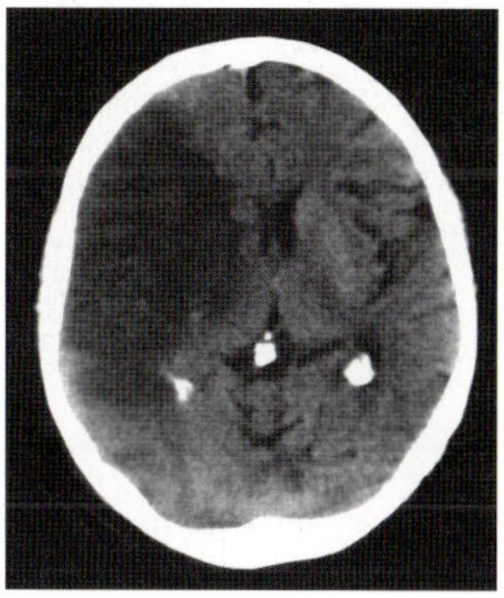

Abbildung 13-14: Subakuter Territorialinfarkt im Versorgungsgebiet der A. cerebri media mit Dichteminderung der grauen und weißen Substanz zusammen mit einem lokalen Masseneffekt.

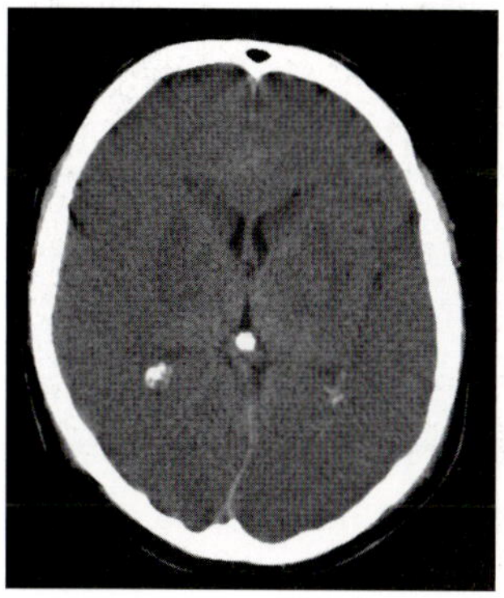

Abbildung 13-18: Schwerer hypoxischer Hirnschaden. Symmetrische Dichteminderung, welche die Basalganglien umfasst. Assoziiert ist eine Hirnschwellung und der Verlust der Unterscheidbarkeit von grauer und weißer Substanz, was dem Befund eines Hirnödems entspricht.

nem zystischen Tumor, einem pilozytischen Astrozytom, oder mit Nekrosegebieten eines aggressiveren Tumors wie einem Glioblastoma multiforme. In ähnlicher Weise zeigt auch ein Abszess einen hypodensen Kern mit einer schmalen, verstärkten Wand.

Hyperdense Läsionen entsprechen oft einer Blutung (Abb. 13-19). In den ersten sieben Tagen zeigt eine Blutung eine Dichteerhöhung. Auf der Erstaufnahme kann sie von einer hypodensen Zone umgeben sein, z. B. bei einer nicht hämorrhagischen Kontusion, einem Veneninfarkt oder einem hämorrhagischen Tumor. Die Dichte einer Blutung vermindert sich kontinuierlich, bis sie nach drei bis vier Wochen nicht mehr auffällt. Bei einer anhaltenden Parenchymblutung oder bei einer Koagulopathie sieht die hyperakute Blutung hypodens aus und kann Flüssigkeitsspiegel und «Wirbel» bilden. Eine akute Blutung kann bei einer Anämie unerwartet hypodens sein. Gebiete von hoher Dichte können Kalzifikationen widerspiegeln, die möglicherweise auf kongenitale Infektionen zurückzuführen sind oder in Zusammenhang mit einem Tumor stehen. Läsionen von hoher zellulärere Dichte, wie z. B. ein Lymphom, erscheinen oft mäßig hyperdens und haben einen Masseneffekt (Abb. 13-20).

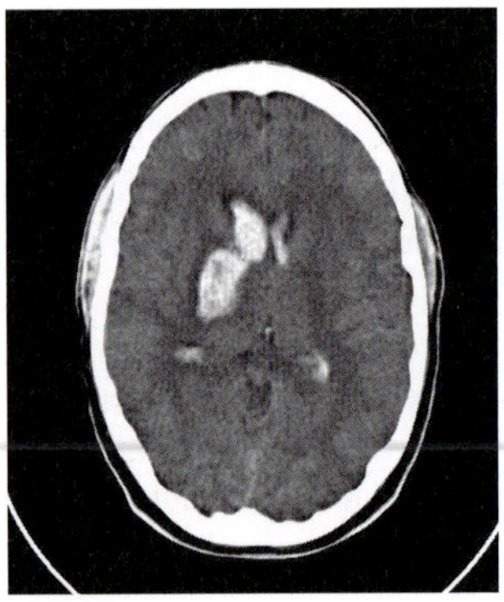

Abbildung 13-19: Akute Parenchymblutung: hyperdenses akutes Hämatom in den rechten Basalganglien mit intraventrikulärer Ausbreitung.

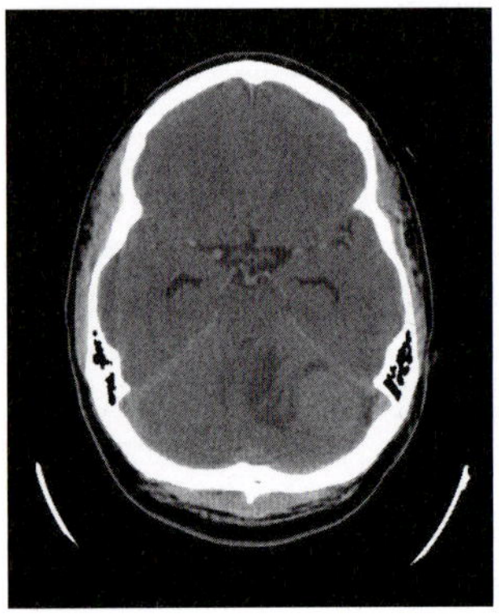

Abbildung 13-20: Leicht hyperdense Masse in der linken Kleinhirnhemisphäre mit umgebender weißer Substanz, vasogenem Ödem und Masseneffekt. Bei der Operation bestätigte sich der Verdacht auf ein zelldichtes Medulloblastom.

Die Entscheidung, ob eine Läsion einen **Masseneffekt** ausübt oder ob es Hinweise auf einen Masseneffekt gibt (ohne die Ursache zu kennen), ist sehr bedeutsam. Wenn eine Läsion einen Masseneffekt ausübt, führt dies zur Verformung der benachbarten Strukturen, zunächst nur lokal, doch in schwereren Fällen ist der Effekt weitreichender. Häufige Anzeichen eines Masseneffektes sind:

- Aufweitung der Gyri
- Verschmälerung der Liquorräume (lokaler oder generalisierter Effekt auf Sulki, basalae Zisterne und Ventrikel)
- subfalzine Hernierung
- Einklemmung im Foramen magnum
- temporale Unkusherniation, die zu einem Infarkt der A. cerebri posterior führen kann.

Cerebrospinal Fluid Spaces (Liquorräume)

Die Ventrikel, die basale Zisterne und die Sulki führen den Liquor. Alle Strukturen sollten auf Hinweise für eine akute Blutung (hyperdens) oder einen Masseneffekt überprüft werden. Eine akute Blutung in der basalen Zisterne und in den Sulki mit oder ohne Beteiligung der Ventrikel ist eine Subarachnoidalblutung, deren wichtigsten Ursachen das Trauma und die Aneurysmaruptur sind. Suchen Sie sorgsam in den abhängigen Strukturen, besonders in den Okzipitalhörnern der Seitenventrikel und in der Fossa interpeduncularis. Eine Blutung in den Sulki erzeugt eine hyperdense lineare Läsion zwischen den Gyri der Rinde. Masseneffekte auf die Liquorräume führen gewöhnlich zu einem Verlust der Symmetrie, wie z. B. der Ventrikel oder der Sulki (Abb. 13-21). Die Liquorräume sind bei normalen jungen Menschen relativ klein, sodass Veränderungen ganz subtil sein können.

Im Allgemeinen kann eine Vergrößerung des Ventrikelsystems eine kompensatorische Reaktion auf eine reduzierte Hirnmasse bei älteren Menschen und bestimmten neurodegenerativen Erkrankungen sein

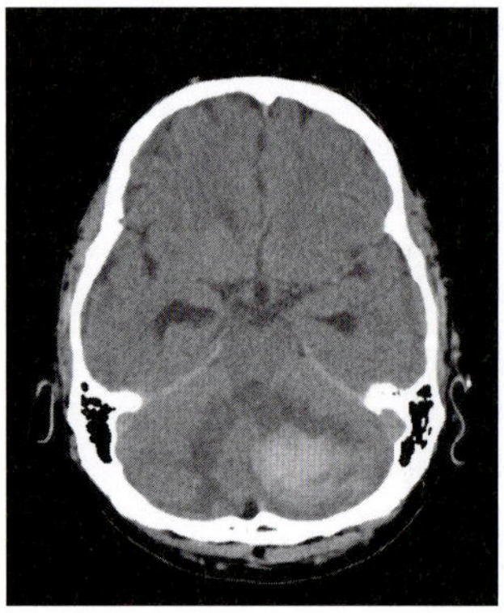

Abbildung 13-21: Partiell hämorrhagische Masse in der linken Kleinhirnhemisphäre mit umgebendem Ödem. Aufgrund des Masseneffekts auf den IV. Ventrikel ist das weiter proximal gelegene Ventrikelsystem vergrößert, was sich hier in der Aufweitung der Unterhörner der Seitenventrikel zeigt.

(Abb. 13-22) oder auf einen Hydrozephalus zurückgehen. Ein **akuter Hydrozephalus** ist gewöhnlich mit den Zeichen eines Masseneffektes wie dem Verstreichen der Sulki und einem periventrikulären Ödem verbunden (Dichteminderung). Als Ursache kann eine Abflussstörung des Liquors an irgendeiner Stelle der Liquorbahn zugrunde liegen, wie z. B. am Foramen interventrikulare in Folge einer Kolloidzyste (Abb. 13-23). In diesem Fall sind nur die Ventrikel oberhalb der Obstruktion erweitert und in unserem Beispiel nur die Seitenventrikel. Eine gestörte Absorption des Liquors an den Granulationes arachnoidales (Pacchioni-Granulationen), vor allem an der Oberseite der Hirnkonvexität, kann zu einer Erweiterung aller Ventrikel führen. Dies bezeichnet man als Hydrocephalus communicans (Abb. 13-24). Typische Ursachen für einen Hydrocephalus communicans sind eine SAB und Meningitis. Er kann auch mit einem Hydrozephalus aufgrund einer Abflussstörung des IV. Ventrikels verwechselt werden.

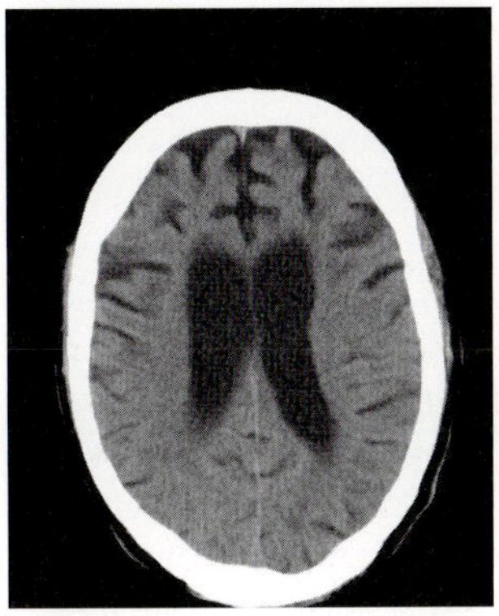

Abbildung 13-22: Große Ventrikel bei Hirnvolumenminderung, worauf die proportionale Prominenz der frontalen Hirnfurchen hindeutet.

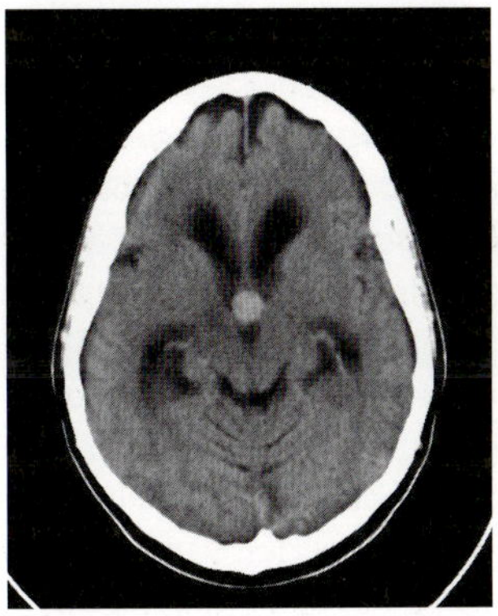

Abbildung 13-23: Kolloidzyste des III. Ventrikels mit Hydrozephalus. Typische runde hyperdense Läsion am Vorderteil des III. Ventrikels mit Erweiterung der Seitenventrikel.

Duraräume

Die extraaxialen Kompartimente können wie folgt unterteilt werden:

- Subarachnoidalraum: zwischen Arachnoidea und Pia mater und zwischen den basalen Zisternen und den Sulki
- Subduralraum: zwischen Dura mater und Arachnoidea, umfasst auch die Fissura longitudinalis cerebri und das Tentorium
- Epiduralraum: zwischen Dura und der Innenschicht des Schädels.

Der wichtigste zu erhebende Befund ist die extraaxiale Blutung. Das Subduralhämatom (Abb. 13-25) breitet sich gewöhnlich über der Großhirnkonvexität aus, kann aber auch in der Fissura longitudinalis cerebri und am Tentorium auffallen. Die Subduralhämatome sind meistens ausgedehnt, sichelförmig und oft weit vom Verletzungsort entfernt (Contrecoup). Epiduralhämatome (Abb. 13-26) befinden sich üblicherweise gleich am Ort der Schädigung, der oft ein Schädelbruch ist. Sie sind bikonvex und klein, weil sie durch die Schädelnähte begrenzt werden. Die Dichte einer extraaxialen Blutung verringert sich mit der Zeit. Nach 12 bis 15 Tagen ist sie isodens mit dem Hirnparenchym und dann schwer zu identifizieren. Nach drei Wochen ist ein chronisches Subduralhämatom überwiegend hypodens, was oft bei älteren Patienten

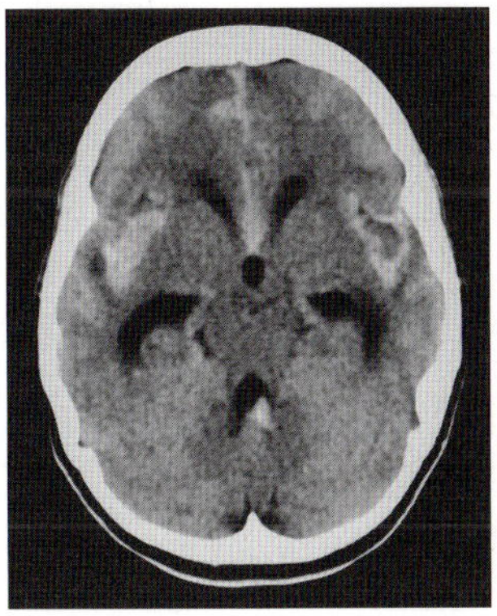

Abbildung 13-24: Hydrocephalus communicans mit Erweiterung aller Ventrikel nach SAB, was sich hier in der extrem hyperdensen Blutung im Subarachnoidalraum darstellt.

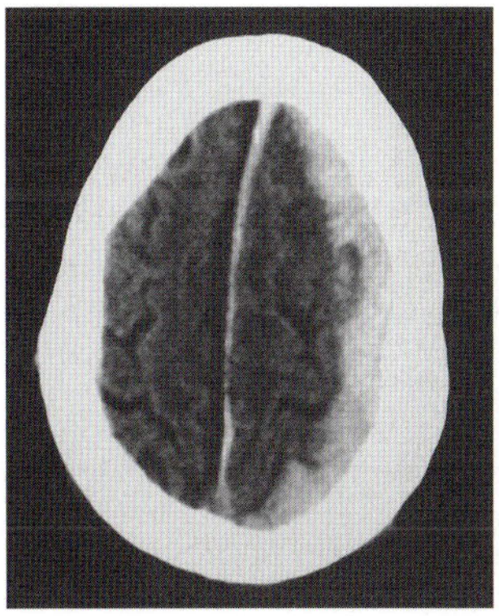

Abbildung 13-25: Sichelförmiges, großes, akutes, hyperdenses Subduralhämatom über der linken Hirnkonvexität mit Ausdehnung in die Fissura longitudinalis cerebri.

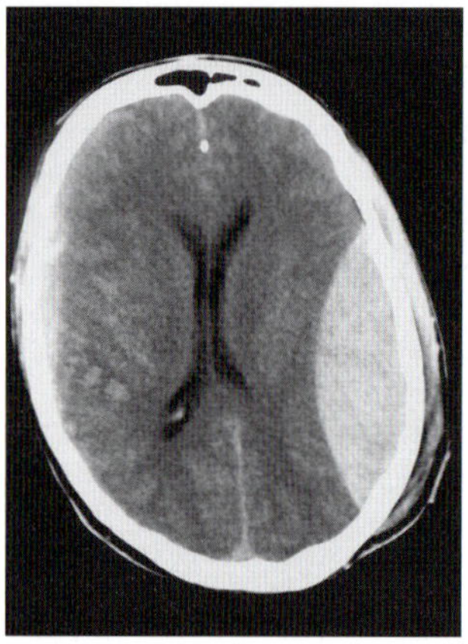

Abbildung 13-26: Akutes linksseitiges großes Epiduralhämatom mit leicht sichelförmigem Subduralhämatom rechts und assoziierten rechts zerebralen Kontusionsherden. Beachten Sie die leichte Rechtsverlagerung der subfalzinen Mittellinie.

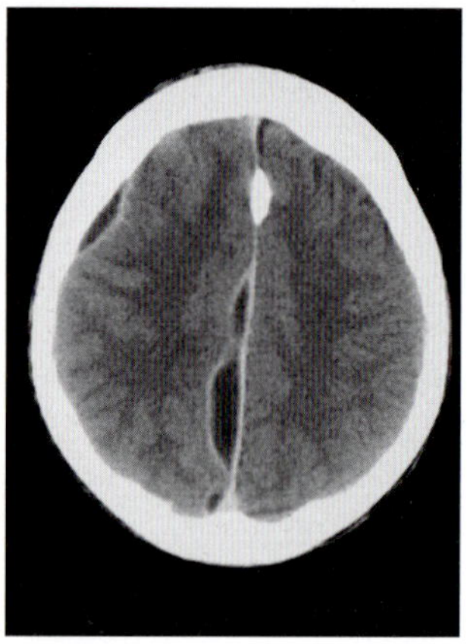

Abbildung 13-27: Typisches Bild eines Subduralempyems. Gekammerte liquordichte subdurale Flüssigkeitsansammlungen über der rechten Hirnhälfte und in der Fissura longitudinalis cerebri.

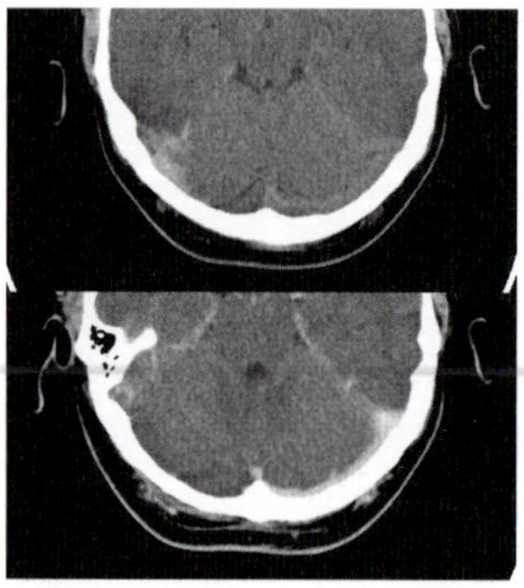

Abbildung 13-28: Typisches Bild einer Thrombose des rechts lateralen venösen Sinus mit Hyperdensität und Erweiterung in der nicht kontrastmittelverstärkten CT (oben) und Füllungsdefekt im Sinus nach der Kontrastmittelgabe (unten).

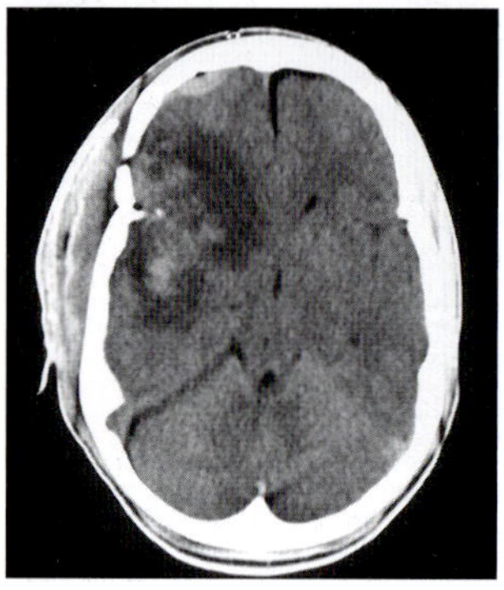

Abbildung 13-29: Direkte partielle Kontusionsblutung im rechten Frontallappen gleich unterhalb einer rechtsfrontalen Fraktur an der Aufprallstelle. Beachten Sie die kleinen und flachen rechts-frontalen epiduralen Hämatome.

nach einem Bagatellrauma vorkommt. Bei einer perakuten Blutung oder bei Patienten mit einer Koagulopathie kann die subdurale Blutansammlung hypodens sein, aber meistens finden sich dort Wirbel mit unterschiedlicher Dichte.

Wichtig sind nicht hämorrhagische hypodense subdurale Flüssigkeitsansammlungen. Wenn sie gleich nach einem Trauma auftreten, handelt es sich wohl um Liquor nach lokaler Arachnoidearuptur. Es kann sich ein Masseneffekt bemerkbar machen, doch gewöhnlich ist die Blutung selbstlimitierend. Ist der Patient schlecht dran und fiebrig, muss an ein mögliches Subduralempyem gedacht werden (infizierter Subduralerguss, Abb. 13-27). Die Ränder sind meist verdickt und kontrastmittelanreichernd. Häufig findet man gleichzeitig eine Sinusitis.

Es empfiehlt sich, die venösen Sinus auf Hinweise für eine Thrombose abzusuchen. In der Akutsituation erscheint ein thrombosierter venöser Sinus im normalen CT-Scan erweitert und hyperdens. Nach Kontrastmittelgabe kann ein Füllungsdefekt sichtbar sein, der die Thrombose anzeigt (Abb. 13-28).

Ein wichtiger Schritt bei der Befundung einer kranialen CT ist die Unterscheidung darüber, ob eine Läsion intra- oder extraaxial ist. Die Differenzialdiagnosen sind für diese beiden Fälle recht unterschiedlich. Eine extraaxiale Läsion wird die darunter liegende Hirnrinde und Piagefäße einwärts verdrängen. Am Rande der Läsion kann sich ein zerebrospinaler Spalt entwickeln. Eine extraaxiale Läsion besitzt oft eine breite durale Basis oder Anheftung und kann mit darüberliegenden Knochenveränderungen verbunden sein. Manche Tumoren sind extraaxial, wie z. B. das Meningeom als gutartiger Hirnhauttumor. Es ist üblicherweise klar abgegrenzt, hyperdens, kontrastmittelanreichernd und kann Kalzifikationen hervorrufen. Metastasen der Schädelkalotte können eine extradurale Weichteilkomponente haben.

Eyes (Augen)

- Orbitafraktur (außer Muskeleinklemmungen bei der Blow-out-Fraktur)
- Orbitahämatom
- Augapfelverletzung
- Verletzung des N. opticus.

Gesicht

- Gesicht und Fremdkörper: siehe Kapitel 14.
- Prüfen Sie die Maxilla, die Mandibula, das Os zygomaticum und den Proc. pterygoideus auf Frakturen.

Wichtige Kontrollgebiete

Wenn Sie die CT mit dem systematischen Befundungs-ABC begutachtet haben und keine Auffälligkeiten entdecken konnten, sollten Sie folgende Gebiete noch einmal genau inspizieren, bevor Sie die Aufnahme als «unauffällig» deklarieren.

- Schauen Sie sich immer das Topogramm an. Hier sehen Sie vielleicht einen Schädelbruch, eine obere HWS-Fraktur oder -Dislokation oder eine falsch positionierte Magensonde.
- Suchen Sie noch einmal nach extraaxialen Blutungen. Prüfen Sie die Peripherie jedes Achsenschnittes sowie die Falx und das Tentoriumgebiet.
- Suchen Sie nach Hinweisen für einen Masseneffekt, besonders das Verstreichen und die Symmetrie der Sulki und Ventrikel.
- Kontrollieren Sie in der nicht kontrastmittelverstärkten CT die duralen venösen Sinus auf Hyperdensitäten und Erweiterungen im Hinblick auf eine akute Thrombose.

Kopfverletzungen

Kopfverletzungen sind häufig. In den USA verzeichnet man jährlich über 500 000 Kopfverletzungen, wovon 20 % zu bleibenden Schäden führen. Etwa 80 % können als leicht eingestuft werden, 10 % als mäßig und weitere 10 % als gravierend. Verzögerung in Diagnose und Therapie von Kopfverletzungen sind die Hauptursache einer vermeidbaren Morbidität und Mortalität. Alle Anstrengungen sollten sich auf eine möglichst schnelle Behandlung konzentrieren. Entscheidend sind der frühzeitige Verdacht und das Erkennen einer intrakraniellen Verletzung.

Das konventionelle Röntgenbild spielt keine große Rolle beim Management von Kopfverletzungen, weil sie keine Informationen über den Status des Hirnparenchyms liefert. 91 % der Patienten mit intrakraniellen Verletzungen haben eine unauffällige konventionelle Schädelaufnahme. Es gibt nur sehr begrenzte Indikationen für eine solche Aufnahme (Tab. 13-2).

Tabelle 13-2: Indikationen für eine Schädelaufnahme bei Traumen

- Verdacht auf eine Schädelimpressionsfraktur
- Fremdkörper
- Schussverletzungen
- Verdacht auf nicht akzidentielle Verletzungen bei Kindern

Tabelle 13-3: Indikationen für eine nicht kontrastmittelverstärkte CT bei Traumen (National Institute for Clinical Excellence Guidelines 2003)

- immer bei <13 Punkte auf der Glasgow-Koma-Skala oder <15 Punkte zwei Stunden nach einer Verletzung
- fokale neurologische Defizite
- Anfall
- Anzeichen für eine Schädelbasisfraktur
- Erbrechen
- Koagulopathie
- Alter über 65 Jahre
- bedrohlicher Verletzungsmechanismus
- retrograde Amnesie für mehr als 30 Minuten

Traumen sind der häufigste Grund für eine kraniale Notfall-CT (Tab. 13-3), und die Schwelle zur Anforderung einer solchen Aufnahme sollte kurz nach einem Trauma niedrig sein. Obwohl die kraniale CT traditionell den Patienten mit mittleren oder schweren Kopfverletzungen vorbehalten blieb (Glasgow-Koma-Skala < 14 Punkte), sollte heute bei allen Patienten mit klinischen Hinweisen auf eine Kopfverletzung eine CT durchgeführt werden. Eine MRT ist meist nicht akut indiziert, obwohl sie seit langem bei der Diagnose kognitiver oder neurologischer Defizite nach Kopftraumen eingesetzt wird.

Die rasche initiale CT bei weiterhin niedriger Schwelle für eine erneute Aufnahme spielt eine entscheidende Rolle in der Versorgung von Kopftraumapatienten im Hinblick auf die Verhinderung oder Begrenzung sekundärer Hirnschädigungen.

Primäre Hirnverletzungen

Primäre Hirnverletzungen gehen unmittelbar auf das Trauma zurück, das penetrierend oder nicht penetrierend (stumpf) sein kann (Tab. 13-4). Stumpfe Kopftraumen kommen viel häufiger vor und können je nach genauem Verletzungsmechanismus das Gehirn an der Stelle des Aufpralls (Coup, Abb. 13-29) oder weit entfernt von der Aufprallstelle schädigen (Contrecoup, Abb. 13-30). Letztere werden durch Scher- und Dehnungskräfte erzeugt, die durch abruptes Abbremsen oder Winkelausschlag zu einer mechanischen Belastung des Hirngewebes führen.

Die Folgen einer primären Hirnverletzung sind extraaxiale Blutungen und eine Reihe von intrinsischen Läsionen. Typischerweise werden multiple und ne-

Tabelle 13-4: Nicht penetrierende (stumpfe) primäre Hirnverletzungen

direkt (lokaler Schlag; Coup)
• Schädelfraktur/Kopfschwartenverletzung • Kontusion • Parenchymblutung • Epiduralhämatom • Subduralhämatom (eher selten) • traumatische Subarachnoidalblutung
indirekt
extraaxial: • traumatische Subarachnoidalblutung, Subduralhämatom intraaxial: • Rindenkontusion (Contrecoup): Dazu kommt es durch einen Anprall des Gehirns gegen den harten Knochen oder die Dura. In der Hälfte der Fälle ist der anteroinferiore Temporallappen von einer Rindenkontusion betroffen, in 35 % der anteroinferiore Frontallappen. In 90 % der Fälle sind sie multipel und bilateral. Parasagittale und dorsolaterale Hirnstammläsionen kommen nur selten vor. • Diffuse Axonschädigung: Sie ist die zweithäufigste Läsion bei gedeckten Kopfverletzungen, 45 % der Fälle. Die Patienten sind zumeist sofort (eventuell vorübergehend) bewusstlos. Die diffuse Axonschädigung ist ein häufiger Grund für ein fortdauerndes posttraumatisches Koma. Multiple und meist kleine Läsionen der weißen Substanz finden sich in der Mark-Rinden-Grenze (vorwiegend frontotemporal), im Corpus callosum (vorwiegend posterior), in der Capsula interna sowie im Hirnstamm. Die initiale CT ist bei 50 – 80 % der Patienten normal. Später zeigen sich dann an diesen Stellen petechiale Blutungen. • Tiefe zerebrale und Hirnstammverletzungen: Diese Verletzungen gehen auf schwere Traumen zurück und haben eine schlechte Prognose. Ein Abreißen von Perforansarterien kann zu Blutungen in den Basalganglien und im Hirnstamm führen. In der CT sieht man hyperdense Läsionen verschiedener Größe mit Ödemen.

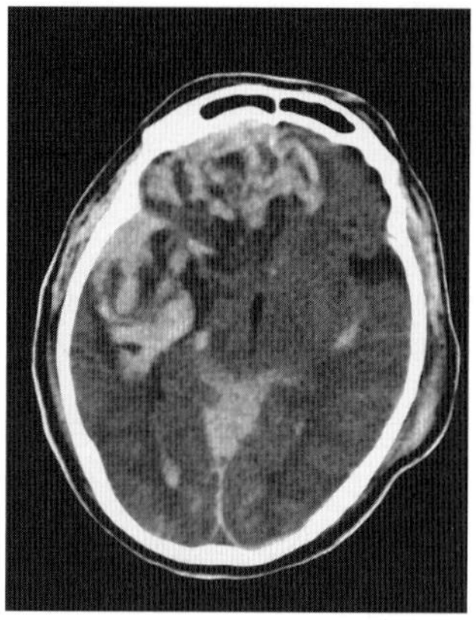

Abbildung 13-30: Typische indirekte Kontusionsblutung im rechten Frontal- und Temporallappen nach einem Schlag gegen die linke Parietalregion, erkennbar an der Weichteilschwellung über dem Schädigungsort. Beachten Sie das Subduralhämatom in der Tentoriumgegend und etwas intraventrikuläres Blut.

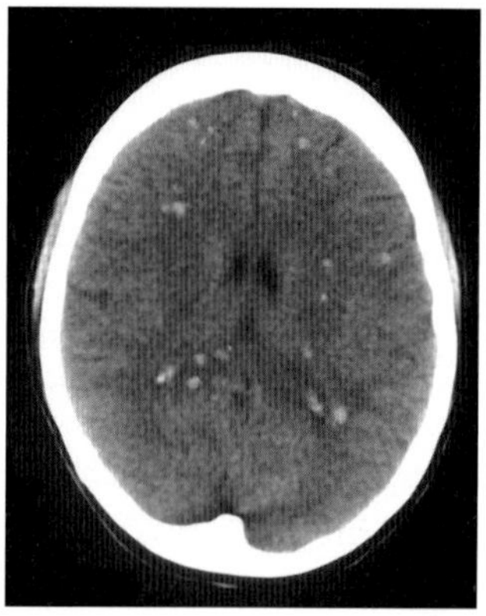

Abbildung 13-31: Typische multiple Herde einer petechialen Blutung bei diffusen Axonschädigungen mit hyperdensen frontotemporalen Läsionen, vornehmlich an der Mark-Rinden-Grenze sowie im posterioren Corpus callosum.

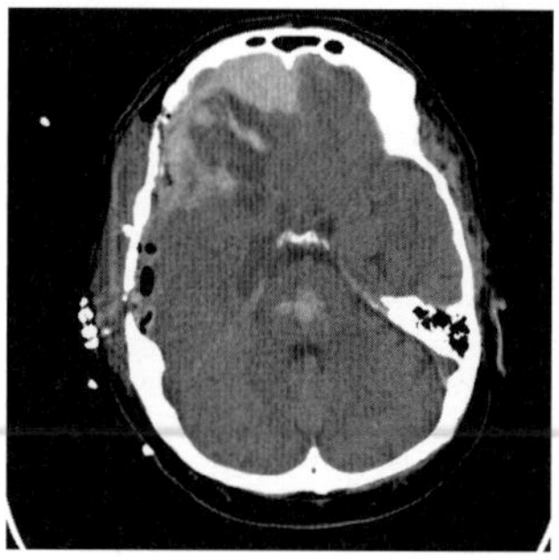

Abbildung 13-32: Gravierende rechtsfrontale und temporale Traumaschäden. Man sieht eine fokale Blutung im Pons, was ein prognostisch ungünstiges Zeichen ist.

beneinander vorkommende Läsionen durch direkte und durch nicht direkte Traumen ausgelöst (Abb. 13-31, 13-32).

Im Allgemeinen ist das Behandlungsziel beim Kopftrauma die Vermeidung oder Begrenzung sekundärer Hirnschädigungen. Zu diesen Verletzungen zählen Ischämie, Infarkt, diffuses Hirnödem, Hirnstammeinklemmung sowie vaskuläre Komplikationen, und sie tragen nicht nur zur zyklischen Verschlechterung der lokalen oder allgemeinen Hirnperfusion und Hirndruckbildung bei, sondern resultieren auch aus ihr.

Meningitis

Der Verdacht auf eine Meningitis erfordert nicht automatisch eine CT vor der Lumbalpunktion, denn sie ist bei unkomplizierter Meningitis gewöhnlich unauffällig. Zudem schließt eine unauffällige CT keinesfalls die Möglichkeit einer Hirnstammeinklemmung aus. Die CT wird durchgeführt (Tab. 13-5) zum Ausschluss von Komplikationen wie:

- Hydrocephalus occlusus
- intraparenchymaler Abszess
- Subduralerguss oder -empyem
- Vaskulitis mit Ischämie oder Infarkt
- Sinusthrombose.

Allgemeines zur Bildgebung bei Menigitis:

- häufig unspezifisch
- eventuell unauffällig
- Hinweise auf Komplikationen
- Subduralergüsse (liquordicht oder dichter).

Nicht kontrastmittelverstärkte CT:

- leichte Ventrikelvergrößerung
- Verstreichen der basalen Zisternen
- hyperdenses Exsudat im Subarachnoidalraum.

Kontrastmittelverstärkte CT:

- angereichertes Exsudat
- prominente Anreicherung der Pia.

Tabelle 13-6: Richtlinien zur Bildgebung bei Subarachnoidalblutung

nicht kontrastmittelverstärkte CT

bei auffälligem Bild: CT- oder Katheterangiographie

bei auffälliger CT-Angiographie: chirurgischer Eingriff oder Katheterangiographie und endovaskuläres Coiling

bei unauffälliger CT-Angiographie: Katheterangiographie

bei auffälliger Katheterangiographie: chirurgischer Eingriff oder endovaskuläres Coiling

bei unauffälliger Katheterangiographie:

- bei Vasospasmen, großen Hämatomen und entsprechendem Verdacht: Wiederholung der Katheterangiographie nach zwei Wochen
- MRT bei oberflächlichen Parenchymläsionen, wie z. B. kavernöses Angiom
- kein Vasospasmus oder venöse Blutung: keine weitere Diagnostik oder erneute CT-Angiographie nach zwei Wochen
- wenn nicht kontrastmittelverstärkte CT unauffällig: Empfehlung einer Lumbalpunktion.

Subarachnoidalblutung

Die Subarachnoidalblutung (SAB) ist definiert als Blutung in den Subarachnoidalraum, wozu die basalen Zisternen, der Sulcus lateralis cerebri (Sylvius-Furche) und die Sulci cerebrales gehören, und auch die Ventrikelräume und (selten) die Fissura longitudinalis cerebri können beteiligt sein. Meistens liegt einer SAB ein Trauma zugrunde, während ein rupturiertes Hirnaneurysma die häufigste nicht traumatische Ursache ist.

Die nicht kontrastmittelverstärkte CT ist die Untersuchung der Wahl, zeigt sie doch die hyperdense akute Blutung im Subarachnoidalraum (Abb. 13-33). Bei einer Aneurysmablutung kann aus der Verteilung des Blutes auf die Lokalisation des Aneurysmas geschlossen werden (Abb. 13-34). Diese CT ist innerhalb von 24 Stunden nach dem Ereignis bei 95 % der akuten SAB positiv, doch nimmt die Sensitivität im Laufe der Zeit ab (< 50 % nach einer Woche).

Komplikationen einer SAB:

- früher Hydrocephalus communicans (typisch)
- Dichteminderungen bei der Gefäßverteilung zeigen eine Ischämie infolge eines Vasospasmus an (besonders zwischen dem 4. und 10. Tag)
- später Hydrozephalus (nach der Entlassung aus der Klinik)
- Rezidivblutung.

Tabelle 13-5: Indikationen für eine nicht kontrastmittelverstärkte CT bei Meningitis

- Bewusstseinstrübung
- Hirndruckzeichen
- fokale neurologische Ausfälle
- Anfälle
- Immunsuppression

Erwägen Sie hier eine kontrastmittelverstärkte CT.

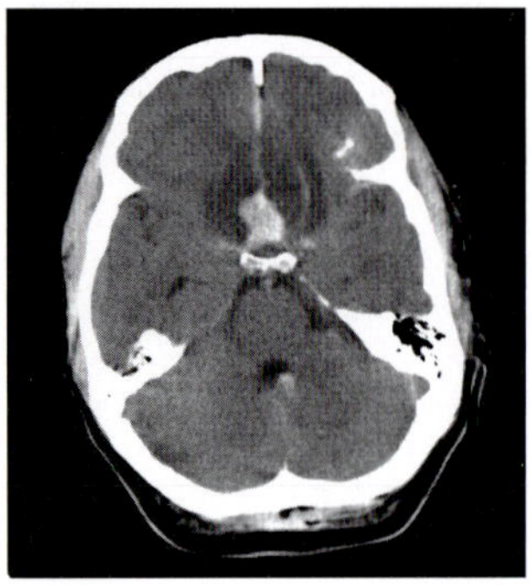

Abbildung 13-33: Subarachnoidalblutung mit einem akuten anteroinferioren Interhemisphärengerinnsel als typischer Befund bei einem Aneurysma der A. communicans anterior.

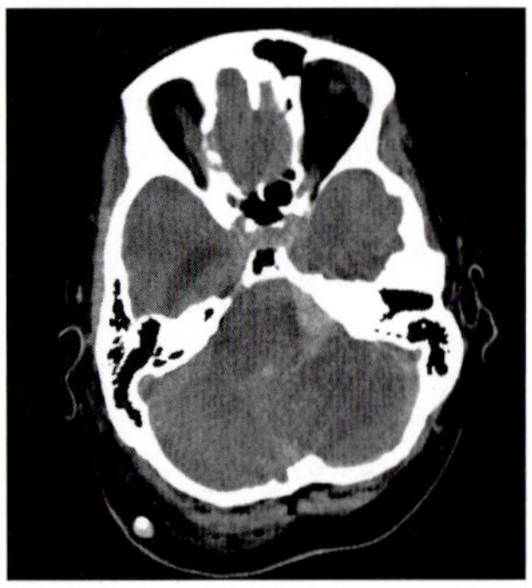

Abbildung 13-34: Akute Subarachnoidalblutung im linken zerebellopontinen Winkel, im IV Ventrikel und in der lateralen Medulla wie es typisch ist für eine Aneurysmablutung am Ursprung der A. cerebelli inferior posterior.

Tabelle 13-7: Richtlinien zur Bildgebung bei Apoplexie

- wenn keine Thrombolyse vorgesehen ist: nicht kontrastmittelverstärkte CT innerhalb von 24 Stunden zum Ausschluss einer nicht ischämischen Ursache (z. B. Tumor oder Blutung).
- akut: bei hohem Blutungsrisiko (Hypertonie, Thrombozytopenie, Gerinnungsstörung oder Antikoagulationsbehandlung); allmählicher Abfall auf der Glasgow-Koma-Skala kann eine hämorrhagische Transformation bedeuten, schließt eine Antikoagulationsbehandlung oder eine Thrombolyse aus.
- Wird eine Thrombolyse erwogen, sollte das nicht kontrastmittelverstärkte CT akut, innerhalb von 3 Stunden angefertigt werden.

Apoplexie

Die Apoplexie ist eine zerebrovaskuläre Schädigung mit ischämischer oder hämorrhagischer Ursache. In den folgenden Abschnitten wird die CT bei der akuten ischämischen Apoplexie behandelt (Tab. 13-7).

Ursachen der ischämischen Apoplexie:

- kardiale Embolie (15 bis 20 % der Fälle) z. B. durch Vorhofflimmern oder extrakranielle arterielle Quellen (typisch für Atherom im Sinus caroticus)
- Stenose der externen Karotiden: ischämischer Grenzzoneninfarkt durch Hypoperfusion
- Thrombose oder Stenose der großen Hirnarterien (z. B. akute Thrombose der A. cerebri media)
- Mikroangiopathie (bei älteren Patienten, Diabetes mellitus, Hypertonie oder Vaskulitis).

Vaskulärer Territorialinfarkt

Bildgebung im **hyperakuten** Stadium (< 24 Stunden nach dem Apoplex, Abb. 13-35):

- nicht kontrastmittelverstärkte CT in 50 bis 60 % der Fälle unauffällig
- hyperdense proximale A. cerebri media in 35 bis 50 % der Fälle
- früher Masseneffekt: Verstreichen der Sulci
- Formverlust des Nucl. lentiformis
- Dichteausgleich zwischen Inselrinde und Capsula externa (Loss of the insular Ribbon).

Bildgebung im **akuten** Stadium (1 bis 3 Tage nach dem Apoplex):

- Dichteminderung in der nicht kontrastmittelverstärkten CT unter Einbeziehung der grauen und weißen Substanz
- zunehmender Masseneffekt
- hämorrhagische Transformation: durch Reperfusion nach Abbau des Embolus oder über Kollateralen; selten vor 24 bis 48 Stunden, kommt vor bei

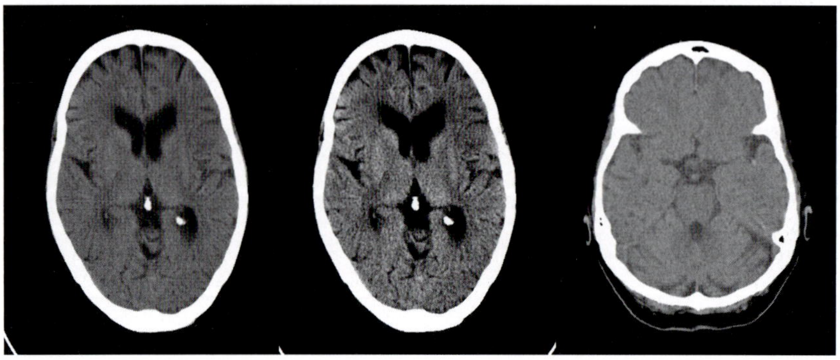

Abbildung 13-35: Akuter linksseitiger Territorialinfarkt der A. cerebri media mit subtiler Dichteminderung im linken inferioren Frontallappen im normalen Hirnfenster-Setting (links) und im deutlicheren Apoplexiefenster-Setting (Mitte). Beachten Sie auf der rechten Abbildung die dichte linksseitige A. cerebri media in der Fissura longitudinalis cerebri aufgrund einer Thrombose.

20 % und betrifft vorwiegend die Basalganglien und den Kortex; erhöhtes Risiko bei thrombembolischem Infarkt, Diabetes, Thrombolyse sowie bei sehr früher Hypodensität in der CT.

Bildgebung im **subakuten** Stadium (3 bis 10 Tage nach dem Apoplex, Abb. 13-36, 13-38):

- nicht kontrastmittelverstärkte CT: keilförmige, scharf umrissene Dichteminderung; Maximum des Masseneffekts etwa am 7. Tag

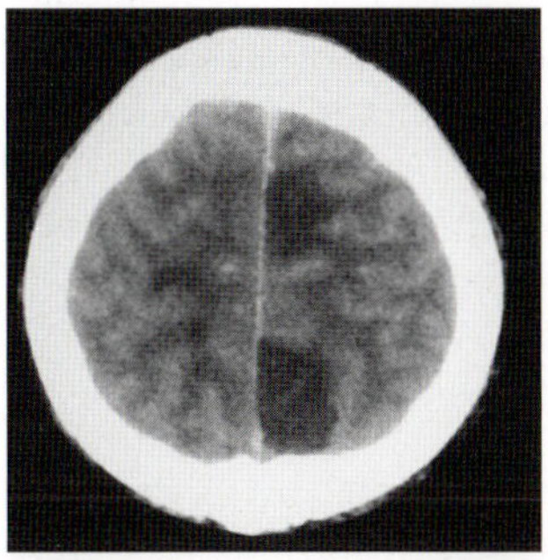

Abbildung 13-36: Subakuter Infarkt im Versorgungsgebiet der linken A. cerebri anterior.

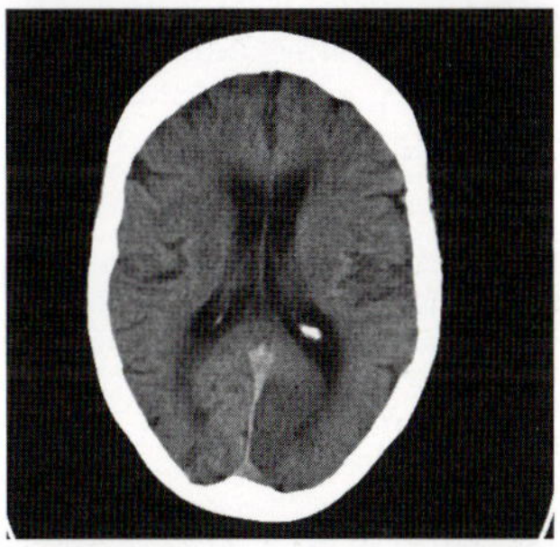

Abbildung 13-37: Subakuter Infarkt im Versorgungsgebiet der linken A. cerebri posterior.

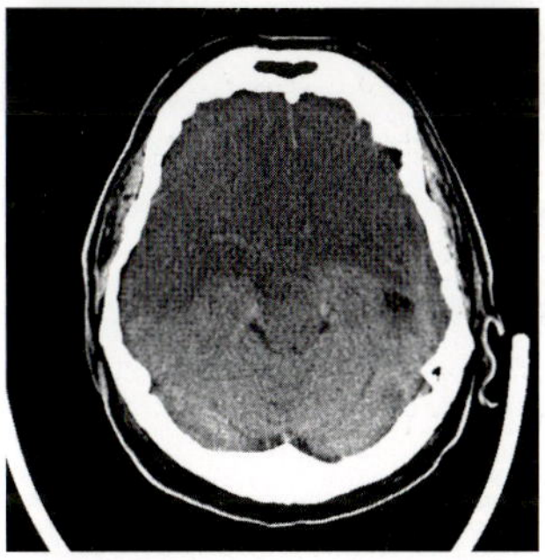

Abbildung 13-38: Beidseitiger Territorialinfarkt im Versorgungsgebiet des anterioren Circulus arteriosus nach Strangulation.

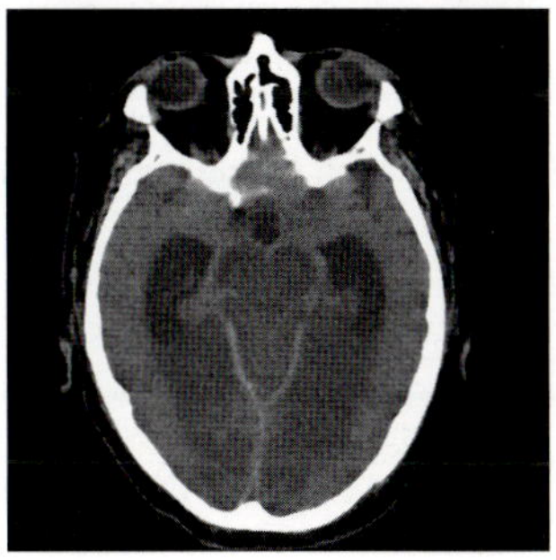

Abbildung 13-39: Beidseitiger vollständiger Infarkt im Versorgungsgebiet des posterioren Circulus arteriosus nach Erhängen und beidseitiger Verschluss der Aa. vertebrales.

- kontrastmittelverstärkte CT: gyriforme parenchymale Anreicherung aufgrund des Zusammenbruchs der Blut-Hirn-Schranke.

Bildgebung im **chronischen** Stadium (> 14 Tage nach dem Apoplex): In der nicht kontrastmittelverstärkten CT:

- Entwicklung einer Enzephalomalazie
- Volumenverlust: Vergrößerung der Ventrikel und Sulki
- kein Masseneffekt
- Waller-Degeneration: ipsilaterale Mittelhirnatrophie
- kontralaterale Kleinhirnatrophie
- Kontrastmittelanreicherung kann bis zu zwei Monate fortdauern
- dystrophe Kalzifikationen können auftauchen.

Intraparenchymale Blutung

Es ist wichtig, eine primäre Blutung von einer Blutung aufgrund einer bestehenden Läsion (besonders einem Tumor) zu unterscheiden (Abb. 13-40 bis 13-42). Das Trauma bleibt die häufigste Ursache einer Parenchymblutung. In den nicht traumatischen Fällen ist anamnestisch oft eine Hypertonie bekannt. Eine Blutung durch einen primären oder sekundären Hirntumor entwickelt sich gewöhnlich anders, wenn ein per-

Tabelle 13-8: Ursachen intraparenchymaler Blutungen

traumatisch
nicht traumatisch
bei älteren Patienten:
• Hypertonie
• Amyloidangiopathie
• hämorrhagische Transformation eines Infarktes
• Tumorblutung
• Koagulopathie
bei jüngeren Patienten:
• zugrunde liegende Gefäßanomalien (einschließlich Aneurysma und AV-Malformation)
• Sinusthrombose
• Vaskulitis
• hämorrhagische Enzephalitis
• Kavernom

sistierender Masseneffekt und ein umgebendes Ödem vorliegen. Eventuell kommt es auch zu rezidivierenden oder multifokalen Blutungen und zur gebietsweisen Kontrastmittelanreicherung. Wenn nach etwa zwei Monaten die Blutung abgebaut ist, wird oft noch eine CT ohne und mit Kontrastmittelgabe oder eine MRT notwendig. Eine CT- oder Katheterangiographie kann akut indiziert sein, wenn der Verdacht auf eine zugrunde liegende Gefäßmissbildung besteht und die sofortige chirurgische Versorgung ansteht.

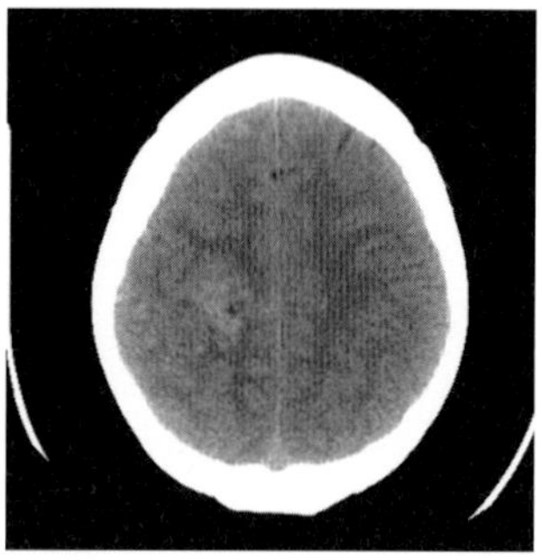

Abbildung 13-40: AV-Malformation in der rechten Frontoparietalregion mit hyperdenser Läsion, welche die Diagnose bestätigt, und geringem Masseneffekt in der nicht kontrastmittelverstärkten CT bei rascher Anreicherung nach Kontrastmittelgabe.

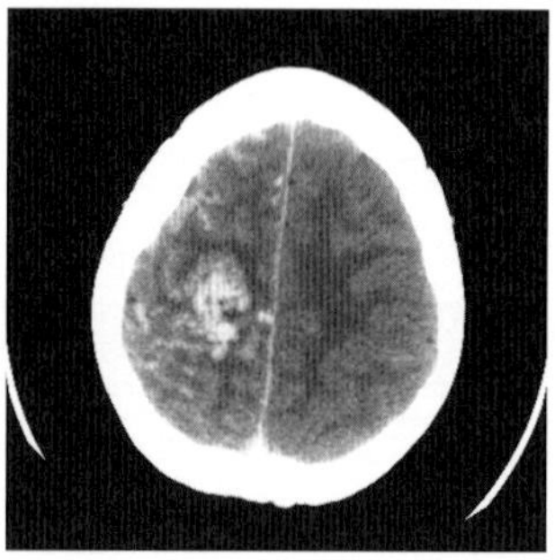

Abbildung 13-41: AV-Malformation in der rechten Frontoparietalregion mit gewundenen tubulären Strukturen, die den abnormen Gefäßen entsprechen.

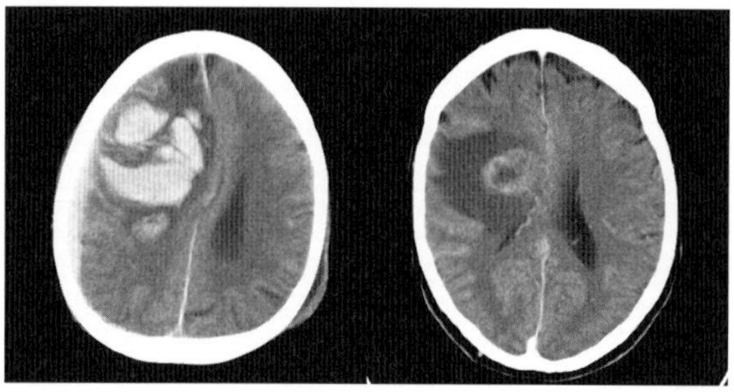

Abbildung 13-42: Akute Blutung im rechten Frontallappen mit assoziiertem Ödem und einem Masseneffekt (links). Die rechtsseitig verzögerte Kontrastmittelanreicherung zeigt denselben Patienten einige Wochen später. Man erkennt eine darunterliegende peripher anreichernde Masse, welche sich als Melanommetastase herausstellt.

Hypertensive Blutung

Die hypertensive Blutung ist die häufigste Ursache einer Parenchymblutung bei älteren Patienten mit Hypertonie. In der nicht kontrastmittelverstärkten CT (Abb. 13-43, 13-44) findet sich typischerweise eine hyperdense Masse in der striatokapsulären Region (bei 65 % der Fälle). Einblutungen in den Thalamus kommen bei 20 % vor, und im Hirnstamm, im Kleinhirn und in der Peripherie der Hemisphären sind sie noch seltener. Häufig sieht man eine Ausbreitung in die Ventrikel und findet Hinweise auf einen hypertensiven Hintergrund. Vor allem kann es Zeichen einer Mikroangiopathie in der weißen Substanz, im Hirnstamm, in den Basalganglien, im Thalamus und im Kleinhirn geben.

Bildgebung:

- nicht kontrastmittelverstärkte CT
- hyperdense Masse
- typischerweise striatokapsulär (60 bis 65 % der Hypertoniepatienten)
- Thalamus (20 % der Hypertoniepatienten), Pons und Kleinhirn (10 % der Hypertoniepatienten)

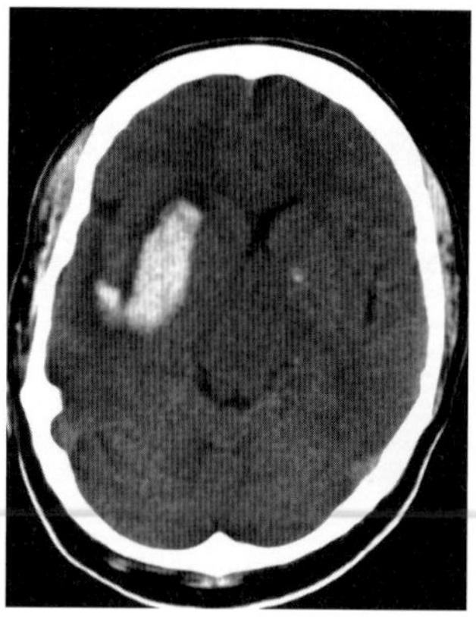

Abbildung 13-43: Typische akute hypertensive Blutung in den rechten Basalganglien.

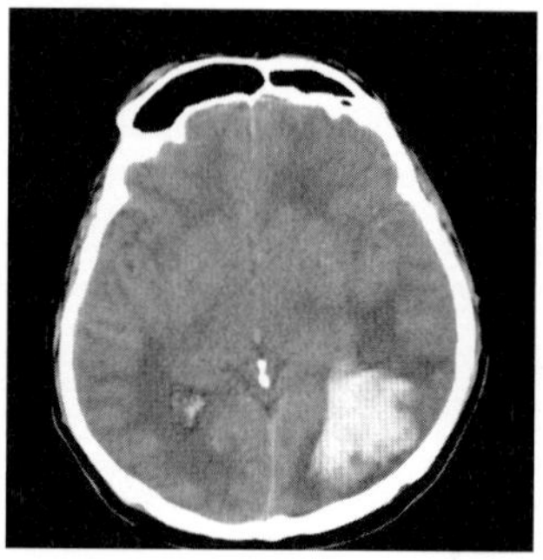

Abbildung 13-44: Hypertensive Enzephalopathie. Akute Blutung in der linken Parietookzipitalregion vor dem Hintergrund einer deutlichen Hirnschwellung und symmetrischer posteriorer Dichteminderung von überwiegend weißer Substanz.

- mit oder ohne intraventrikuläre Ausbreitung
- Masseneffekt
- Hydrozephalus durch Masseneffekt
- Hinweise auf eine hypertensive Mikroangiopathie mit Dichteminderung in der zentralen weißen Substanz, in den Basalganglien oder im Thalamus.

Zusammenfassung:

- Eine Schädelaufnahme ist bei Kopfverletzungen nicht indiziert.
- Die verzögerte Versorgung von Kopfverletzungen ist ein Hauptgrund für eine vermeidbare Morbidität und Mortalität bei Patienten, die ein Trauma erlitten haben.
- Wenden Sie die systematischen Befundungs-ABCs an, um eine klare Diagnose zu erhalten.
- Die Indikation zur (auch wiederholten) CT des Kopfes sollte bei der Versorgung von Traumapatienten leicht gestellt werden.

14 Gesicht

Simon Holmes, Laurence H. Berman und Otto Chan

Das Gesicht ist häufig bei Verkehrsunfällen und Gewalttaten in Mitleidenschaft gezogen. Bis zu 70 % der Menschen, die an einem Verkehrsunfall beteiligt sind, erleiden Gesichtsverletzungen, wobei die meisten davon die Weichteile betreffen. Bei bis zu 50 % der Patienten mit Gesichtsfrakturen liegen auch weitere Verletzungen vor, wovon überraschenderweise aber nur 2 % die HWS betreffen. Die Verteilung der Gesichtsverletzungen hängt von der Patientenpopulation ab, doch betreffen die meisten Verletzungen das Mittelgesicht und die Mandibula.

Eine präzise röntgenologische Diagnostik ist maßgeblich für das Management maxillofazialer Verletzungen und anderer chirurgisch und nicht chirurgisch zu versorgender Verletzungen der Gesichtsknochen. Obwohl die CT zunehmend beim Notfallmanagement dieser Patienten Einsatz findet, spielt initial doch das konventionelle Röntgenbild eine zentrale Rolle (Tab. 14-1).

Bevor der Patient für eine konventionelle Aufnahme in Position gebracht wird, muss eine HWS-Verletzung ausgeschlossen werden, um sekundäre neurologische Schädigungen auszuschließen. Um eine maximale diagnostische Ausbeute erzielen zu können, werden die Aufnahmen am besten im Stehen angefertigt. Aufgrund möglicher anderer Verletzungen des Patienten, schwerer Intoxikationen oder einer vielleicht eingetrübten Bewusstseinslage, kann dies unmöglich sein.

Wenn Sie sich noch einmal die Übergangszonen von Luft und Knochen, die kortikalen Verbindungen und die Symmetrien ins Gedächtnis rufen, hilft Ihnen dies bei der Beurteilung der Gesichtsknochen.

Tabelle 14-1: Empfohlene Röntgenaufnahmen bei Gesichtsverletzungen

- Mittelgesicht und Orbitaboden: okzipitomental und okzipitomental 30°
- Arcus zygomaticus: okzipitomental und submentovertex
- Mandibula: Orthopantomogramm, p.-a. und lateral-schräg
- Sinus frontalis: p.-a. 20° und seitlich
- Nasenknochen: normalerweise keine oder kegelförmig seitlich

Anatomie

Der Schlüssel zur Interpretation von Röntgenaufnahmen bei maxillofazialen Verletzungen ist die Kenntnis der Anatomie (Abb. 14-1) und der Erscheinungsformen des Gesichts im Röntgenbild. Das Gesicht kann in drei Gebiete unterteilt werden:

- Mittelgesicht: Maxilla, Os zygomaticum und Nasenknochen
- oberes Mittelgesicht: Orbita und Stirnhöhle
- unteres Mittelgesicht: Mandibula.

Befundungs-ABC (Tab. 14-2)

Adequacy (Angemessenheit)

Welche der Standardröntgenaufnahmen bei einer Gesichtsverletzung durchgeführt wird, hängt von den klinischen Befunden und den erwarteten Schädigungen ab. Standardebenen sind okzipitomental und okzipitomental 30° (Abb. 14-2). Obwohl in den Fachbüchern meist die Seitaufnahme bei Gesichtsverletzungen angeraten wird, ist diese nur selten hilfreich und gilt nicht mehr als Standardaufnahme. In der Notfallsituation ist es wichtig, qualitativ gute Aufnahmen zu bekommen, wenngleich das nicht immer möglich ist, wenn der Patient unkooperativ, intoxikiert oder gar bewusstlos ist.

Die meisten Mittelgesichtsverletzungen sind komplex, und die Schwelle zur Anforderung einer CT zur

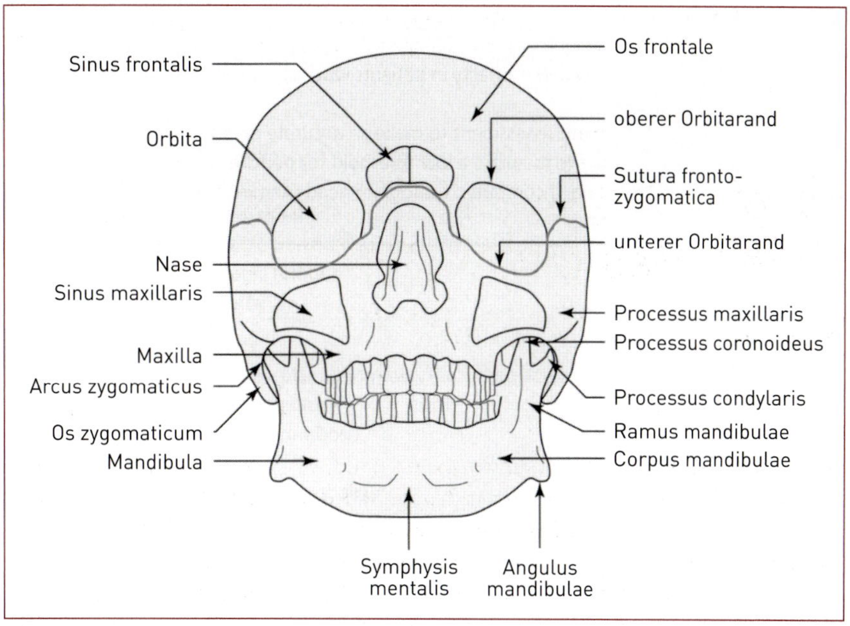

Abbildung 14-1: Anatomie des Gesichts.

Tabelle 14-2: Befundungs-ABC Gesicht

Adequacy (Angemessenheit)

- Wählen sie die richtigen Ebenen, und fordern Sie ggf. eine CT an.

Alignment (Ausrichtung)

- Prüfen Sie die Linien nach Dolan, McGrigor und Campbell.

Bones (Knochen)

- Prüfen Sie alle Knochen im Mittelgesicht, im oberen und im unteren Gesichtsdrittel.

Cartilage (Knorpel) und Gelenke

- Kontrollieren Sie die Sutura frontozygomatica und die Art. temporomandibularis.

Weichteile

- Achten Sie auf lokale Weichteilschwellungen, Orbitalemphyseme, Luft-Flüssigkeit-Spiegel und Verschattungen in den Sinus, Zeichen des «hängenden Tropfens» sowie auf Fremdkörper wie Glas und Metall.

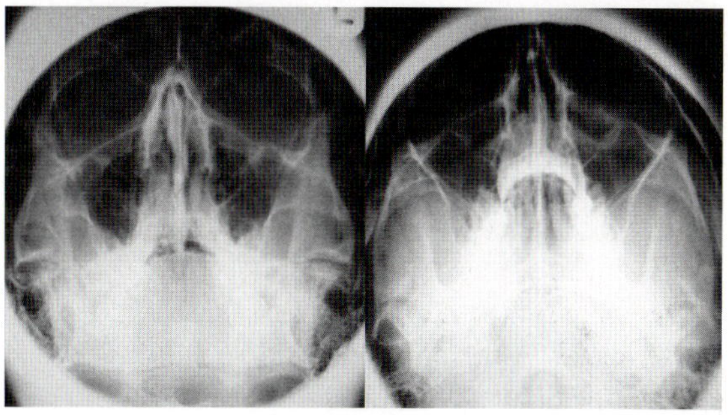

Abbildung 14-2: Okzipitomental- (links) und Okzipitomental-30°-Aufnahme (rechts).

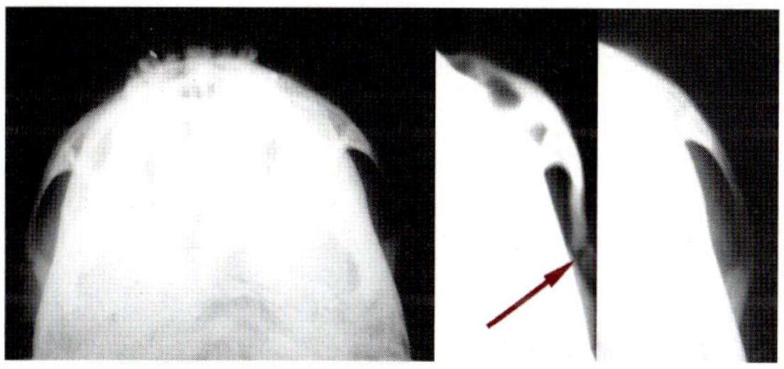

Abbildung 14-3: Ausschnittvergrößerung mit Fraktur des Arcus zygomaticus (links). Submentovertexaufnahme (Mitte) zur Darstellung des Arcus zygomaticus (rechts).

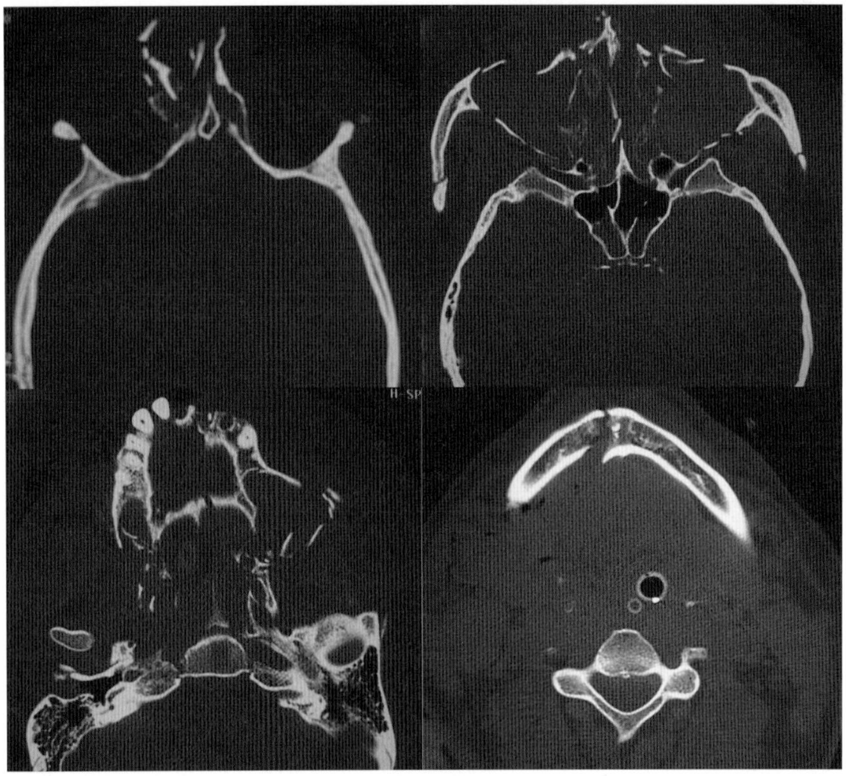

Abbildung 14-4: CT mit LeFort-II-Fraktur und Mittellinienseparation. Oben links Höhe des Nasions, oben rechts Höhe des Sinus maxillaris, unten links Höhe des Palatum durum, unten rechts Höhe des Kinns (Symphsis mentalis).

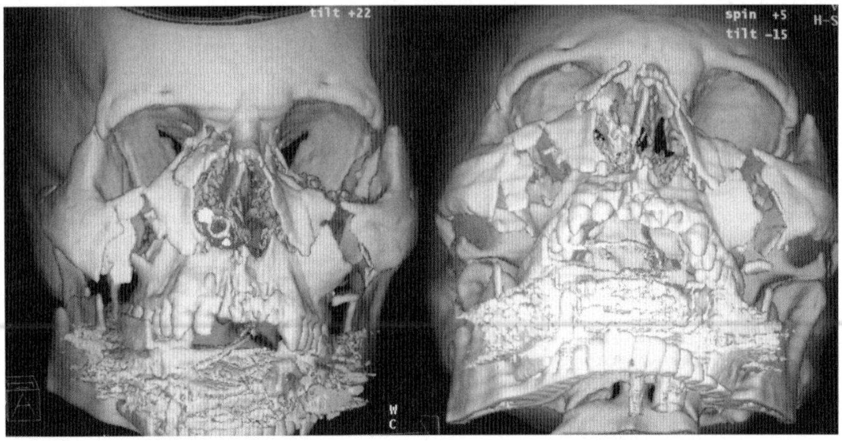

Abbildung 14-5: 3-D-Rekonstruktion. Frontalaufnahme (oben) und Okzipitomentalaufnahme (unten).

Bestätigung oder zum Verwerfen einer Verdachtsdiagnose sollte niedrig sein (Abb. 14-4). In der dünnschichtigen Mehrschicht-CT (MDCT) erhalten Sie eine vorzügliche Detailschärfe für Knochen- und Weichteilverletzungen. Multiplanare und 3-D-Rekonstruktionen lassen sich in Sekunden erzeugen und benötigen nur relativ niedrige Strahlendosen (Abb. 14-5).

Alignment (Ausrichtung) und Bones (Knochen): Okzipitomentalaufnahme

Dolan beschrieb drei Linien, die an einen Elefantenkopf mit Rumpf erinnern (Abb. 14-6). Sie liefern eine nützliche Hilfestellung für die initiale Beurteilung der Okzipitomentalaufnahme.

Auch andere Linien lassen sich bei der Suche nach Stufen, Linienbrüchen und Konturänderungen im Seitenvergleich verfolgen (Abb. 14-7):

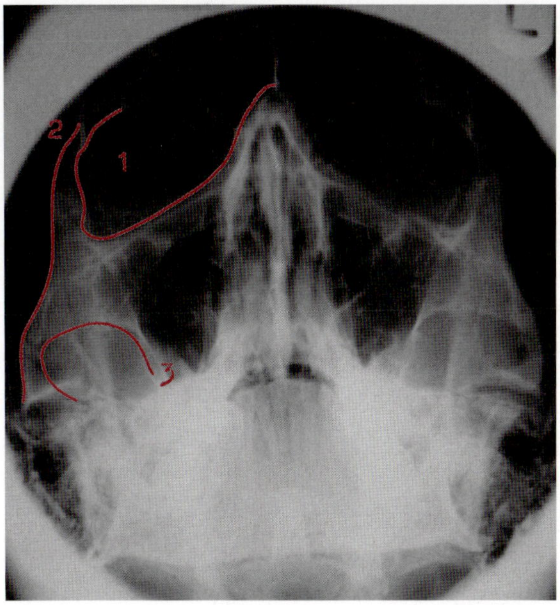

Abbildung 14-6: Dolan-Linien, die an einen Elefantenkopf erinnern.

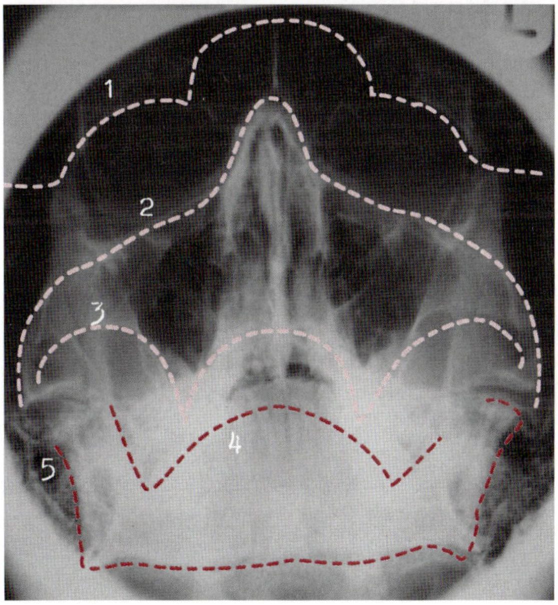

Abbildung 14-7: Okzipitomentalaufnahme mit McGrigor-Linien (rosa) und Campbell-Linien (rot).

- McGrigor-Linie 1: Sie beginnt lateral der rechten Sutura frontozygomatica. Kontrollieren Sie, ob die Sutura genauso weit ist wie auf der Gegenseite und über den Orbitaoberrand zur Gegenseite verläuft, um dann über die kontralaterale Sutura frontozygomatica auszulaufen.
- McGrigor-Linie 2: Sie beginnt am superioren und lateralen Teil des rechten Arcus zygomaticus, läuft dann nach medial zum infraorbitalen Rand und dann über die Kontur der Nase zur Gegenseite.
- McGrigor-Linie 3: Sie beginnt an der inferioren und lateralen Oberfläche des Arcus zygomaticus und läuft dann nach medial. Am Boden des Sinus maxillaris zieht sie über den Processus alveolaris und wiederholt den Verlauf auf der Gegenseite.
- Campbell-Linie 4: Sie verläuft entlang des medialen Teils des Processus coronoideus nach inferomedial und über die superiore Oberfläche des Corpus und des Ramus mandibularis. Schließlich kreuzt sie die Mittellinie über der superioren Oberfläche der Symphysis mentalis und zieht hinüber zur anderen Seite.
- Campbell-Linie 5: Sie folgt der inferioren Seite der Mandibula vom lateralen Teil des rechten lateralen Processus condylaris zum Angulus mandibulae und weiter über die inferiiore Oberfläche der Mandibula über die Mittellinie zum linken Processus condylaris.

Wenn Sie diese Linien über das gesamte Gesicht zeichnen, achten Sie auf alle Aufhellungen oder sklerotische Linien der Knochen, die kreuzen oder die Kortikalis durchbrechen. Dabei handelt es sich oft um Frakturen. Prüfen Sie besonders den Arcus zygomaticus und alle Einzelknochen, die insgesamt das Gesicht formen. Gesichtsfrakturen sind besonders schwer zu entdecken, da sich auf dem Röntgenbild verschiedene knöcherne Strukturen einander überlappen.

Alignment (Ausrichtung) und Bones (Knochen): Orthopantomogramm

Prüfen Sie folgende Strukturen (Tab. 14-3, Abb. 14-8):

- den Unterrand durch Untersuchung des Luft-Knochen-Übergangs und achten Sie auf kortikale Diskontinuitäten auf dem Weg zwischen linker und rechter Kondyle
- gebrochene oder fehlende Zähne: Jeder fehlende Zahn erhöht das Aspirationsrisiko für den Patienten. Pathologien der Zähne können bei dieser Gelegenheit diagnostiziert werden, was für das weitere Management einer traumatischen Verletzung wichtig sein kann.
- die kortikale Auskleidung des inferioren Alveolarkanals: Stufige Deformierungen führen oft zur kortikalen Unterbrechung.
- Zahnreihenschluss: Der Abstand zwischen den oberen und den unteren Zähnen sollte gleich bleibend sein. Häufig kann man bei dieser Prüfung auf eine Fraktur des Kondylenhalses mit Verkürzung des posterioren Anteils stoßen.

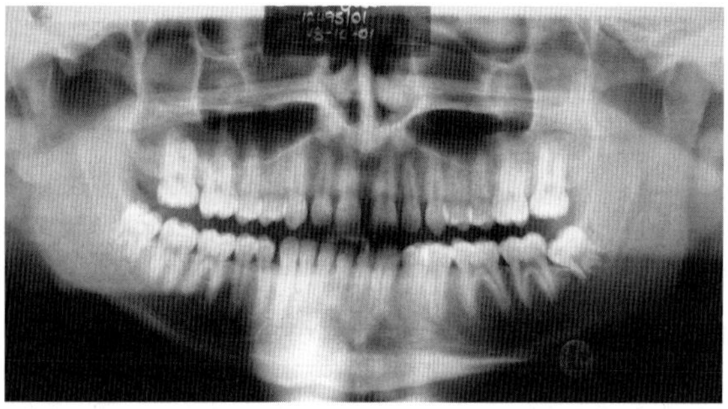

Abbildung 14-8: Orthopantomogramm der Mandibula.

Tabelle 14-3: Diagnostische Fallstricke bei der Beurteilung eines Orthopantomogramms

- Luft im Oropharynx kann wie eine Fraktur im Angulum mandibulae aussehen. Es ist wichtig zeigen zu können, dass sich keine kortikale Unterbrechung über den Knochenrand hinaus erstreckt.
- Eine Symphysenfraktur kann durch eine Überlagerung der Halswirbel in der Mittellinie der Mandibula vorgetäuscht werden.

- Auf der übrigen Aufnahme sammeln Sie wertvolle Informationen über mandibuläre und maxilläre Pathologien und Dentalverletzungen.

Gesichtsfrakturen

Mandibulafrakturen

Solche Frakturen sind häufig und resultieren aus einer moderaten Kraftübertragung auf das untere Gesicht. Frakturen ereignen sich typischerweise an schwächeren Stellen oder am Orte einer Knochenschädigung (Tab. 14-4). Die Mandibula ist ein rigider Ring, der Ähnlichkeiten mit dem Becken besitzt (Abb. 14-9). Somit gilt auch hier, dass die Entdeckung einer Fraktur zur Suche nach einer weiteren führen muss (Abb. 14-10, 14-11). Das Orthopantomogramm kann eine Mittellinienfraktur nicht genau darstellen, sodass immer auch eine p.-a.-Aufnahme der Mandibula erforderlich ist.

Kondylenfrakturen und Verletzungen der Art. temporomandibularis können schwer zu entdecken sein und weitere Aufnahmen erforderlich machen (Abb. 14-12).

Tabelle 14-4: Mandibulafrakturen

Ort	Ursache der Schwäche	Röntgenaufnahme
Kondyle	• anatomische Dünnstelle	• Orthopantomogramm • p.-a.-Aufnahme der Mandibula • seitliche Schrägaufnahme • Towne-Aufnahme
Angulus	• nicht durchgebrochener Weisheitszahn	• Orthopantomogramm • p.-a.-Aufnahme der Mandibula
Parasymphysis	• lange Eckzahnwurzel	• Orthopantomogramm • p.-a.-Aufnahme der Mandibula
Korpus	• Trauma	• Orthopantomogramm • p.-a.-Aufnahme der Mandibula
Symphysis	• Trauma • Sturz auf das Kinn • direkter Schlag	• Orthopantomogramm • p.-a.-Aufnahme der Mandibula • untere mandibuläre Bissebene
pathologische Fraktur	• Zyste • Infektion • Tumor • andere Ursachen	• Orthopantomogramm • p.-a.-Aufnahme der Mandibula • CT

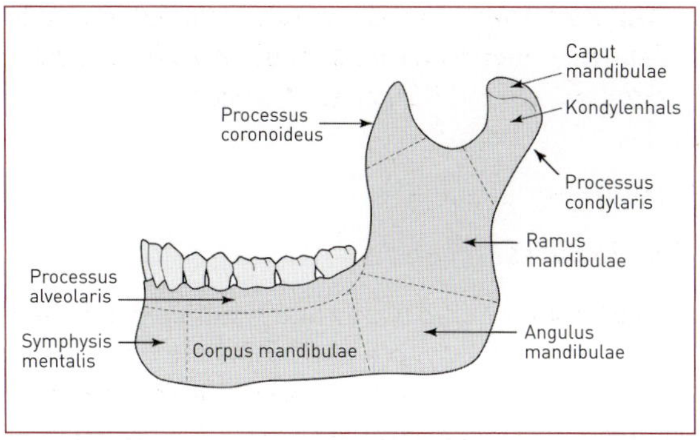

Abbildung 14-9: Anatomie der Mandibula.

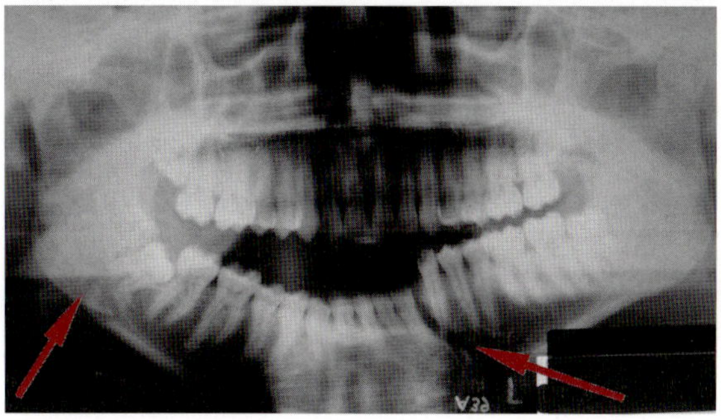

Abbildung 14-10: Orthopantomogramm mit zwei großen Frakturen der Mandibula (Pfeile).

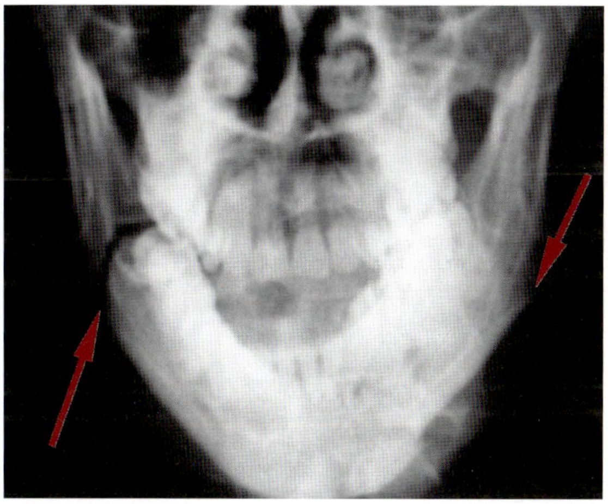

Abbildung 14-11: P.-a.-Aufnahme der Mandibula mit zwei Frakturen (Pfeile).

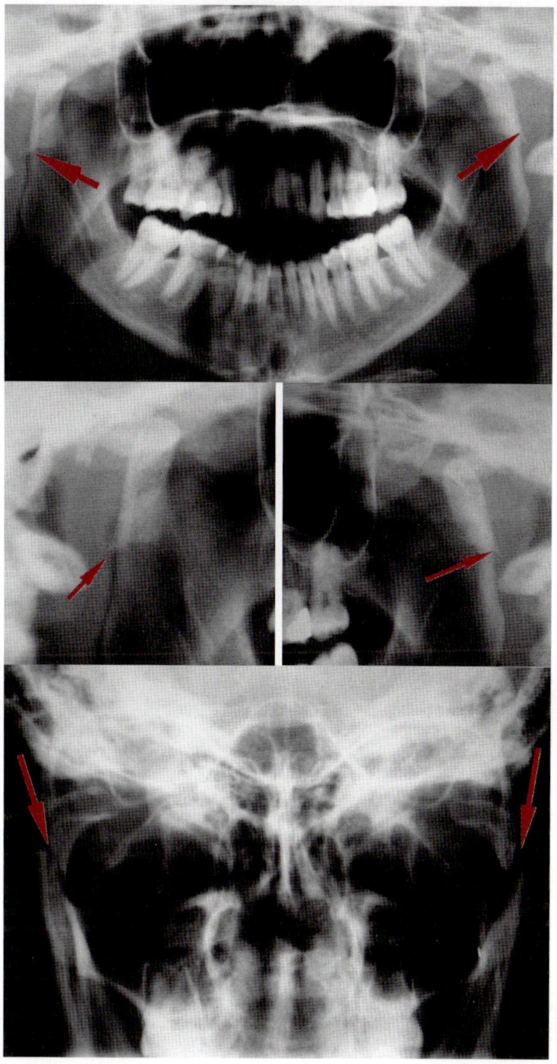

Abbildung 14-12: Orthopantomogramm mit abgewinkelter und dislozierter Fraktur beider Kondylen (oben.). Die Vergrößerung zeigt eine Fraktur des Halses des rechten (Mitte links) und des linken (Mitte rechts) Processus condylaris. Die Towne-Aufnahme bestätigt die abgewinkelte und dislozierte Fraktur beider Kondylenhälse (Pfeile im unteren Orthopantomogramm).

Mögliche Symptome einer Mandibulafraktur sind subjektive Veränderungen des Bisses, Schmerzen, Schwellung, Parästhesien oder Anästhesie des N. alveolaris inferior sowie die Unfähigkeit zur Mundöffnung nach einer Traumaanamnese. Hinweise auf eine Mandibulafraktur sind gestörte Okklusion, Knochenschmerzen, Parästhesien, Krepitation, Blutung aus dem Ohr und sublinguales Hämatom.

Frakturen des mittleren Gesichtsdrittels

Diese Verletzungen werden auf der Basis der anatomischen Gegebenheiten untergliedert:

- zentrale Mittelgesichtsfrakturen: nasal, nasoethmoidal, maxillär: LeFort I, II, III
- laterale Mittelgesichtsfrakturen: zygomatisch.

Nasenfrakturen werden klinisch diagnostiziert. Maxillafrakturen werden mithilfe der LeFort-Linien klassifiziert. In der Praxis ist die genaue Charakterisierung dieser Verletzungen schwierig und hat auch keine vorrangige Bedeutung in der Notaufnahme. Zudem sind Mischformen der Frakturen häufig.

Die Beschwerden und Symptome bei einer Fraktur des mittleren Gesichtsdrittels sind Nasenbluten, Diplopie, Schwellung, Anästhesie oder Parästhesie des N. infraorbitalis, gestörte Okklusion, subkonjunktivales Hämatom, Gesichtsasymmetrie sowie mobile oder fehlende Zähne.

LeFort-Verletzungen

Rene LeFort war ein französischer Arzt, der an Tierkadavern die verschiedenen Gesichtsverletzungen studierte. Er ließ Köpfe aus großer Höhe herunterfallen und beschrieb dann die Muster der Gesichtsverletzungen (Abb. 14-13). Alle LeFort-Verletzungen erfordern eine konventionelle Aufnahme und eine CT, um die Ausdehnung der Verletzung, die Verteilung und das Verletzungsmuster zu bestimmen, bevor mit dem Behandlungsmanagement fortgefahren wird.

- LeFort I: Fraktur oberhalb des Processus alveolaris mit nachfolgender Ablösung des Processus von der restlichen Maxilla; klinisch lassen sich die oberen Zähne von der Nase fortbewegen
- LeFort II (Abb. 14-14): die Frakturlinie verläuft über die Nase; theoretisch lassen sich die oberen Zähne und die Nase en bloc vom übrigen Gesicht wegziehen
- LeFort III: das Gesicht ist vom übrigen Kopf abgelöst (kraniofaziale Dissoziation).

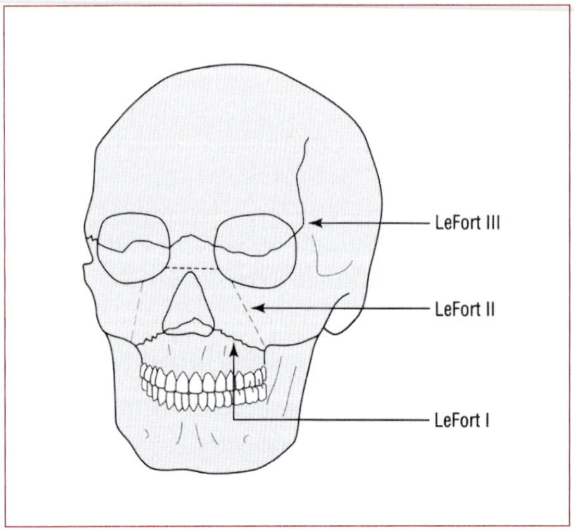

Abbildung 14-13: LeFort-Klassifikation.

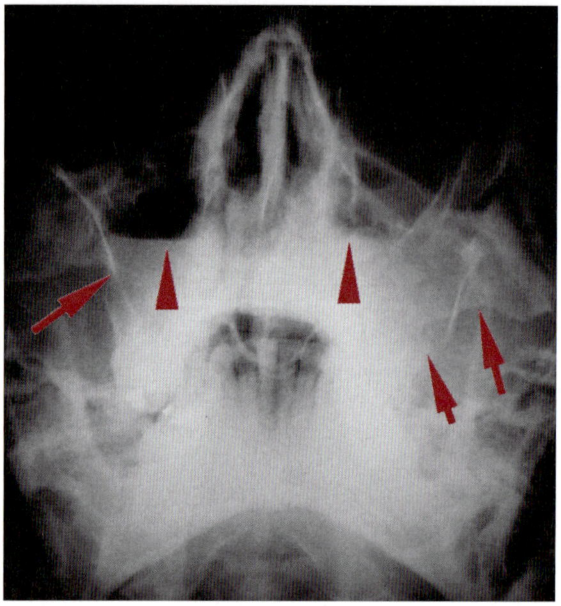

Abbildung 14-14: LeFort-II-Fraktur (Pfeil) auf einer Okzipitomentalaufnahme mit Luft-Flüssigkeit-Spiegeln im Sinus maxillaris beidseits (Pfeilspitzen).

Die meisten dieser Verletzungen präsentieren sich in der Regel nicht als streng symmetrische Verletzung, Kombinationen der Bruchformen sind häufig. Die abschließende Klassifizierung beruht jedoch auf Grundlage der höchsten Verletzung.

Tripodfrakturen

Sie sind die häufigsten Gesichtsfrakturen und resultieren meistens aus einem Schlag gegen die Wange und einer direkten Verletzung des Os zygomaticum. Die Fraktur betrifft den Processus frontalis des Os zygomaticum, den Arcus zygomaticus und den Processus maxillaris (superiore und laterale Wand des Sinus maxillaris) – daher der Name Tripodfraktur. Die Diagnose fällt in den standardmäßigen Okzipitomental- und Okzipitomental-30°-Aufnahmen leicht. Häufig sieht man zudem Wichteilschwellungen, einen Luft-Flüssigkeit-Spiegel und eine gewisse Rotation (am besten sichtbar in der CT).

Orbitaverletzungen

Diese Verletzungen werden nach dem Ort der Schädigung klassifiziert:

- Orbitarand
- Orbitaboden
- mediale Orbitawand
- laterale Orbitawand.

Die Beschwerden und Symptome einer Orbitaverletzung umfassen Ekchymose, subkonjunktivale Blutung, Diplopie, Enophthalmus und eine Parästhesie oder Anästhesie des N. infraorbitalis.

Blow-out-Frakturen

Diese Verletzungen entstehen durch einen direkten Schlag gegen den Augapfel, der dann entweder den Orbitaboden oder die mediale Orbitawand durchbricht, nicht aber den Orbitarand. Es kann zur Herniation von Orbitainhalten kommen, insbesondere von retroorbitalem Fett bei einer Impression des Orbitabodens. Manchmal wird der M. rectus inferior eingeklemmt, oder er herniert zusammen mit dem Fett. Dadurch kann es zum Enophthalmus und zur Diplopie beim Blick nach oben sowie zur Taubheit über dem inferioren Orbitarand kommen. Hier ist dringend eine operative Versorgung erforderlich. Im Röntgenbild sieht man klassischerweise eine «Träne» (Teardrop-Sign, Abb. 14-15) auf dem Dach des Sinus maxillaris. Andere Orbitawandfrakturen und Orbitaverletzungen werden am besten initial im konventionellen Röntgenbild oder sonographisch untersucht. Eine CT ist allerdings oft unvermeidlich.

Frakturen des oberen Gesichtsdrittels

Diese Verletzungen sind ungewöhnlich und umfassen Frakturen des Stirnbeins, ausgedehnte nasoethmoidale Frakturen sowie supraorbitale Verletzungen.

Symptome sind Epistaxis, Weichteilschwellung, Deformierung, Nasoliquorrhö, Anästhesie des N. infraorbitalis sowie Schmerzen beim Blick nach oben.

Eine sorgfältige Diagnostik ist bei Frakturen des oberen Gesichtsdrittels essenziell. Exakte Angaben über die Frakturen der Sinus frontales (Abb. 14-16) im Hinblick auf die anterioren und posterioren Wände sind der Schlüssel zur Therapie. Deshalb sind in solchen Fällen CT-Aufnahmen unerlässlich (axial, koronal sowie 3-D-Rekonstruktionen), vor allem, wenn es Hinweise auf eine retrobulbäre Blutung gibt (Proptosis, Schmerzen, Ophthalmoplegie und abnehmende Sehschärfe).

Weitere Beurteilung

Cartilage (Knorpel) und Gelenke

Die Sutura frontozygomatica sollte gleichmäßig groß sein, und der Processus condylaris sollte in der Art. temporomandibularis liegen, was besonders im Orthopantomogramm und in der lateralen Schrägaufnahme gut zu beurteilen ist.

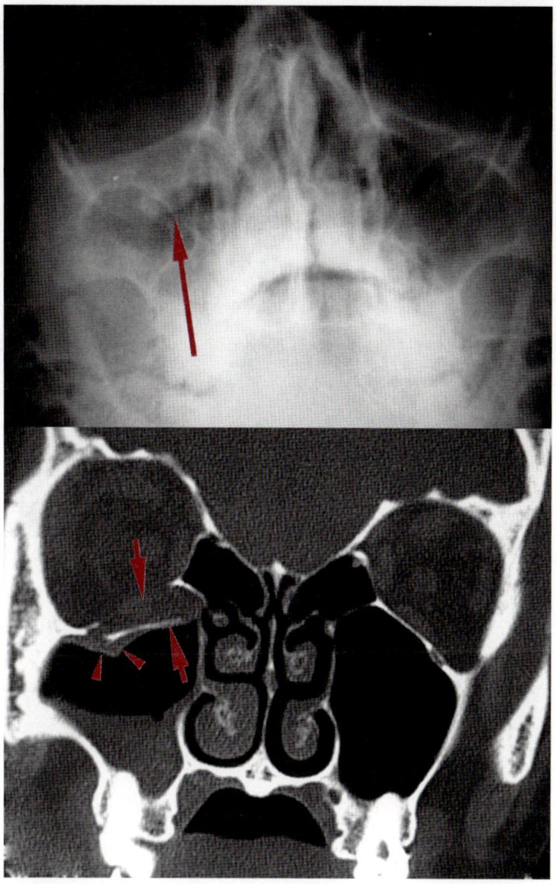

Abbildung 14-15: Zeichen des «hängenden Tropfens» im rechten Sinus maxillaris auf einer Okzipitomentalaufnahme (Pfeil; oben). In der CT (unten) sieht man eine leichte Impressionsfraktur des rechten Orbitabodens (Pfeile), eine gewisse Weichteilprotrusion in das Dach des rechten Sinus maxillaris (Pfeilspitzen) sowie einen geschwollenen und eingeklemmten M. rectus inferior (Pfeil).

Sinus und Weichteile

Eine Gesichtsasymmetrie ist ein äußerst hilfreicher Befund, vor allem wenn es um eine Asymmetrie der Weichteile, Luft-Flüssigkeit-Spiegel in den Nebenhöhlen (Abb. 14-17), Mukosaverdickung und Weichteilmassen in den Sinus geht (Teardrop-Sign und Polypen). Achten Sie auch auf röntgendichte Fremdkörper, vor allem aus Glas oder Metall (Abb. 14-18).

Indirekte Zeichen eines Orbitatraumas sind:

- Weichteilschwellung
- Orbitaemphysem
- verschattete Sinus
- Luft-Flüssigkeit-Spiegel in den Sinus
- Zeichen des «hängenden Tropfens» (Teardrop-Sign).

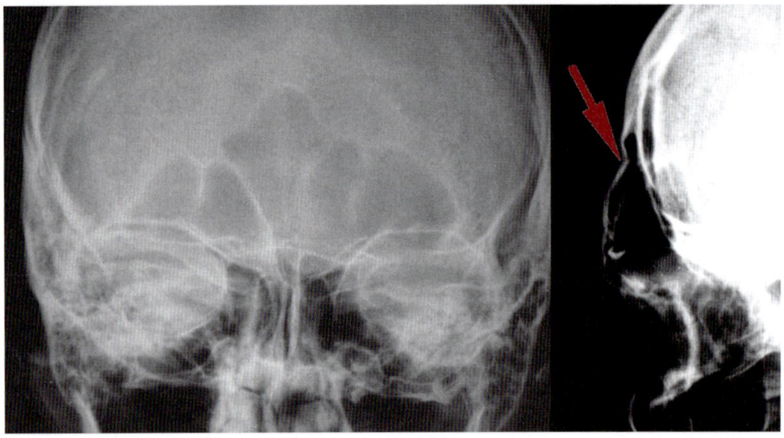

Abbildung 14-16:
Die a.-p.-Aufnahme zeigt eine subtile Frakturlinie (links). Die Seitaufnahme bestätigt eine Schädelimpressionsfraktur am Vorderrand des Sinus frontalis (Pfeil, rechts).

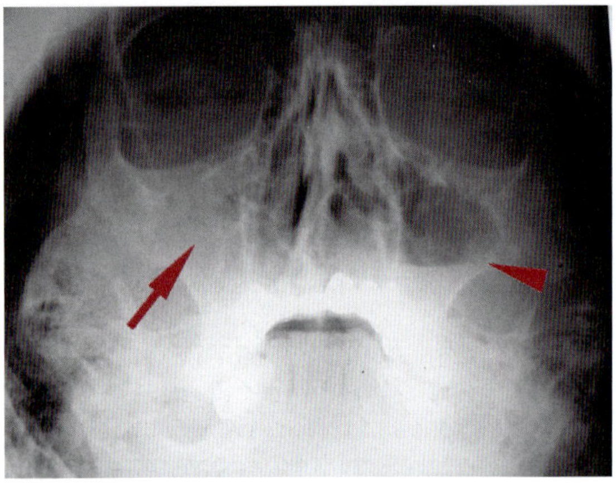

Abbildung 14-17: Verschattung im rechten Sinus maxillaris (Pfeil) und Luft-Flüssigkeit-Spiegel im linken (Pfeilspitze).

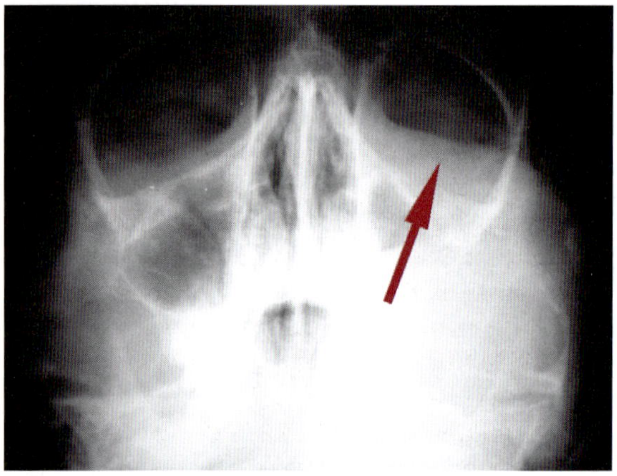

Abbildung 14-19: Okzipitomentalaufnahme mit Weichteilschwellung über dem linken Orbitaunterrand (Pfeil).

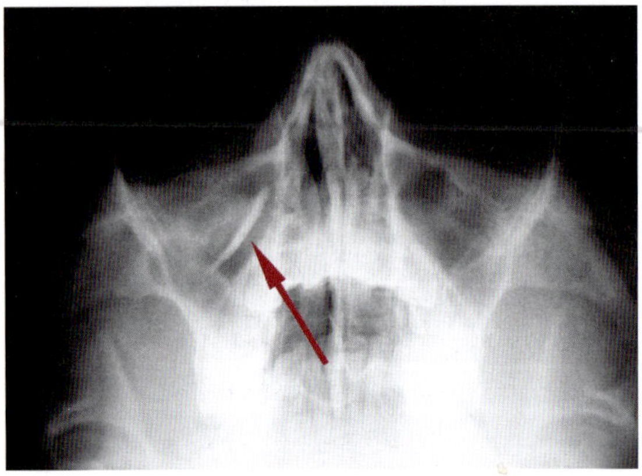

Abbildung 14-18: Glassplitter (Pfeil), der nur auf der Okzipitomentalaufnahme sichtbar war.

Weichteilschwellungen zeigen den Ort der Verletzung an (Abb. 14-19). Suchen Sie nach Weichteilschwellungen, indem Sie zunächst die untere Gesichtshälfte in Höhe des unteren Orbitarandes ausblenden. Wiederholen Sie dann das Ganze, wobei Sie jetzt die obere Hälfte ausblenden und dabei besonders auf Flüssigkeitsspiegel und im Sinus maxillaris sowie auf Weichteilschwellungen im Gesicht und über dem unteren Orbitarand achten.

Zusammenfassung:

- Gesichtsverletzungen (gewöhnlich Weichteilverletzungen) sind häufig.
- Sorgen Sie dafür, dass Sie die Anatomie und die Klassifikation der Gesichtsverletzungen beherrschen.
- Die konventionelle Röntgenaufnahme spielt bei der initialen Beurteilung eine große Rolle.
- Suchen Sie immer nach einer Zweitfraktur der Mandibula.
- Die CT bietet einen hervorragende Detaillgenauigkeit und zeigt die Ausdehnung und Verteilung der Verletzung.

15 Halswirbelsäule

Clint W. Sliker und Kathirkamanathan Shanmuganathan

Frakturen der Halswirbelsäule (HWS) können katastrophale Folgen haben, die eine sofortige Diagnostik und Stabilisierung erfordern, um das Risiko und die Schwere neurologischer Schädigungen möglichst gering zu halten. Muster, Frequenz und Verteilung dieser Verletzungen hängen von der untersuchten Population ab. Bei Erwachsenen sind gewöhnlich C1–2 und C5–6 betroffen. Bei Kindern sind HWS-Verletzungen seltener, und gewöhnlich ist die obere HWS betroffen. Bis zu 40 % der HWS-Verletzungen sind mit neurologischen Schädigungen verbunden, wobei 5 bis 10 % auf eine übersehene Verletzung und die fehlende konsequente Stabilisierung der HWS zurückzuführen sind. Etwa 0,1 % der zervikalen Rückenmarksverletzungen haben keine Entsprechung im Röntgenbild und finden sich typischerweise bei Patienten mit prominenter HWS bei degenerativen Erkrankungen, doch kommen sie auch bei Kindern vor.

Anatomie

Ein grundlegendes Wissen um die anatomischen Verhältnisse der HWS ist für die Interpretation einer konventionellen HWS-Aufnahme notwendig (Abb. 15-1). Die HWS besteht aus sieben knöchernen Segmenten (jedes Segment besteht aus zwei Teilen: dem Wirbelkörper und den Wirbelbögen), ligamentären Verbindungen und Zwischenwirbelscheiben.

Die Wirbel C2–C7 sind sich morphologisch recht ähnlich. Die Wirbelkörper sind über fibrokartilaginöse Zwischenwirbelscheiben miteinander verbunden. Jeder Wirbelkörper ist mit einem Wirbelbogen versehen, der aus den beidseitigen Pedikeln, den Facettengelenken und den Laminae mit einem einzigen Processus spinosus posterior besteht. Zusammen bilden sie eine schützende Höhle um das Rückenmark herum – den Rückenmarkskanal. Die kleinen seitlichen Querfortsätze geleiten die Vertebralarterien durch die Foramina transversarium (C6–2).

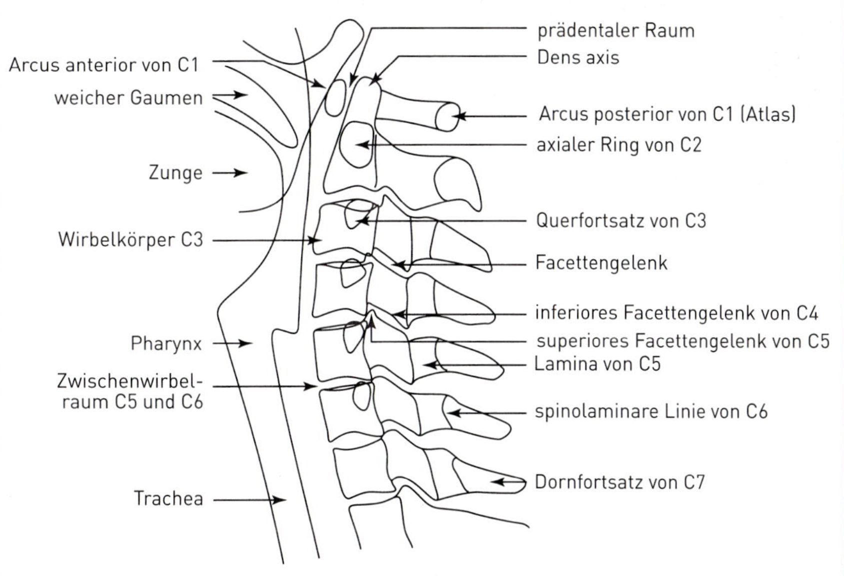

Abbildung 15-1: Anatomie der Halswirbelsäule.

> Der Axialring ist die ringartige Struktur, die in der Seitaufnahme über dem Wirbel C2 projiziert ist. Er entsteht durch Summation der Verschattungen des C2-Wirbelkörpers und den Massa lateralis.

Der Axis (C2) unterscheidet sich von den benachbarten Wirbeln durch einen nach superior und anterior gerichteten Fortsatz, den Dens axis, der mit C1 artikuliert.

Der ringartige Atlas (C1) hat keinen echten Wirbelkörper und artikuliert mit C2 und mit der Schädelbasis über die beidseitige Massa lateralis. Es gibt keine Zwischenwirbelscheibe zwischen C1 und C2. Die Art. atlantoaxialis liegt anterior.

Tabelle 15-1: Befundungs-ABC Halswirbelsäule

Adequacy (Angemessenheit)

- Kontrollieren Sie, ob die superiore Endplatte des Übergangs zu Th1 auf der Seitaufnahme enthalten ist.
- Achten Sie darauf, dass die transorale Aufnahme nicht rotiert ist.

Alignment (Ausrichtung)

- Prüfen Sie die spinalen Linien: Linie des Lig. longitudinale anterius, Linie des Lig. longitudinale posterius, spinolaminare Linie.
- Prüfen Sie die Weite des Spinalkanals.
- Prüfen Sie die Gelenkspaltweite im Atlantodentalgelenk (= Atlantodentaldistanz).

Bones (Knochen)

- Prüfen Sie jeden Wirbelkörper.
- Prüfen Sie jeden Wirbelbogen.

Cartilage (Knorpel) und Gelenke

- Kontrollieren Sie die Zwischenwirbelräume.
- Prüfen Sie die Facettengelenke.
- Prüfen Sie die Art. atlantoaxialis und die Art. atlantooccipitalis.

Weichteile

- Prüfen Sie die prävertebralen Weichteile.
- Schließen Sie Fremdkörper und Zähne aus.
- Prüfen Sie die Atemwege, Tubuslage usw.

Die Stabilität der Wirbelsäule hängt im Wesentlichen an der Integrität der Weichteilstrukturen, von denen die Ligamente die größte Bedeutung haben. Die wichtigsten Längsbänder sind die Ligg. longitudinale anterius, posterius und das Lig. flavum. Die Ligg. interspinale und supraspinale verbinden die Procc. spinosi. Die Facettengelenke werden durch eine derbe Kapsel verbunden. Das Lig. transversum atlantis überbrückt die Kluft zwischen den Massa lateralis von C1 posterior zum Dens axis.

Befundungs-ABC (Tab. 15-1)

Adequacy (Angemessenheit)

Wenn der Patient bei vollem Bewusstsein ist, keine komplizierten Verletzungen aufweist, über keine Beschwerden klagt und keine klinischen Zeichen aufweist, ist keine Röntgenaufnahme erforderlich. Die klassische Aufnahmenserie beim akuten Trauma (Tab. 15-2) besteht aus den Seitaufnahmen (Abb. 15-2), den a.-p.-Aufnahmen und der Zielaufnahme des Dens axis (Abb. 15-3). In den Seitaufnahmen zeigen sich die meisten Verletzungen.

Befundung der Seitaufnahme

Adequacy (Angemessenheit)

Die Spanne von der Schädelbasis bis zur superioren Endplatte von Th1 sollte klar dargestellt sein. Überlappungen kommen wegen der eingeschränkten Rotation nur begrenzt vor. Die kortikalen und trabekulären Details sind deutlich zu erkennen. Die prävertebrale Verschattung ist sichtbar. Die untere HWS sollte nicht durch andere anatomische (Schulter) oder extrinsische Strukturen (Schmuck oder Überwachungsgeräte) überlagert sein. Wenn die Verbindung zwischen C7 und Th1 nicht dargestellt ist, muss die Aufnahme wiederholt werden. Wenn sie dann immer noch nicht zu sehen ist, sind andere bildgebende Verfahren erforderlich.

Tabelle 15-2: Röntgenologische Projektionen und deren anatomischen Inhalte

- Seitaufnahme: muss die Schädelbasis bis zur superioren Endplatte von Th1 zeigen
- a.-p.-Aufnahme: muss vom vollständigen Wirbel C3 bis Th1 reichen und der Dornfortsatz von C2 sollte ebenfalls sichtbar sein
- Zielaufnahme des Dens axis: die Grenzen von C1 und C2 sollten sichtbar sein.

Tabelle 15-3: Mechanismen von HWS-Verletzungen

- Hyperflexion
- Hyperextension
- Rotation
- axiale Kompression
- Distraktion
- Seitneigung/seitliche Scherung
- komplexe oder kombinierte Kraftvektoren

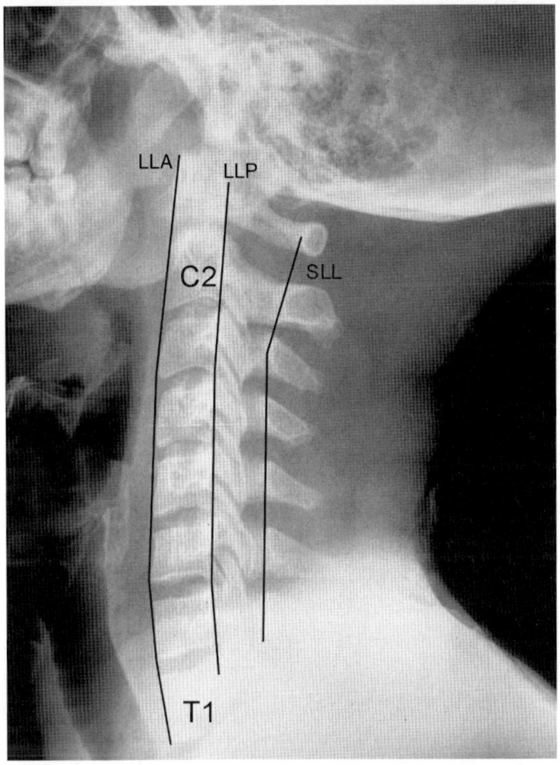

Abbildung 15-2: Linien an der HWS-Seitaufnahme. LLA = Linie des Lig. longitudinale anterius, LLP = Linie des Lig. longitudinale posterius, SLL = spinolaminare Linie. Die SLL kann zwischen Cl und C3 nach posterior abweichen.

> Betrachten Sie stets die Seitaufnahmen mit den Dornfortsätzen in gleicher Ausrichtung wie auf der sagittalen CT- und MRT-Rekonstruktion.

Alignment (Ausrichtung, Tab. 15-4)

Bänder sind auf Röntgenaufnahmen unsichtbar, sofern keine pathologische Ossifikation oder Kalzifikation vorliegt. Verfolgen Sie aufmerksam die Linien der Ligg. longitudinale anterius, posterius und die spinolaminare Linie. Suchen Sie nach abrupten Veränderungen der Ausrichtung, die eine Bandverletzung und Instabilität anzeigen kann. Wenn es Hinweise auf eine Instabilität gibt, sollte eine Verletzung als instabil angesehen werden, bis der Patient und die Röntgenaufnahme von einem Spezialisten befundet worden ist.

Normalerweise findet sich eine leichte Lordose (eine leicht konvexe Krümmung nach anterior). Ein Wegfall dieser Lordose ist bei Traumapatienten nicht ungewöhnlich. Dafür gibt es mehrere Gründe wie Schmerzen, Spasmus, Halskrause, Rückenlage oder degenerative Veränderungen. Eine Wirbelfusion kann angeboren sein (Klippel-Feil-Krankheit) oder auf

Tabelle 15-4: Ausrichtung der HWS-Seitaufnahme

- Die Linie des Lig. longitudinale anterius sollte symmetrisch sein.
- Die Linie des Lig. longitudinale posterius sollte symmetrisch sein.
- Die spinolaminare Linie sollte bei C1 bis C3 leicht versetzt sein
- Die Intervertebralräume sollten symmetrisch sein.
- Der prädentale Raum sollte beim Erwachsenen ≤ 3 mm und beim Kind ≤ 5 mm weit sein.

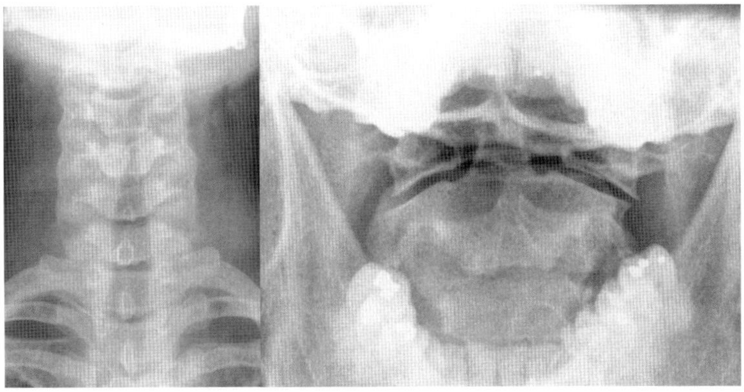

Abbildung 15-3: A.-p.-Aufnahme der normalen HWS (links) und Zielaufnahme des Dens axis (rechts).

Entzündungen, chirurgische Eingriffe oder Infektionen zurückgehen.

Ein Hyperflexionstrauma präsentiert sich mit einer fokal reversen Lordose (einer Kyphose), die gewöhnlich von einer Auffächerung begleitet wird (abrupte Erweiterung der Interlaminarräume), welche eine Verletzung des posterioren Bänderkomplexes anzeigt. Eine Facettensubluxation kann sich durch eine fokale Freilegung der Gelenkflächen und eine anteriore Verschiebung der weiter superior gelegenen Facette bemerkbar machen.

Eine einseitige Facettendislokation (Abb. 15-4) führt zu einer anterioren Verlagerung des Wirbelkörpers um weniger als der Hälfte des Wirbelkörperdurchmessers. Die dislozierte Facette ist nach anterior verlagert, und die über der Schädigung liegenden Facetten können durch die assoziierte Rotation eine sog. Bow-Tie-Konfiguration zeigen.

Eine beidseitige Facettendislokation (Abb. 15-5) ist durch die anteriore Dislokation des Wirbelkörpers um mehr als die Hälfte des Wirbeldurchmessers gekennzeichnet. Der Intervertebralraum ist dabei verjüngt bei geringer oder gar keiner Rotation.

Bones (Knochen)

Inspizieren Sie die Wirbel, wobei Sie für jeden Wirbel den gleichen Ausgangspunkt wählen. Die Kortikalis und die Trabekel sollten beschrieben werden: keine Diskontinuität, keine Achsenabweichung, keine Stufenbildung, keine Beugung, keine abrupte Veränderung der Dichte. Kein Fragment sollte den Spinalkanal überlagern.

Frakturen des Dens axis werden in drei Subtypen eingeteilt, von denen jede ihre eigene röntgenologischen Merkmale besitzt (Tab. 15-5). Vereinfachend können sie auch in hohe und tiefe Densfrakturen unterteilt werden.

Eine hohe Densfraktur (Abb. 15-6) betrifft gewöhnlich den mittleren und den unteren Dens. Ein eindeutiger Bruch bestätigt die Diagnose. Eine abnorme Achsenabweichung des Dens (normal 10 bis 20° gegenüber der Wirbelkörperlängsachse von C2) spricht für eine Fraktur.

Eine deutliche Fraktur durch die Densbasis mit Ausdehnung auf den C2-Wirbel führt zur Diagnose der unteren Densfraktur (Abb. 15-7). Subtile Hin-

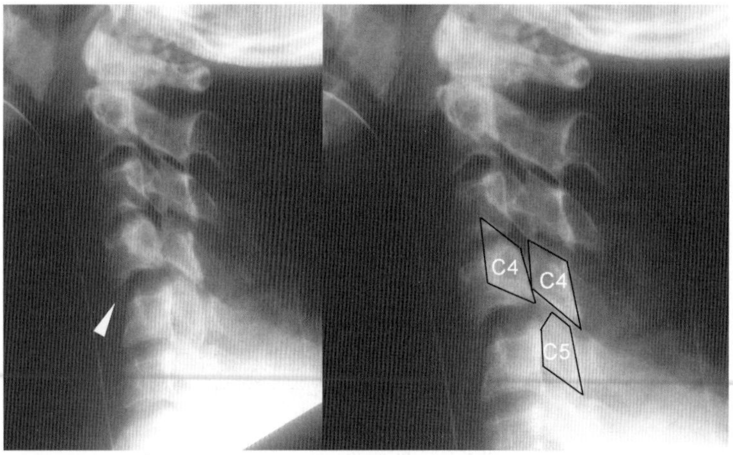

Abbildung 15-4: Unilaterale Facettendislokation: 20° anteriore Subluxation des C4-Wirbelkörpers (Pfeilspitze links) und umrissene Facetten von C4 und C5 (rechts). Die Rotation oberhalb der Läsion entspricht dem Bow-Tie-Zeichen bei C3 und C4.

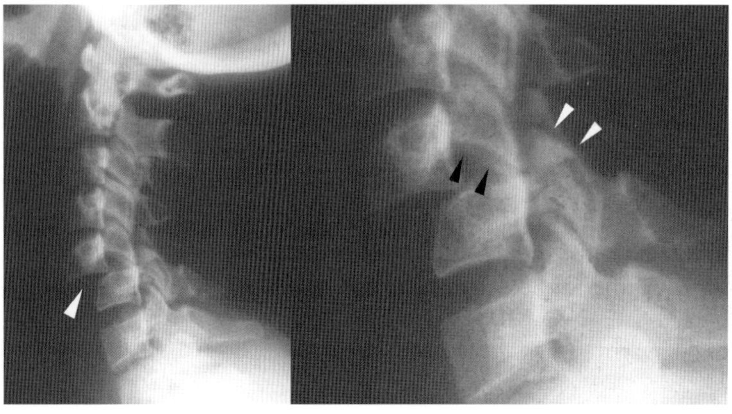

Abbildung 15-5: Bilaterale Facettendislokation mit einer 75 %igen anterioren Subluxation von C5 (Pfeilspitzen, links). Die Vergrößerung (rechts) zeigt freiliegende Facettengelenkflächen (Pfeilspitzen).

weise auf eine untere Densfraktur sind ein Riss des axialen Rings und eine Breite des C2-Wirbelkörpers, die über die des C3-Körpers hinausgeht.

Eine traumatische Spondylolysis von C2 (z. B. beim Erhängen, sog. Hangman's Fracture) zeigt sich an einer Disruption des Gebietes der Pars interarticularis, die sich zwischen den Facettengelenken von C1–2 und C2–3 befindet (Abb. 15-8). Die Hyperextensionsfraktur (sog. Teardrop-Fracture) betrifft typischerweise den C2-Wirbelkörper. Man erkennt sie an einem kleinen, dreieckigen tränenförmigen Fragment am anterioren und inferioren Wirbelkörper (Abb. 15-9).

Wenn die posteriore Wirbelkörperhöhe die anteriore um mehr als 3 mm übersteigt, wird eine Kompressionsfraktur diagnostiziert. Meistens liegen ein

Tabelle 15-5: Typen der Densfraktur

- Typ I: hohe Densfraktur an der Densspitze (selten)
- Typ II: hohe Densfraktur vom Körper zur Basis des Dens
- Typ III: tiefe Densfraktur, die sich auf den Körper von C2 erstreckt.

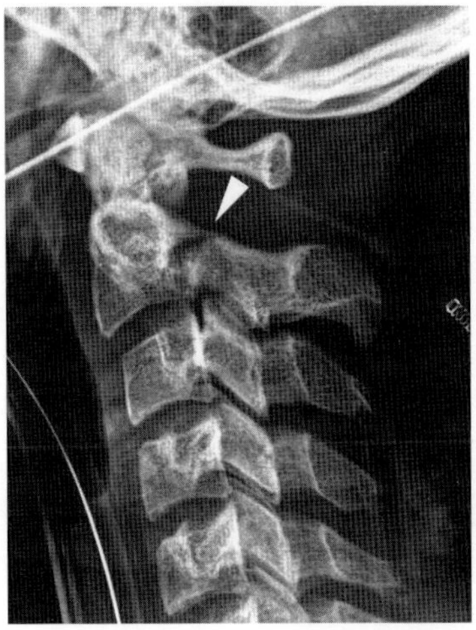

Abbildung 15-8: Hangman's Fracture (Pfeilspitze an der Fraktur der Pars interarticularis).

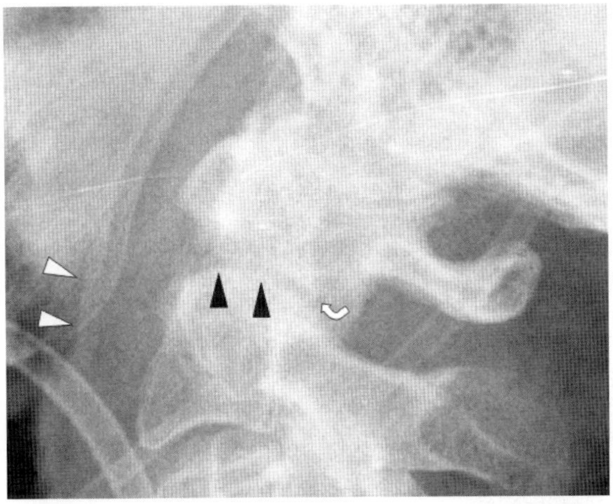

Abbildung 15-6: Hohe Densfraktur (Typ II). Auf der vergrößerten Seitaufnahme sieht man eine Fraktur der Densbasis (schwarze Pfeilspitzen) mit posteriorer kortikaler Stufenbildung (gebogener Pfeil) und ein prävertebrale Weichteilschwellung (weiße Pfeilspitzen).

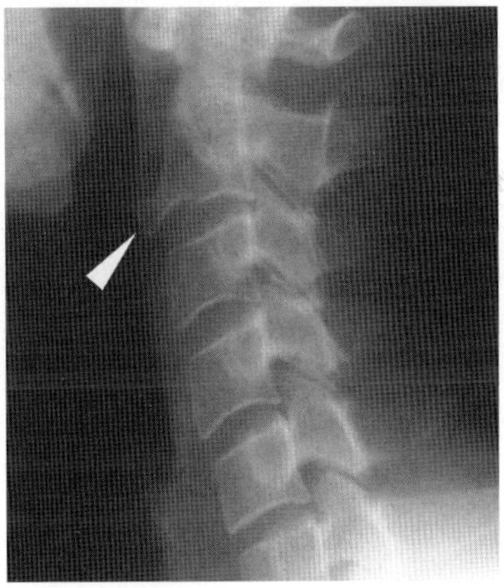

Abbildung 15-9: Hyperextensionsfraktur, sog. Teardrop Fracture (Pfeilspitze).

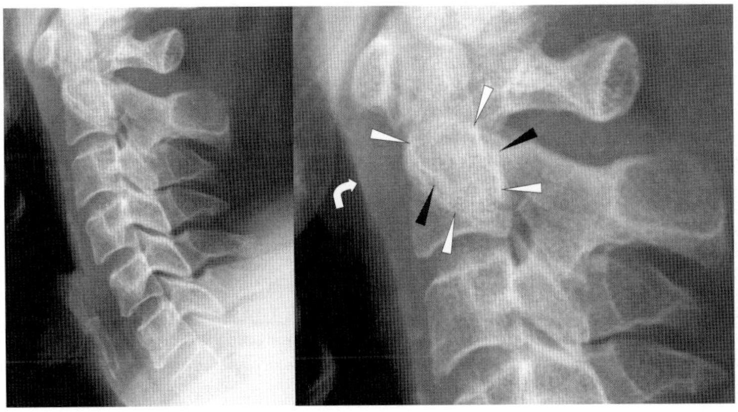

Abbildung 15-7: Untere Densfraktur (Typ III). Auf der vergrößerten Seitaufnahme (rechts) sieht man eine subtile Stauchung (schwarze Pfeilspitzen) des axialen Rings von C2 (weiße Pfeilspitzen) mit prävertebraler Weichteilschwellung (gekrümmter Pfeil).

anteriorer Kortikalisdefekt oder eine keilförmige Deformierung vor. Wenn auch eine posteriore Retropulsion eines Wirbelkörperfragments vorliegt, spricht man von einem Berstungsbruch (Abb. 15-10). Ein großes inferiores tränenförmiges Fragment mit posteriorer Verlagerung des Hauptwirbelkörperfragments spricht für eine Hyperflexionsfraktur (Hyperflexions-Teardrop-Fracture, Abb. 15-11). Gewöhnlich bedroht eine posteriore Verlagerung den Spinalkanal. Der Dornfortsatz kann auf jedem Niveau brechen. Auf Höhe von C6, C7 und Th1 spricht man auch von einer Clay Shoveler's Fracture (Abb. 15-12).

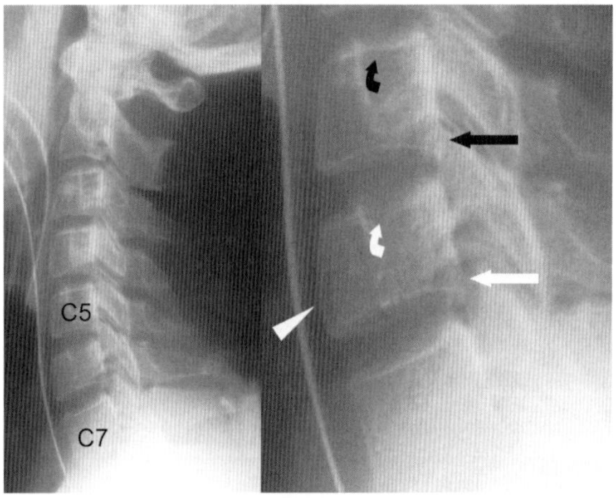

Abbildung 15-10: Subtiler Berstungsbruch von C6 im Normalbild (links) und vergrößert (rechts). Die anteriore Wirbelkörperkortikalis ist vorgewölbt (weiße Pfeilspitze), Retropulsion des inferioren posterioren Fragments (weißer Pfeil) und schlecht abgrenzbare superiore Endplatte (weißer gebogener Pfeil). Beachten Sie die gut abgrenzbare superiore Endplatte (schwarzer gebogener Pfeil) und die posteriore Kortikalis (schwarzer Pfeil).

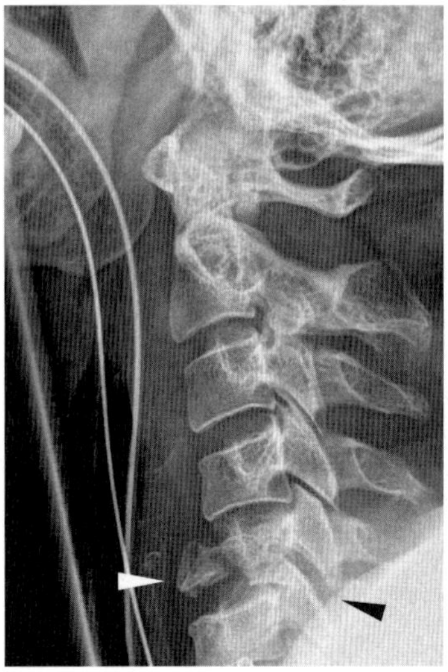

Abbildung 15-11: C5-Hyperflexions-Teardrop-Fracture (weiße Pfeilspitze) mit posteriorer Wirbelkörperverschiebung und einer C5-6-Facettendiastasis (schwarze Pfeilspitzen).

Der spinolaminare Raum (zwischen der spinolaminaren Linie und den posterioren Facettenrändern) verändert sich, wenn ein traumatisch isolierter Gelenkpfeiler vorhanden ist (mit oder ohne intrinsischer Pfeilerfraktur, Abb. 15-13). Ein abrupter Übergang zwischen den Niveaus kann vorkommen.

Cartilage (Knorpel) und Gelenke

Die Zwischenwirbelscheiben können bei vielen Verletzungsformen betroffen sein. Degenerative Abflachungen sollten symmetrisch aussehen, ein vergrößerter Raum ist abnormal. Die Facettenränder sollten parallel stehen, Inkongruenzen sollten umgehend dahingehend überprüft werden, ob das betroffene Segment auch noch andere Verletzungszeichen wie etwa eine Distension der Procc. spinosi (sog. Fanning; auffächern) aufweist.

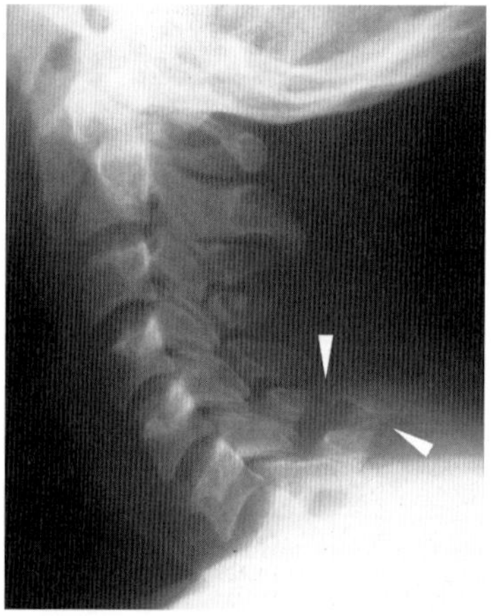

Abbildung 15-12: Clay Shoveler's Fracture bei C6 und C7 (Pfeilspitzen).

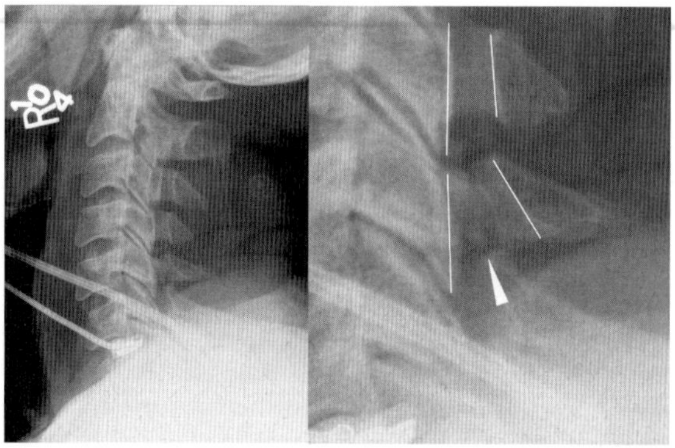

Abbildung 15-13: Isolierter Gelenkpfeiler von C5 (links) mit Vergrößerung (rechts). Beachten Sie die Asymmetrie des spinolaminaren Zwischenraums bei C5 im Vergleich zu den höheren Niveaus (Zwischenraum mit weißen Linien markiert) und Knochenfragmenten innerhalb des Raums (Pfeilspitze).

Eine Hyperextensionsdislokation (Abb. 15-14) kann sehr subtil sein. Typisch ist eine asymmetrische Zwischenwirbelscheibe. Die Niveaus oberhalb der Verletzung können nach posterior verlagert sein bei assoziierter Erweiterung der Facettengelenke (normal ≤ 2 mm).

Eine atlantookzipitale Dissoziation (Abb. 15-15) zeigt eine Unterbrechung der Verbindung zwischen Schädel und Wirbelsäule an (Tab. 15-6). Ein abnormer basiodentaler Zwischenraum spricht für eine Verletzung, kann aber auch normal sein. Ein sensitiveres Zeichen ist ein abnormes posteriores Axialintervall.

Der prädentale Raum (Abb. 15-16) liegt zwischen dem posterioren Kortex des Arcus anterior von C1 und der anterioren Kortikalis des Dens. Bei Erwachsenen sollte der Raum ≤ 3 mm weit sein, während er bei Kindern ≤ 5 mm sein sollte. Eine Vergrößerung zeigt eine Insuffizienz des Lig. transversum atlantis an.

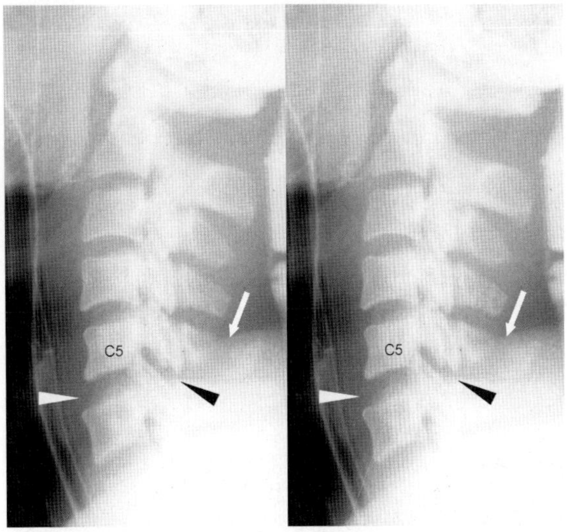

Abbildung 15-14: Hyperextensionsdislokation bei C5–6 mit weitem Zwischenwirbelraum zwischen C5 und C6 (weiße Pfeilspitzen), posteriorer Translokation von C5, weitem Facettengelenken bei C5 und C6 (schwarze Pfeilspitzen) und einer Dornfortsatzfraktur bei C5 (weiße Pfeile).

Weichteile

Ein normaler prävertebraler Weichteilschatten schließt eine Verletzung nicht aus. Ein abnormer Schatten (infolge einer Blutung) kann der einzige Hinweis auf eine Verletzung sein, obwohl andere Ursachen für das Erscheinungsbild infrage kommen. Die Dicke und Kontur der Verschattung muss untersucht werden. Die Atemwege und der Pharynx sollten auf verschluckte Fremdkörper, Zähne und fehlpositionierte Notfallinstrumente untersucht werden.

Tabelle 15-6: Atlantookzipitale Maße

- basiodentaler Zwischenraum: Entfernung zwischen der Klivusspitze (Basion) und der Densspitze
- posteriorer axialer Zwischenraum: senkrechte Entfernung zwischen dem Basion und der posterioren Axiallinie, welche die kraniale Verlängerung der Linie des Lig. longitudinale posterius ist.
- Normalwerte
- basiodentaler Zwischenraum: ≤ 12 mm
- posteriorer axialer Zwischenraum: ≤ 12 mm wenn das Basion sich anterior zur posterioren Axiallinie befindet; ≤ 4 mm wenn es sich posterior der posterioren Axiallinie befindet

Befundung der a.-p.-Aufnahme

Adequacy (Angemessenheit)

Die Wirbel von C3 bis Th1 sollten sichtbar sein. Eventuelle endotracheale und oropharyngeale Tuben dürfen die Wirbel nicht verdecken.

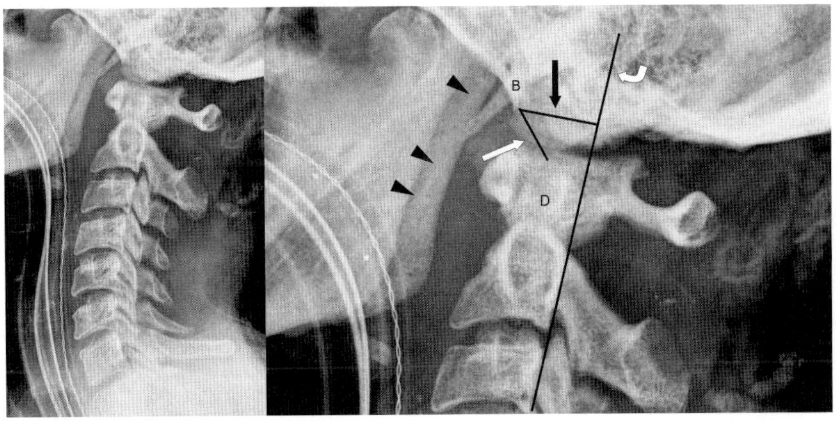

Abbildung 15-15: Atlantookzipitale Dissoziation mit Vergrößerung (rechts). Man sieht einen abnormen posterioren axialen Zwischenraum (schwarzer Pfeil) und eine prävertebrale Weichteilschwellung (Pfeilspitzen). Der gebogene Pfeil zeigt die posteriore Axiallinie an (B = Basion, D = Dens).

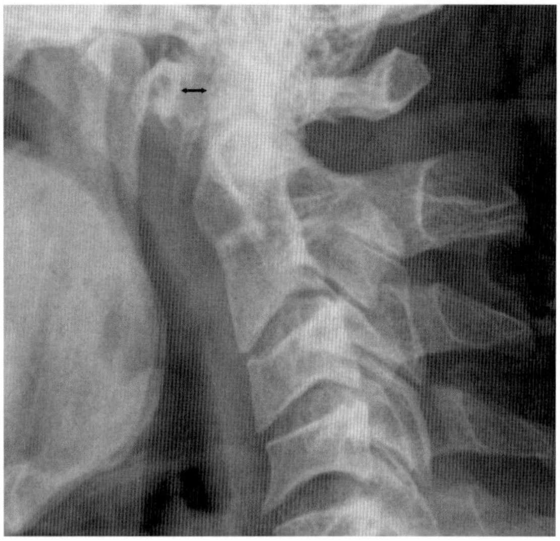

Abbildung 15-16: Erweiterter prädentaler Raum (Doppelpfeil) in der Seitaufnahme, was für ein zerrissenes Lig. transverum atlantis spricht.

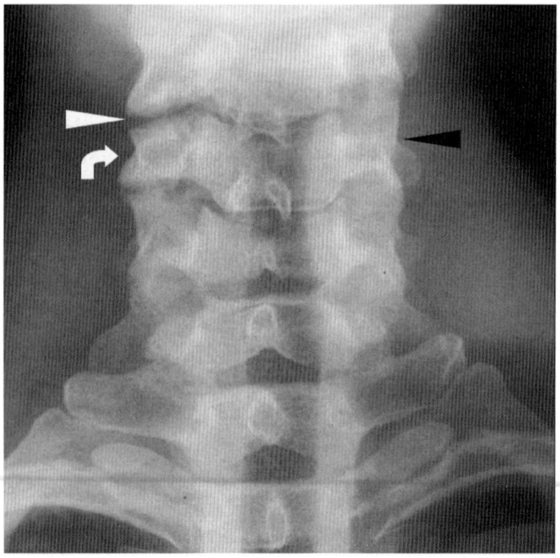

Abbildung 15-17: Isolierter Gelenkpfeiler rechts bei C5 mit verkürztem rechten Facettengelenk (gekrümmter Pfeil) und erweitertem benachbarten Gelenkspalt (weiße Pfeilspitze); normales Facettengelenk links (schwarze Pfeilspitze).

Alignment (Ausrichtung)

Die Dornfortsätze sollten in einer Linie stehen. Wenn der Patient rotiert ist, können sie ihre streng vertikale Ausrichtung verlieren, doch bleiben die symmetrischen Relationen bestehen. Eine abrupte Veränderung des Alignments zeigt eine Verletzung wie z. B. eine einseitige Facettendislokation an.

Bones (Knochen)

Untersuchen Sie die bereits erwähnten Frakturzeichen. Die Wirbelkörper sollten ihre rechtwinklige Form beibehalten. Auch die Facetten sollten rechtwinklig angeordnet sein, und ihre Höhe sollte größer als ihre Breite sein. Ein asymmetrisch verkürztes Facettengelenk mit prominenten Gelenkspalten ist typisch bei einem isolierten Pfeiler (Abb. 15-17).

Cartilage (Knorpel) und Gelenke

Alle Zwischenwirbelräume sollten symmetrisch sein. Die Endplatten sollen parallel zueinander stehen. Auch die Facettengelenke sollen symmetrisch angeordnet sein.

Weichteile

Eine Verlagerung oder Überlagerung der laryngotrachealen Luftwege kann auf ein Hämatom hindeuten, das das Ergebnis einer Wirbelsäulenverletzung oder einer Schädigung der Halsweichteile sein kann. Beurteilen Sie den prävertebralen Weichteilschatten (Tab. 15-7).

Tabelle 15-7: Prävertebraler Weichteilschatten

Normale Kennzeichen und Maße:

- Die Kontur stimmt mit dem anterioren Wirbelsäulenrand überein.
- Der Schatten sollte < 7 mm dick sein oder ein Drittel der Dicke der Wirbelkörper von C2 bis C4 ausmachen.
- Der Schatten sollte < 21 mm breit sein, wie die Wirbelkörper unterhalb von C4.

Ursachen eines verdickten paravertebralen Weichteilschattens (außer HWS-Fraktur):

- Blutungen im Gesicht oder Schädelbasisbruch
- Blutansammlung im Pharynx
- prominentes Lymphgewebe
- endotracheales oder orogastrales Tubus
- Hypoventilation (schreiendes Kind)

Befundung einer transoralen Densaufnahme

Adequacy (Angemessenheit)

Der Dens axis sollte deutlich sichtbar sein, wenngleich eine teilweise verdeckte Spitze in Anbetracht der Seltenheit einer Verletzung an dieser Stelle akzeptabel erscheint.

Alignment (Ausrichtung)

Die Ränder der Massa lateralis von C1 sollten die Massa lateralis von C2 nicht überlappen. Die lateralen atlantodentalen Zwischenräume sollten nicht größer als 3 mm sein (Abb. 15-18).

Eine Berstungsfraktur von C1 (Jefferson-Fraktur, Abb. 15-19) liegt vor, wenn einer oder beide atlantodentalen Zwischenräume erweitert sind und C1 in abnormer Weise die Massa lateralis von C2 überragt.

Bones (Knochen)

Verfolgen Sie die Kontur des Dens axis und der Massa lateralis. Der Dens ist hierbei die vorrangige Struktur, doch verdienen die anderen Strukturen auch Aufmerksamkeit.

Cartilage (Knorpel) und Gelenke

Die lateralen Gelenkflächen von C1 und C2 sollten parallel stehen, ein Überragen sollte kaum oder gar nicht zu sehen sein.

Weichteile

Obwohl die Weichteile untersucht werden sollten, kann nicht jede Anomalie erkannt werden.

Weitere Projektionen und Untersuchungen

Mithilfe der CT sollten schlecht darstellbare oder verdächtige Gebiete einer genaueren Untersuchung unterzogen werden, ebenso wie auch bekannte Frakturen. Flexion-Extension-Aufnahmen und die MRT dienen der HWS-Untersuchung im Hinblick auf ligamentäre Verletzungen, obwohl Erstere in der Akutsituation von begrenzter Aussagekraft sind. In jedem Fall ist die Hinzuziehung eines Experten zu empfehlen, und im Zweifel führen Sie einen Scan durch.

Fallstricke

Untersuchen Sie sämtliche Niveaus von der Schädelbasis bis zur superioren Endplatte des Th1-Wirbels. Wenn sie nicht klar dargestellt sind, können sie auch

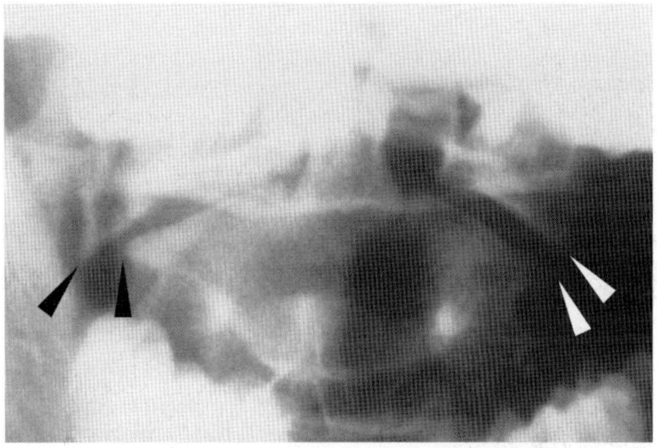

Abbildung 15-19: Jefferson-Fraktur. Rechts fallen abnorme Überlappungen der Massa lateralis von C1–2 (schwarze Pfeilspitzen) im Vergleich zur linken Seite auf (weiße Pfeilspitzen).

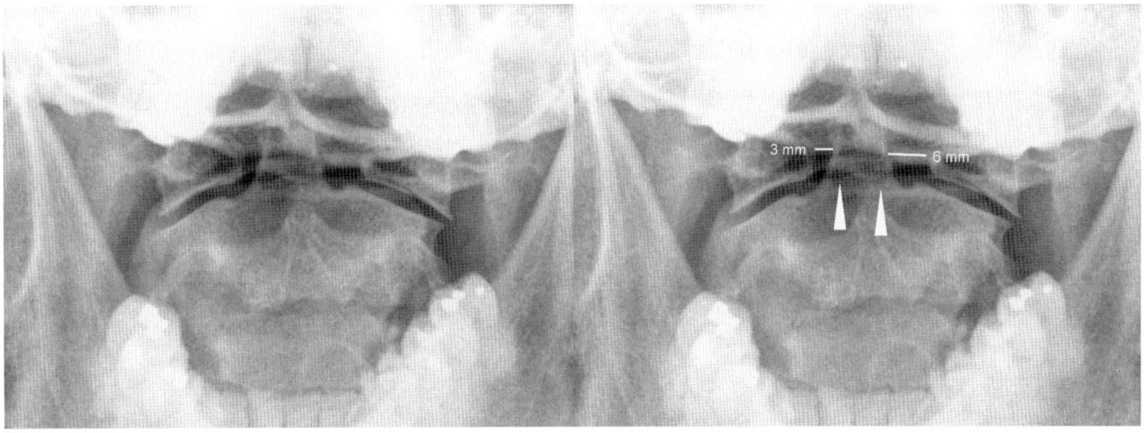

Abbildung 15-18: Normale transorale Aufnahme mit leichter Rotation (links). Die lateralen atlantodentalen Zwischenräume (weiße Linien) sind < 3 mm (rechts). Beachten Sie die Überlappungen an der Densbasis (Pfeilspitzen), die nicht mit einer Fraktur verwechselt werden dürfen.

nicht als angemessen beurteilt angesehen werden. Besonders kritische Gebiete sind der kraniozervikale Übergang bis C2 sowie C7 bis Th1 (Abb. 15-20). Diese Stellen neigen bei Traumen zu Verletzungen. Von größter Wichtigkeit ist die sorgfältige Auswahl der geeignetsten Untersuchungsmethode.

Auf dem oropharyngealen Niveau kann der Weichteilschatten artifiziell verändert oder aus nicht traumatischen Gründen vergrößert sein. Die überlappenden Strukturen können eine Fraktur imitieren. Am häufigsten tritt dies in Höhe von C1 und C2 auf, wo aus kraniofazialen Strukturen solche «Pseudofrakturen» entstehen.

Angeborene Varianten können für Verwirrung sorgen, ebenso wie schlaffe Bänder bei Kindern. Es ist somit wichtig, mit den normalen Erscheinungsbildern vertraut zu sein.

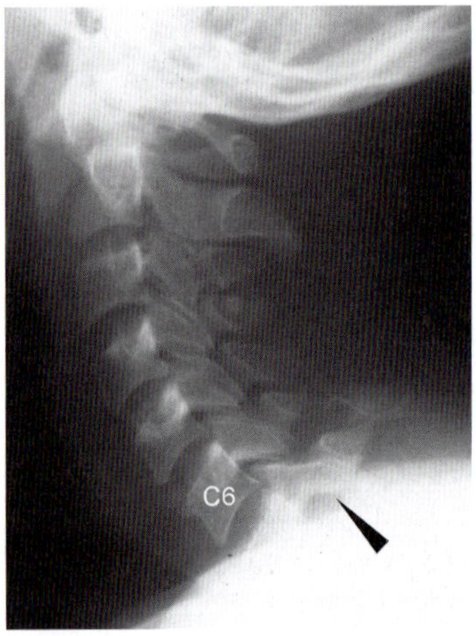

Abbildung 15-20: Die Schultern überlagern C7 und die C7 bis Th1-Facettengelenke, sodass die Diagnose einer bilateralen Facettendislokation bei C7–Th1 mit freiliegenden Gelenkflächen (Pfeilspitze) erschwert wird. Beachten Sie die Clay Shoveler's Fracture bei C6 und C7 (gleicher Patient wie Abbildung 15-12).

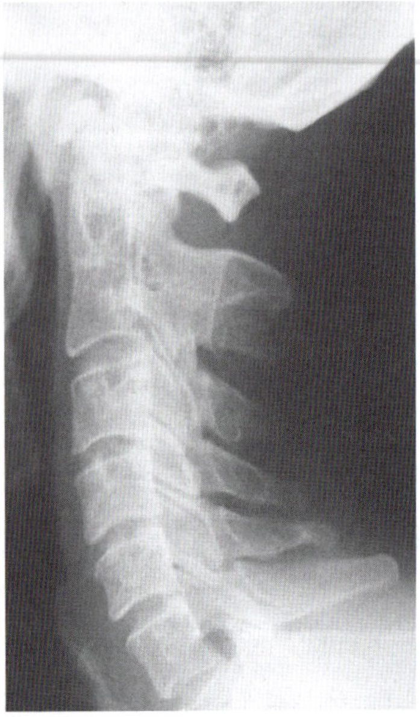

Abbildung 15-21: Angeborene Fusion von C2 und C3 (Klippel-Feil-Krankheit).

Physiologische Verletzungsimitationen bei Kindern

Bei Kindern kommen Normvarianten vor, die verwirrend sein können oder die eine Verletzung imitieren.

- Suchen Sie bei Säuglingen und kleinen Kindern nach deutlich sichtbaren atlantookzipitalen Gelenkräumen. Prüfen Sie, ob das posteriore axiale Intervall und der Weichteilschatten normal sind.
- Manchmal stehen mehr als $^2/_3$ des vorderen Atlasbogens oberhalb der Spitze des Dens axis (bei bis zu 20 % der Kinder unter acht Jahren).
- Die Synchondrosis an der Densbasis ossifiziert erst mit zwölf Jahren.
- Eine anteriore Translation von C2 auf C3 und von C3 auf C4 (und manchmal von C4 auf C5) kann bei Kindern bis acht Jahren normal sein, wenn die Ausrichtung der spinolaminaren Linie in Ordnung ist (Pseudosubluxation).
- Angeborene Varianten wie die Fusion von C2 und C3 (Klippel-Feil-Fehlbildung, Abb. 15-21) oder Halbwirbel können für Verwirrung sorgen.

Zusammenfassung:

- Zu einer atlantookzipitalen Dissoziation kommt es durch eine Separation von Kopf und Hals und hat fast immer fatale Konsequenzen.
- Unter einer Jefferson-Fraktur versteht man eine axiale Kompression mit Berstungsbruch des C1-Rings.
- Die Densfraktur kann in drei Klassen unterteilt werden (Typ 1–III) oder einfach in eine hohe und eine tiefe Densfraktur.
- Die Hangman's Fracture ist eine Fraktur der Pars interarticularis von C2 (Spondylolysis von C2).
- Teardrop-Fractures sind gewöhnlich Hyperextensionstraumen, seltener Hyperflexionstraumen.
- Eine unilaterale Facettendislokation ist eine anteriore Dislokation des Wirbelkörpers um weniger als die Hälfte seiner Breite. Auf der a.-p.-Aufnahme kommt es zu einem plötzlichen Symmetriebruch. Der Dornfortsatz oberhalb der Verletzung ist rotiert.
- Eine bilaterale Facettendislokation ist eine anteriore Dislokation des Wirbelkörpers um mehr als die Hälfte seiner Breite in der Seitaufnahme.
- Eine Clay Shoveler's Fracture ist eine Dornfortsatzfraktur bei C6 oder C7.

16 Brust- und Lendenwirbelsäule

Roger N. Bodley, Andreas Koureas und Otto Chan

Zu Verletzungen der Brust- und Lendenwirbelsäule (BWS bzw. LWS) kommt es am ehesten bei Stürzen oder im Rahmen von Verkehrsunfällen mit axialer Krafteinwirkung, Hyperflexions- oder Hyperextensions- oder Distraktionskräften (Tab. 16-1). Stürze sind oft mit einer Rotations- oder Scherkomponente der Wirbelsäule verbunden. Viele Umstände prädisponieren zu einer Wirbelsäulenverletzung (Tab. 16-2). Verdächtige Anomalien sollten zur Überweisung an einen Spezialisten und zur CT oder MRT führen. Wenn die konventionelle Aufnahme als unauffällig befundet wird, werden allerdings oft keine weiteren Untersuchungen durchgeführt. Das bedeutet, dass eine falsch negative Diagnose mitunter zu medizinischen oder juristischen Problemen führen kann.

Tabelle 16-1: Anlässe für einen Verdacht auf BWS- oder LWS-Verletzung

klinisch:

- Sturz aus großer Höhe
- bewusstloser Patient mit multiplen Verletzungen
- Paraplegie oder neurologische Beschwerden und Symptome
- große Krafteinwirkung auf den Rücken
- Schock bei Milz- oder Leberruptur
- Hämaturie

röntgenologisch:

- Sternumfraktur (Th3–Th5)
- posteriore Rippenfraktur (neben der Fraktur)
- Kalkaneusfraktur (L3–4)
- Skapulafraktur

Klinische Untersuchung

Die klinische Untersuchung der Brust- und Lendenwirbelsäule gehört bei einem Trauma zum Second Survey. Sie kann erfolgen, wenn die Lebenssicherungsmaßnahmen gegriffen haben, und sollte abgeschlossen sein, wenn der Patient atraumatisch umgelagert wird (zur Begrenzung von Wirbelsäulenbewegungen). Die klinische Evaluation kann in die Irre führen, besonders wenn es sich um unüberschaubare Verletzungen handelt. Zudem hat die klinische Untersuchung bei bewusstlosen Patienten keinen großen Nutzen (wobei hingegen ungeachtet der klinischen Befunde eine Serie von Wirbelsäulenaufnahmen gemacht werden sollte).

Konzentrieren Sie sich auf Hinweise, die einen Verdacht erhärten können, und denken Sie an die wohlbekannten Verbindungen von Traumen an unterschiedlichen Stellen. Offensichtliche Anomalien sind leicht zu diagnostizieren. Für eine sichere und sorgfältige Beurteilung des Patienten müssen auch diskrete Zeichen gewertet werden, sodass die Schwelle zum Verdacht angemessen angehoben werden kann.

Tabelle 16-2: Präsdisponierende Faktoren für Wirbelsäulenverletzungen

- degenerative Erkrankung
- Malignom (pathologische Fraktur)
- Osteoporose, Osteopenie, Osteomalazie
- Infektionen
- Paget-Krankheit
- Hämangiom
- Spondylarthritis ankylopoetica
- Gerinnungsstörungen
- angeborene oder entwicklungsbedingte Anomalien

Zu den wichtigsten Aspekten beim Verständnis eines Traumas gehört die Verbindung von Knochen- und Weichteilverletzungen. Die wahre Natur einer Verletzung (besonders an der Wirbelsäule) wird oft deutlicher, wenn man sich eine Fraktur als Weichteilverletzung vorstellt, innerhalb derer sich auch ein gebrochener Knochen befindet, und mit dieser Vorstellung im Hinterkopf das Röntgenbild betrachtet. Ein gebrochener Wirbelkörper hat meist nur wenige Konsequenzen im Vergleich zu einer Rückenmarksverletzung, die mit einer offenkundig geringfügigen oder sogar gar keiner sichtbaren Knochenverletzung verbunden ist.

Im Allgemeinen sind die Brust- und Lendenwirbelsäule besser geschützt als die Halswirbelsäule. Um einen schweren Bruch zu erzeugen, müssen schon große Kräfte walten. Oft liegen dann auch andere Verletzungen vor, besonders der Rippen und parenchymatöser Abdominalorgane.

Andererseits zeigen sichtbare Weichteilanomalien eine ernstere Verletzung an, und die Knochen und Weichteile müssen sorgsam analysiert werden. So kann der Patient z. B. an einer Leber-, Milz- oder Nierenruptur, auf die eine Rippenfraktur hindeutet, sterben, bevor eine CT oder MRT durchgeführt werden kann, um die spinale Stabilität zu beurteilen. Die Stabilität ist ein Kernproblem bei Wirbelverletzungen, da es bei einer instabilen Wirbelsäule zu katastrophalen neurologischen Schädigungen kommen kann. Eine verlässliche Aussage zur Stabilität kann jedoch auch mit CT oder MRT schwierig sein.

Eine Instabilität sollte bis zum Beweis des Gegenteils vermutet werden. Es sollten auch angemessene Immobilisationsmaßnahmen, Rollbahren und Wendehilfen zum Einsatz kommen, bis ein erfahrener Arzt die Beendigung dieser Sicherheitsmaßnahmen anordnet. Instabile Verletzungen können aufgrund einer muskulären Spastik stabil erscheinen, doch wird die Instabilität zum Vorschein kommen, wenn Muskelrelaxanzien, Analgetika oder Anästhetika zum Einsatz kommen.

Anatomie

Bei der Befundung eines Röntgenbildes sollten Sie die Wirbel genau abzählen: zwölf Brustwirbel, fünf Lendenwirbel (Abb. 16-1) und das Os sacrum. Varianten sind möglich, und eine Unterscheidung zwischen Th12 und L1 oder zwischen L4, L5 und S1 ist häufig schwierig. Zu diesen Schwierigkeiten kommt es zum Teil wegen eines variablen Erscheinungsbildes der 12. Rippe, hauptsächlich aber aufgrund eines Zwischenwirbels am lumbosakralen Übergang. Der Wirbel L5 kann teilweise oder vollständig mit S1 verschmolzen sein (Sakralisation von L5). Selten gibt es sechs Lendenwirbel. Die einfachste Methode, die Wirbel zu zählen, ist bei Th1 zu beginnen, doch das allgemein übliche Vorgehen geht nach der Regel, dass der längste und am meisten horizontal stehende Querfortsatz der von L3 ist (Abb. 16-2).

Die BWS wird durch starke Bänder stabilisiert (Ligg. longitudinale anterius und posterius, Lig. interspinale zwischen zwei benachbarten Dornfortsätzen der Wirbelkörper), durch paraspinale Muskeln und durch die Rippen, die einen Teil des anterioren Brustkorbs bilden, und wenngleich die unteren drei oder vier Rippen frei sind bieten sie doch durch ihre kräftigen Muskeln weitere Stabilität. Die LWS ist von einer dicken Muskelschicht umgeben, die an den Querfortsätzen inseriert, was die intrinsische Stabilität, die auf

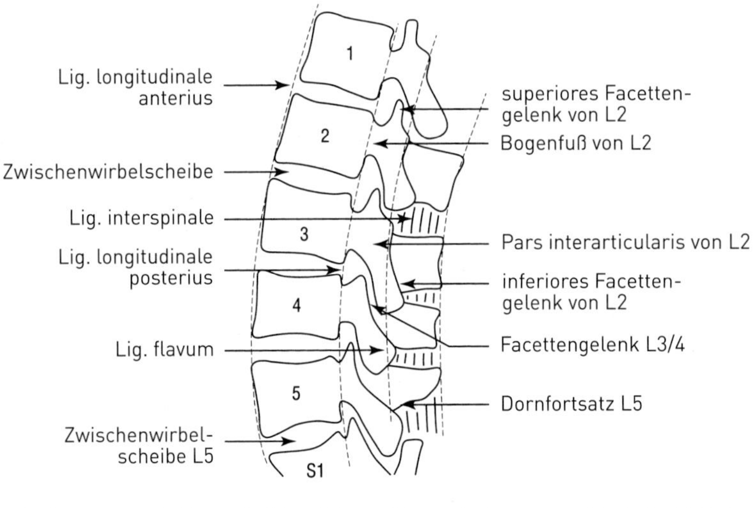

Abbildung 16-1: Anatomie der Lendenwirbelsäule.

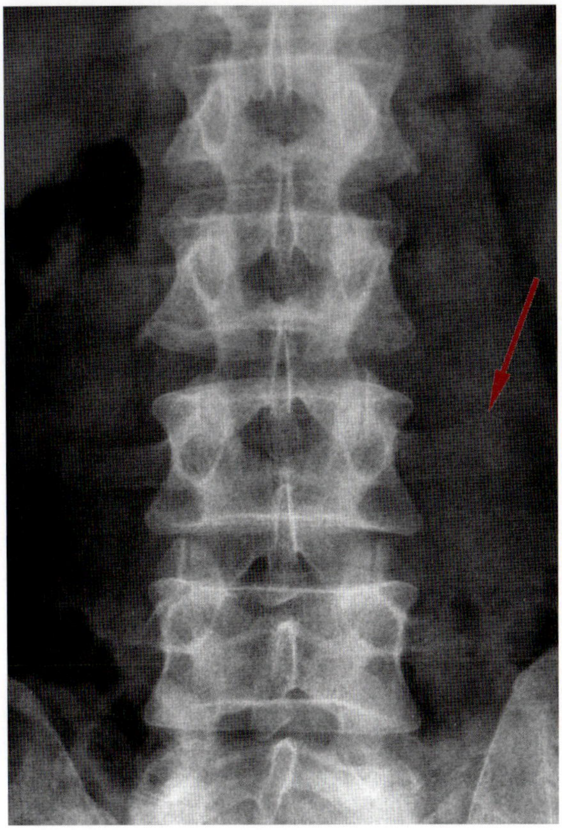

Abbildung 16-2: A.-p.-Aufnahme der LWS. Beachten Sie die Länge des Querfortsatzes von L3 (Pfeil).

die Zwischenwirbelscheiben, die Ligamente und die Facettengelenke zurückgeht, verstärkt.

Eine Verletzung resultiert am ehesten aus einer starken direkten Krafteinwirkung oder aus Scher- und Rotationskräften wie Flexion, Extension oder Drehung (Tab. 16-3). Die Stabilisierung durch die Muskulatur und die Rippen lässt den thorakolumbalen Übergang relativ verletzlich, und so treten auch die meisten Verletzungen zwischen Th11 und L2 auf.

Bei einem Autounfall wirkt der Gurt wie ein Drehpunkt. Handelt es sich um einen Zweipunktgurt, werden oft die obere und mittlere BWS (Th3–5) durch die Flexion und Rotation verletzt. Die mittlere LWS kann bei einem Beckengurt durch Flexion verletzt werden.

Bei einer Rückenmarksverletzung ist das obere Motoneuron betroffen (Hyperreflexie, spinaler Schock und Spastik). Die Höhe des Conus medullaris schwankt zwischen Th11 und L2, wodurch er bei thorakolumbalen Verletzungen gefährdet ist. Unter diesem Niveau betrifft jede neurologische Schädigung das zweite Motoneuron, da die Nervenwurzeln geschädigt werden.

Anomalien der Ossifikationszentren können zu ungewöhnlich geformten Wirbeln (Halbwirbel oder

Tabelle 16-3: Mechanismen von BWS- und LWS-Verletzungen

- Hyperflexion: meist am thorakolumbalen Übergang (Th11–L3) mit Stauchungsbruch und Keilbildung
- Hyperextension: Ruptur des Lig. longitudinale anterius und Aufweitung des Zwischenwirbelraums
- axiale Kompression: Zwischenwirbelscheibe und Wirbelkörper brechen auseinander (Berstungsfraktur)
- Distraktion: selten und führt zu ligamentären Verletzungen, aber nicht zu knöchernen
- Scherung: Verrutschen in irgendeine Richtung mit Bandruptur
- Rotation: mit Facettengelenks- und kombinierten Verletzungen
- komplexe oder kombinierte Kraftvektoren

Schmetterlingswirbel) oder zu verwirrenden Linien führen, die wie Frakturen aussehen (Limbus vertebrae).

Auch Grunderkrankungen wie Malignome, Paget-Krankheit oder Osteoporose können sichtbar sein. Der Verdacht darauf sollte aufkommen, wenn die sichtbare Verletzung nicht im richtigen Verhältnis zum Unfallmechanismus und zur Schwere des Traumas steht.

Befundungs-ABC (Tab. 16-4)

Adequacy (Angemessenheit)

Achten Sie darauf, dass Sie den richtigen Film zum richtigen Patienten in den Händen halten. Zählen Sie die Wirbelkörper und die Rippen aus, um die Vollständigkeit der angeforderten Aufnahme zu überprüfen. Die Darstellung der oberen BWS kann schwierig sein, da sich die Schultern lateral befinden. Patienten mit schweren Traumen sollten in Rückenlage bleiben, bis alle Röntgenaufnahmen angefertigt wurden und die Wirbelsäule beurteilt und durch einen Spezialisten als unauffällig eingestuft wurde.

Die Routineaufnahmen sind:

- BWS: a.-p.- und Seitaufnahme (Abb. 16-3)
- LWS: a.-p.- und Seitaufnahme (Abb. 16-4)
- Schrägaufnahme (Abb. 16-5): nicht routinemäßig bei Trauma und sonst nur selten aus speziellen Gründen.

Tabelle 16-4: Befundungs-ABC Brust- und Lendenwirbelsäule

Alignment (Ausrichtung)

- Prüfen Sie in der Seitaufnahme, ob alle Konturen glatt sind.
- Prüfen Sie die spinalen Linien in der Seitaufnahme: Linie des Lig. longitudinale anterius, Linie des Lig. longitudinale posterius, spinolaminare Linie, Linie des Lig. supraspinale.
- Prüfen Sie seitlichen Ränder der Wirbelkörper in der a.-p.-Aufnahme auf Frakturen oder Verlagerungen.

Bones (Knochen)

- Untersuchen Sie jeden Wirbelkörper einzeln auf Frakturen.
- Prüfen Sie, ob die anteriore, die mittlere und die posteriore Säule intakt ist.

Cartilage (Knorpel) und Gelenke

- Kontrollieren Sie die Zwischenwirbelräume auf Erweiterungen oder Verjüngungen.
- Prüfen Sie die Facettengelenk und die interspinalen Abstände.

Weichteile

- Achten Sie auf abnormale Weichteile.

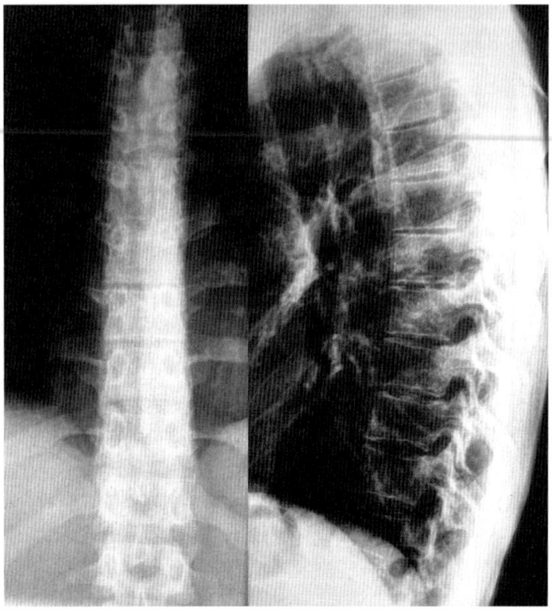

Abbildung 16-3: A.-p.-Aufnahme (links) und Seitaufnahme (rechts) der BWS.

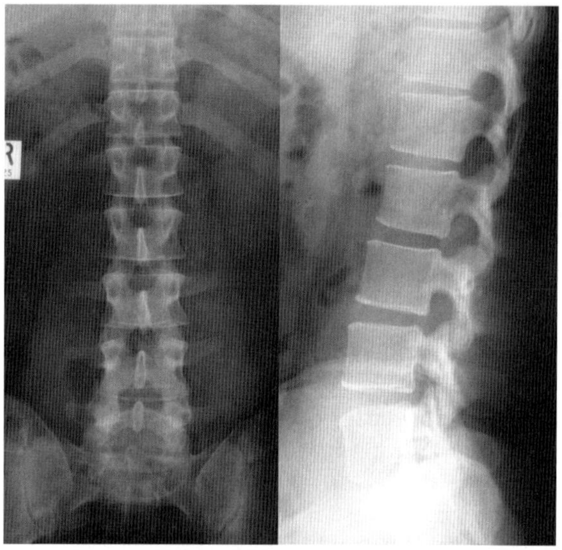

Abbildung 16-4: A.-p.-Aufnahme (links) und Seitaufnahme (rechts) der LWS.

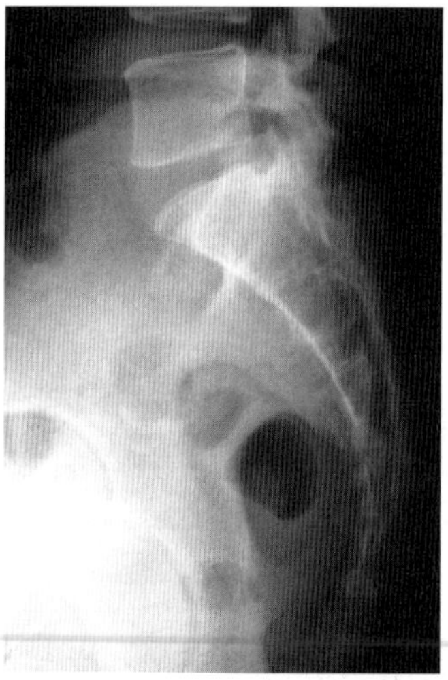

Abbildung 16-5: Schräge Seitaufnahme des lumbosakralen Übergangs.

Es ist wichtig, dass die Standardprojektionen das bestmögliche Bild abgeben. Es gibt zahlreiche möglicherweise irreführende Linien. Alle Kleidung, Decken, Infusionen und EKG-Kabel sollten entfernt oder so behutsam wie möglich drapiert werden, dass keine artifiziellen Linien auf der Aufnahme entstehen.

Die Seitaufnahme sollte zuerst betrachtet werden, um schwere Verletzungen zu erkennen. Häufig sieht man darauf verschiedene artifiziellen Linien durch Decken und Kissen. Die Seitaufnahme sollte immer so betrachtet werden, als habe sich der Patient nach rechts gewandt (im Einklang mit CT und MRT).

Alignment (Ausrichtung)

Auf der Seitaufnahme haben die BWS und die LWS sanft geschwungene Kurven mit einer leichten mediothorakalen Kyphose und einer leichten, etwas stärker betonten lumbalen Lordose. Prüfen Sie die Linie des Lig. longitudinale anterius und die Linie des Lig. longitudinale posterius und die Facettenlinie (keine Stufen, keine «Hindernisse»).

Auf der a.-p.-Aufnahme sollte der laterale Aspekt des Wirbelkörpers beurteilt, wobei jede Seite für sich begutachtet wird. Die Bogenfüße sollten oval geformt und klar abgrenzbar sein und zwei gleichmäßige Säulen bilden, zwischen denen die Dornfortsätze laufen. Die Bogenfüße weichen von L1 bis L5 allmählich leicht auseinander. In der a.-p.-Aufnahme sollten sie jedoch nicht plötzlich separiert sein und nicht weiter auseinander stehen als die Bogenfüße der Wirbel darüber und darunter. Typisch ist eine interpedikuläre Aufweitung bei Berstungsfrakturen.

Bones (Knochen)

Jeder Wirbel sollte für sich begutachtet werden. Die Knochen sollten scharf und fein abgegrenzt sein (wie mit einem Kuli oder Füller). Stellen Sie sich vor, Sie würden die Kontur jedes Wirbels nachzeichnen. Werden Sie dann skeptisch bei jeder rauen, schlecht abgegrenzten und kohlestiftartigen Linie. Achten Sie auch auf Unterbrechungen der Kortikalislinien. Auf den Seitaufnahmen sieht man eine kurze Unterbrechung der posterioren Kortikalis, die jedoch normal ist. Die Höhe aller Wirbel sollte ähnlich sein: ein nach anterior weisender Höhenverlust zeigt eine einfach Berstungs- oder Stauchungsfraktur mit Keilbildung an (Abb. 16-6).

Cartilage (Knorpel) und Gelenke

Die Zwischenwirbelscheiben und die Facettengelenksflächen sollte parallel zueinander stehen. Eine Aufweitung, besonders wenn sie asymmetrisch ist, kann auf einen Bruch des Gelenks hindeuten. Die Zwischenwirbelräume sollten durchweg gleichmäßig sein, bei einer minimalen Zunahme entlang der BWS und LWS bis L4–L5. Der Raum zwischen L5 und S1 ist gewöhnlich etwas enger als zwischen L4 und L5. Eine plötzliche Erweiterung des Zwischenwirbelraums spricht für eine Chance-Fraktur durch die Zwischenwirbelscheibe (Abb. 16-7). Eine plötzliche Verjüngung hat meistens degenerative Ursachen oder kann gelegentlich auch auf eine Infektion zurückgehen (Diszitis) oder ist das Ergebnis eines Trümmerbruchs mit Beteiligung der Zwischenwirbelscheibe.

Weichteile

Die Weichteilkonturen, Fettstreifen und interossären Abstände sollten glatt und regelmäßig sein. Jede fokale Schwellung, jede Unschärfe und jeder Linienverlust sollte als möglicher Ort einer Weichteilschädigung angesehen werden. Das Gebiet sollte zudem sorgfältig auf benachbarte Knochenschädigungen hin geprüft werden. Das gilt vor allem für die BWS, wo eine ungewöhnlich verlagerte paraspinale Linie bei jungen Patienten eine Verletzung anzeigt (Abb. 16-8). Prüfen Sie immer das Vorhandensein und die Symmetrie des Psoasschattens. Eine Asymmetrie dieses Schattens kann auf eine retroperitoneale Ansammlung von Blut oder Eiter hinweisen.

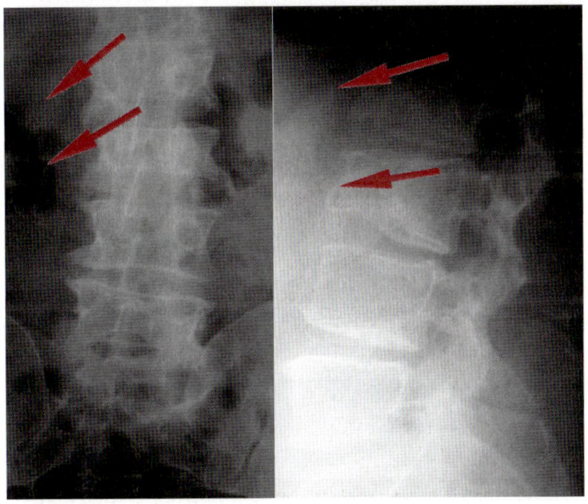

Abbildung 16-6: Einfacher anteriorer Stauchungsbruch mit Keilbildung bei L1 und L2 (Pfeile).

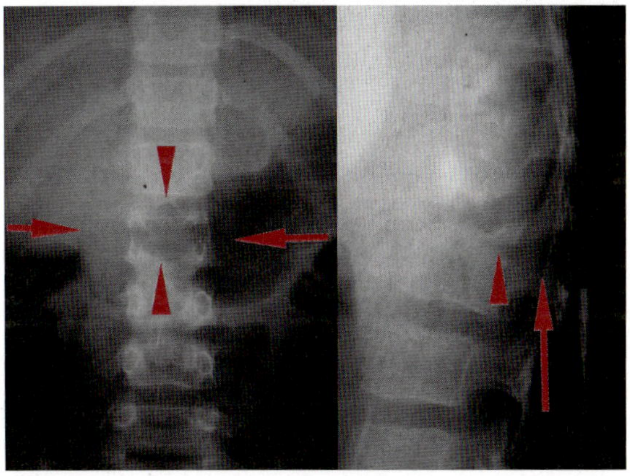

Abbildung 16-7: A.-p.- und Seitaufnahme einer Chance-Fraktur. Beachten Sie den horizontalen Riss in den Bogenfußen, den Querfortsätzen (Pfeile) und im Wirbelkörper von L1 (Pfeilspitzen).

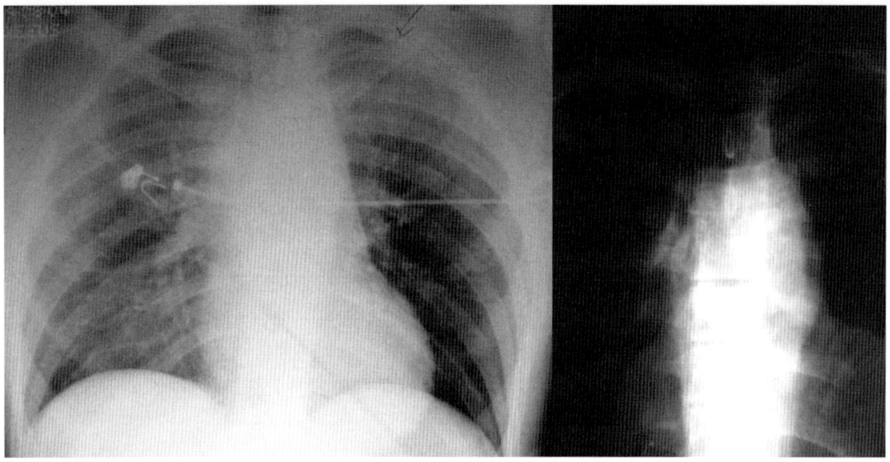

Abbildung 16-8: Erweiterte paraspinale Linie mit BWS-Fraktur in der Thoraxaufnahme (links) und in der A.-p.-Aufnahme der BWS (rechts).

Verletzungen

Zwei Drittel aller Verletzungen betreffen das Gebiet zwischen Th11 und L2 und 90 % das zwischen Th11 und L4. Mittlere und obere BWS-Frakturen sind selten und in der konventionellen Aufnahme schwer zu diagnostizieren. Im Gegensatz dazu verfügen Kinder über eine relativ mobile Wirbelsäule, und Verletzungen betreffen meistens Th4–5 und L2. Die Verletzungen dabei sind meistens multiple und nebeneinander angeordnet.

Wenn ein Verletzungsmechanismus zu trivial für das beobachtete klinische Erscheinungsbild zu sein scheint, dann kann es einen prädisponierenden Faktor geben, der die Wirbelsäule verletzungsanfälliger macht.

Röntgenologische Auffälligkeiten an der Wirbelsäule sind oft nur auf einer Aufnahme zu sehen oder auf einer besser als auf der anderen. Die gefundene Anomalie ist oft der Schlüssel für die zugrunde liegende Verletzung.

In Zweifelsfällen ist die CT generell die hilfreichste Untersuchung, besonders wenn die Aufnahmequalität der konventionellen Aufnahme schlecht ist. Wiederholungs- oder Schrägaufnahmen helfen gewöhnlich nicht weiter. Die MRT steht gewöhnlich nicht sofort zur Verfügung und die Umgebung, in der sie durchgeführt würde ist meist nicht gut geeignet für Traumapatienten.

Verletzungen entstehen immer durch Kräfte, die eine enorme Bewegung erzeugen. Das sind gewöhnlich Stürze, direkte Schläge oder Verkehrsunfälle. Es ist wichtig zu entscheiden, ob es sich um eine stabile oder um eine instabile Verletzung handelt. Bei einer stabilen Verletzung führen normale kontrollierte Bewegungen zu keiner neurologischen Schädigung. Instabile Verletzungen können jedoch eine neurologische Symptomatik auslösen oder aggravieren. Das Drei-Säulen-Modell nach Denis (Tab. 16-5, Abb. 16-9)

Tabelle 16-5: Drei-Säulen-Modell nach Denis

- Der Bruch von zwei oder drei Säulen zeigt eine instabile Verletzung an.
- Ein vollständiger Bruch der mittleren Säule zeigt eine instabile Verletzung an.
- Eine Verletzung gilt bis zum Beweis des Gegenteils als instabil.

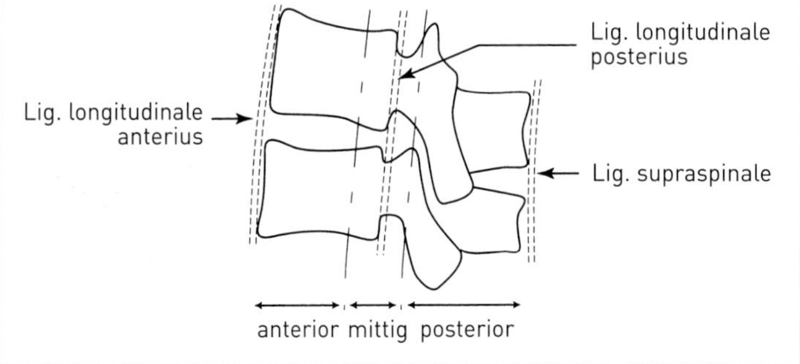

Abbildung 16-9: Drei-Säulen-Modell nach Denis zur Beurteilung einer Wirbelsäuleninstabilität.

zur Unterscheidung zwischen einer stabilen und einer instabilen Verletzung ist auch auf die BWS und die LWS übertragbar. Die Wirbelsäule wird dabei in eine anteriore, eine mittlere und eine posteriore Säule unterteilt. Die posteriore Säule beinhaltet alle posterioren knöchernen und ligamentären Elemente. Die mittlere Säule umfasst das Lig. longitudinale posterius und das posteriore Drittel des Wirbelkörpers und der Zwischenwirbelscheibe. Die anteriore Säule schließlich setzt sich aus den übrigen Anteilen des Wirbelkörpers und der Zwischenwirbelscheibe und dem Lig. longitudinale anterius zusammen. Die Wirbelsäule gilt danach als stabil, wenn die mittlere Säule intakt ist, und als instabil, wenn sie gebrochen ist.

Tabelle 16-6: Röntgenbefunde bei BWS- und LWS-Verletzungen

Röntgenbefunde	Verletzung oder Verletzungsort	Geeignetste Aufnahme
Erweiterung oder Verjüngung des normalen Zwischenwirbelraums		
anteriorer Zwischenwirbelscheibenrand, Lig. longitudinale anterius	anteriore Säule	Seitaufnahme
posteriorer Zwischenwirbelscheibenrand, Lig. longitudinale posterius	mittlere Säule	Seitaufnahme
Facettengelenk: Fraktur	posteriore Säule	Seitaufnahme
Interlaminarlinie: unterbrochen	posteriore Säule	Seitaufnahme
Erweiterung der Weichteillinie (paraspinal)	Hämatom	a.-p.-Aufnahme
Verziehung des Knochenrandes	Bandruptur	a.-p.-Aufnahme
Abrissfraktur am anteroinferioren Rand	Hyperextension	Seitaufnahme
Kompressionsfraktur des anterosuperioren Randes	Hyperflexion	Seitaufnahme
Keilwirbel	Kompressionsfraktur	Seitaufnahme
relative Rotation der benachbarten Wirbel	unilaterale Facettendislokation	Seitaufnahme
relative anteroposteriore Verlagerung der benachbarten Wirbel	bilaterale Facettendislokation	Seitaufnahme
unscharf begrenzte Knochenränder und Konturen	Fraktur	a.-p.-Aufnahme und Seitaufnahme
vergrößerter interpedikulärer Abstand	Berstungsfraktur	a.-p.-Aufnahme
schlecht sichtbare Bogenfüße	Trümmerbruch	a.-p.-Aufnahme
Apical-cap-Pleuraerguss	Hämatothorax	Thoraxaufnahme

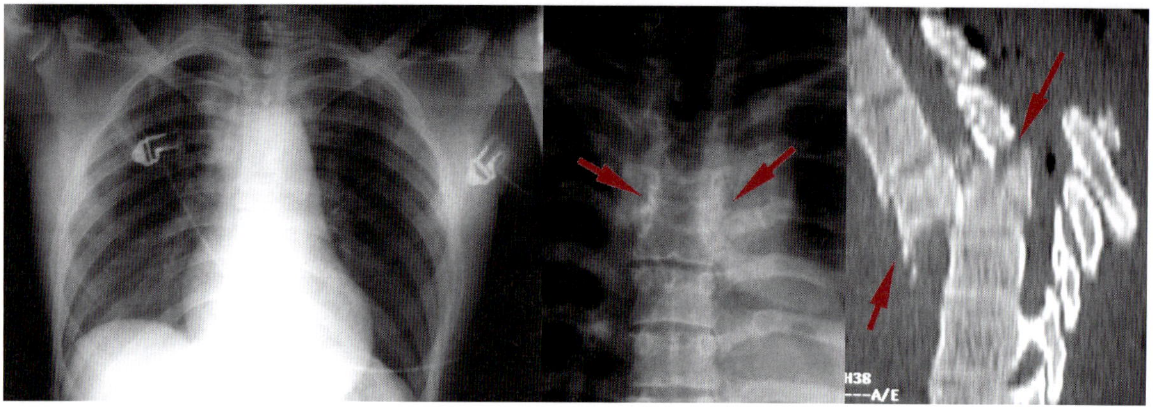

Abbildung 16-10: Translationsverletzung von Th5 und Th6. Die Thoraxaufnahme (links), die a.-p.-Aufnahme der Wirbelsäule (mitte) und die sagittale Rekonstruktion der Thorax-CT (rechts) zeigen eine Frakturdislokation von Th5 und Th6 (Pfeile).

Zusammenfassung der Verletzungen (Tab. 16-6):

- Eine Keilfraktur ist eine isolierte anteriore Kompressionsfraktur des Wirbelkörpers.
- Eine stabile Berstungsfraktur ist selten. Die anteriore und die mittlere Säule sind komprimiert, aber die posteriore ist noch intakt.
- Instabile Berstungsfrakturen sind häufig. es handelt sich um eine Fraktur des Sagittalkörpers und es kommt zu einer Erweiterung der Bogenfußabstände und zum Bruch des knöchernen Rings.
- Chance-Frakturen sind häufig. Es handelt sich um Hyperflexionsverletzungen (Beckengurt) mit horizontaler Wirbelfraktur mit Distraktion, Ausweitung auf die Bogenfüße und die posterioren Elemente. In seltenen Fällen führt die Distraktion durch die Zwischenwirbelscheibe.
- Translationsverletzungen (Abb. 16-10) sind instabil. Das Alignment ist durch die Scherverletzung in allen drei Ebenen aufgehoben.
- Zu einer gewöhnlich instabilen Flexionsverletzung oder Distraktion kommt es, wenn die anteriore Säule komprimiert wird und die mittlere und posteriore extendiert.

Zusammenfassung:

- Die meisten Verletzungen gehen auf starke Krafteinwirkungen zurück.
- Die meisten Verletzungen befinden sich nahe am thorakolumbalen Übergang.
- Verletzungen der oberen und mittleren BWS sind bei Erwachsenen selten.
- Wirbelsäulenverletzungen sind oft mit weiteren Verletzungen an anderen Körperpartien verbunden.
- Gehen Sie nach einem systematischen Befundungsansatz vor, um weder subtile noch schwere Verletzungen zu übersehen.

17 Pädiatrische Notfallradiologie

Marina J. Easty und Rosy Jalan

Kinder machen etwa ein Drittel aller Patienten in der Notaufnahme aus. Die Skelettverletzungen von Säuglingen (< 1 Jahr, Tab. 17-1), Kleinkindern (> 1 Jahr), Heranwachsenden und Erwachsenen unterscheiden sich beträchtlich. Kinder sind lebhafter, flexibler und leichter als Erwachsene. Wenn sie hinfallen, sind die dabei entstehenden Kräfte geringer.

Jungen verletzen sich häufiger als Mädchen, und die meisten Verletzungen ereignen sich zuhause oder beim Schulsport.

Bei Säuglingen sind Frakturen selten. Kleinkinder neigen zu Schädel- und Tibiafrakturen, während der distale Unterarm, die Knöchel und die Füße häufiger bei Schulkindern verletzt sind.

Tabelle 17-1: Pädiatrische Altersklassen

- Frühgeborenes: Geburt vor der 37. Schwangerschaftswoche
- Neugeborenes: von der Geburt bis zum 28. Lebenstag
- Säugling: zwischen 1 Monat und 1 Jahr
- Kleinkind: zwischen 1 und 3 Jahren
- Kind: ab 3 Jahre

Tabelle 17-2: Pädiatrische Notfälle

- Kinder machen einen großen Teil der Population in einer Notaufnahme aus.
- Jungen sind dort häufiger anzutreffen als Mädchen.
- Es gibt saisonale Unterschiede im Hinblick auf die Verletzungsart.
- Kinder haben dabei andere Probleme als Erwachsene.

In diesem Kapitel erhalten Sie einen Überblick über häufige pädiatrische Frakturen und andere röntgenologisch relevante Notfälle. Es wird auch hier ein systematischer Ansatz zur Befundung von Röntgenaufnahmen geboten, doch werden die Zustände nicht so sehr im Detail beschrieben. Zunächst werden häufige pädiatrische Frakturen besprochen. Es schließen sich dann eine Reihe abdominaler und anderer pädiatrischer Notfallsituationen an.

Besonderheiten bei kindlichen Frakturen

Frakturen bei Kindern unterscheiden sich von denen Erwachsener, was anatomische, biochemische und physiologische Gründe hat. Zudem entstehen einige Frakturformen nur in der Kindheit, weil die kindlichen Knochen weicher und biegsamer sind als die erwachsenen.

Anatomie

Zum Zeitpunkt der Geburt sind viele Knochen oder Knochenenden nicht sichtbar. Wenn die Ossifikationszentren entstehen (manchmal mehrere), vergrößern sie sich und fließen zusammen (Abb. 17-1, 17-2). Eventuell verschmelzen sie auch mit dem benachbarten Knochen. Die zeitlichen Intervalle dieser Veränderungen sind bei jedem Knochen anders. Die Zeittafeln zu diesem Thema zeigen geringe Unterschiede zwischen Jungen und Mädchen und zwischen verschiedenen Ethnien.

Die Epiphysenfuge ist nach der Kindheit avaskulär. Eine Verletzung dieses Gebiets zeigt sich im Röntgenbild in einer veränderten Breite oder durch Veränderungen an den benachbarten Knochen. Eine Verletzung der epiphysealen Gefäße führt zum Absterben der epiphysealen Chondrozyten und zum Wachstumsstillstand.

Das kindliche Periost ist dick und kräftig und kann einen üppigen Kallus hervorbringen. Die Verbindung zwischen dem Periost und dem Knochenschaft ist bei Kindern locker, wodurch periostale Reaktionen und subperiostale Ansammlungen häufig sind.

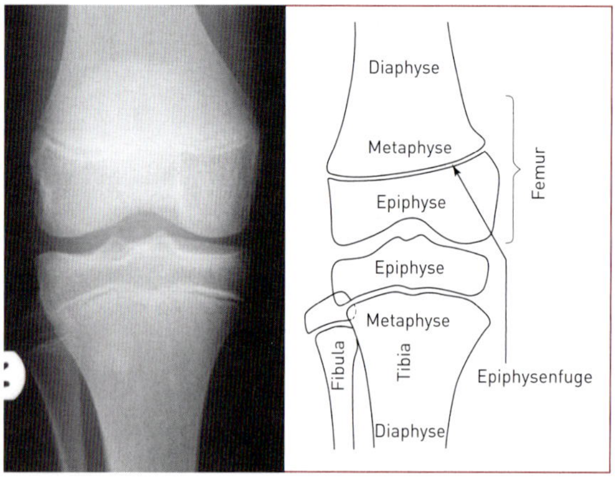

Abbildung 17-1: A.-p.-Aufnahme eines kindlichen rechten Knies.

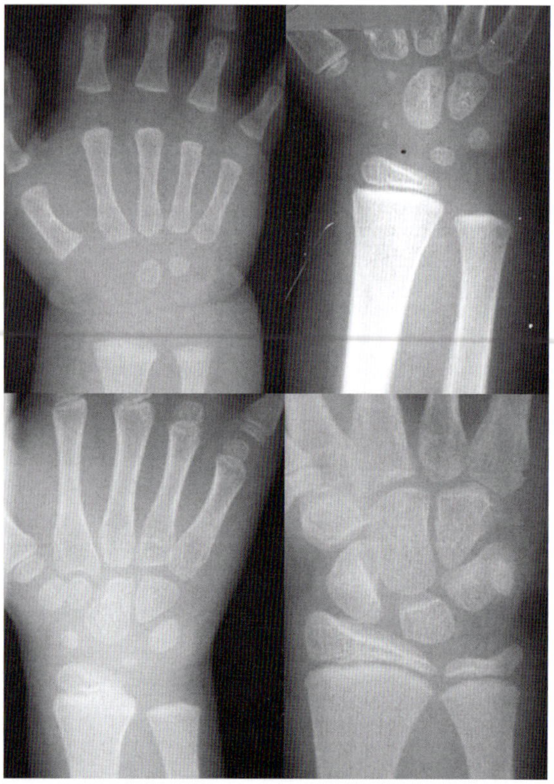

Abbildung 17-2: Handgelenksserie im Alter von 1 Jahr ohne Epiphysen (links oben), mit 3 Jahren (rechts oben), mit 6 Jahren (unten links) und mit 12 Jahren (unten rechts).

Biomechanische Unterschiede

Kindliche Knochen sind poröser als erwachsene und können stärker gebogen werden, ohne zu brechen. Der Schwachpunkt ist die Epiphysenfuge, und somit sind Epiphysenfrakturen vor der Verschmelzung der Knochen häufig. Das dicke und kräftige Periost wirkt einer Dislokation der Fraktur entgegen (sofern es nicht reißt).

Physiologische Unterschiede

Frakturen heilen bei Kindern schneller als bei Erwachsenen, und auch der Knochenumbau geht rascher vonstatten, weil Kinder einen höheren Knochenumsatz haben. Das normale Alignment entsteht in der Bewegungsebene des benachbarten Gelenks. Die Frakturheilung führt zu einem übermäßigen Längenwachstum, weshalb in langen Röhrenknochen das Überlappen einer diaphysealen Fraktur von bis zu 2 cm des Knochens akzeptiert wird. Die Fraktur wird wie eine adulte Fraktur beschrieben, also quer, schräg, zersplittert oder offen/kompliziert. Nach dem 12. Lebensjahr werden die Frakturen aufgrund eines dann verlangsamten Knochenumbaus eher wie die eines Erwachsenen behandelt.

Frakturtypen

Vollständige Diaphysenfraktur: Der Frakturort sollte auf eine zugrunde liegende Knochenanomalie überprüft werden, wie etwa eine Knochenzyste oder eine generalisierte Demineralisierung. Bei Säuglingen und in nicht ambulanten Fällen sollte eine sorgfältige Anamnese erhoben werden, um nicht akzidentielle Verletzungen auszuschließen.

Wulstbruch: Ein Bruch auf der Kompressionsseite eines gebeugten Knochens führt zu einem Wulstbruch, d.h. zu einer nach außen gerichteten Vorwölbung der Kortikalis. Wulstbrüche treten oft metaphysennah

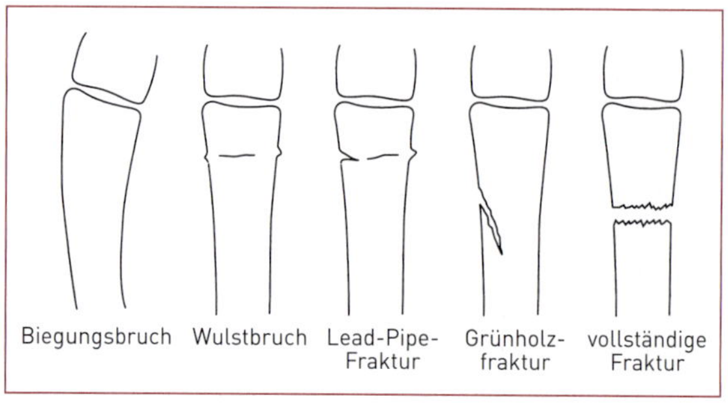

Abbildung 17-3: Frakturtypen.

auf, weil dort die Kortikalis am dünnsten ist. Häufig entstehen sie am distalen Radius nach einem Sturz auf die ausgestreckte Hand.

Grünholzfraktur: Wenn ein Knochen über seine Elastizitätsgrenze hinaus gebogen wird, entsteht eine Grünholzfraktur. Sie entsteht durch Knochenbeugung auf der Kompressionsseite mit komplettem Bruch auf der Spannungsseite des Knochens. Später kann die Fraktur aufgrund der muskulären Zugkräfte aufklappen.

Biegungsbruch (Abb. 17-4): Er entsteht durch eine akute plastische Deformierung des Knochens infolge einer longitudinalen Belastung. Stärkere longitudinale Kompression führt zu einem Wulstbruch, Lead-Pipe- («Bleirohr-») Fraktur (Abb. 17-5), Grünholzfraktur und zur vollständigen Fraktur.

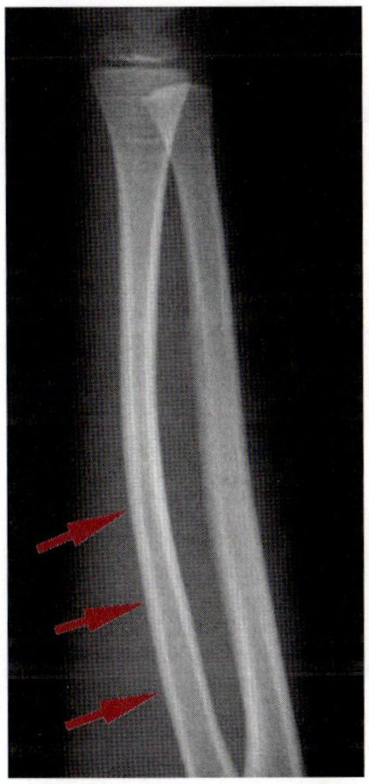

Abbildung 17-4: Mittelschaftfraktur der Ulna und Biegungsbruch des Radius (Pfeile).

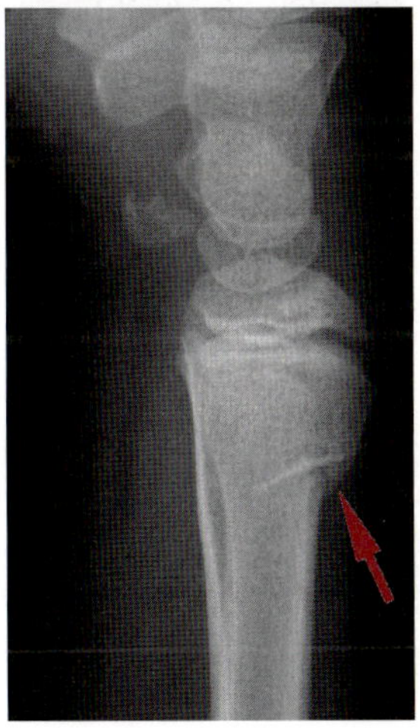

Abbildung 17-5: Lead-Pipe-Fraktur (Pfeil).

Epiphysenfrakturen

Die Standardklassifikation für Epiphysenverletzungen ist die nach Salter und Harris (Tab. 17-3, Abb. 17-6). Dabei werden die Verletzungen nach ihrem Verlauf durch die Epiphysenfuge und die benachbarte Epiphyse und Metaphyse in vier Typen (I–IV) unterteilt. Typ-V-Verletzungen sind selten und eventuell röntgenologisch nicht zu sehen. Sie gehen auf eine Kompression des epiphysealen Knorpels zurück. Es

Tabelle 17-3: Salter-Harris-Klassifikation und häufigste Lokalisationen der Epiphysenverletzungen

Typ I – **S**epariert oder verrutscht (6 % der Salter-Harris-Frakturen)

- proximaler Humerus, distaler Humerus, proximaler Femur, distale Tibia, distale Fibula

Typ II – **A**bove (über der Epiphyse, 75 % der Salter-Harris-Frakturen)

- distaler Radius, distale Tibia, distale Ulna, Phalangen

Typ III – **L**ower (unter der Epiphyse, 8 % der Salter-Harris-Frakturen)

- distale Tibia, proximale Tibia und distaler Femur

Typ IV – **T**hrough (durch die Epiphyse, 10 % der Salter-Harris-Frakturen)

- distaler Humerus, distale Tibia

Typ V – **E**venly **R**ammed (gleichmäßig gestaucht, 1 % der Salter-Harris-Frakturen)

- Knöchel und Knie

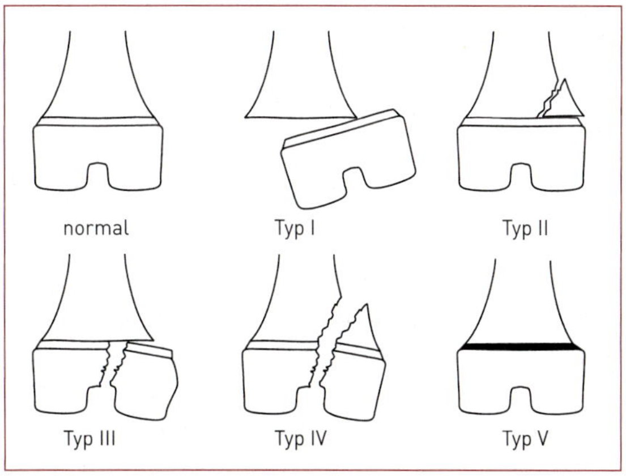

Abbildung 17-6: Salter-Harris-Klassifikation der Epiphysenverletzungen.

wurden verschiedene Erweiterungen dieser Klassifikation entworfen, die jedoch in diesem Kapitel nicht berücksichtigt werden.

Typ I

Sie gehen auf Scherkräfte zurück, die durch die Epiphysenfuge wirken. Die meisten apophysealen Verletzungen und die Epiphysiolysis capitis femoris sind Typ-I-Frakturen. Bei Neugeborenen kann sich diese Verletzung am proximalen Humerus ereignen (Abb. 17-7). Beim präpubertären Kind kann eine Supination-Inversion-Verletzung des Knöchels zu einer Typ-I-Fraktur durch die distale Fibula führen. Diese Fraktur wird zum Zeitpunkt der Vorstellung und röntgenologischen Beurteilung stets reponiert. Typ-I-Frakturen haben eine gute Prognose.

Typ II

Dies ist mit 75 % die häufigste Form der Epiphysenverletzungen. Durch Abriss oder Scherkräfte kommt es zum Bruch der Epiphysenfuge, der sich bis in die Metaphyse erstreckt. Auf dem Röntgenbild sieht man eine dreieckige Metaphysenfraktur, die man als Thurston-Holland-Fragment bezeichnet (Abb. 17-8). Zwischen einem Drittel und der Hälfte der Typ-II-Fälle betreffen den distalen Radius. Die Fraktur ist in der Regel einfach zu reponieren und hat eine gute Prognose.

Typ III

Typ-III-Verletzungen verlaufen teilweise intraartikulär bei Spaltung der Epiphyse und einer Querfraktur durch die Epiphyse (Abb. 17-9). Da sie alle Schichten der Epiphyse betrifft, führt sie zum Wachstumsstillstand. Solche Typ-III-Verletzungen kommen am ehesten bei Heranwachsenden etwa zum Zeitpunkt des Epiphysenschlusses vor und erfordern oft eine operative Reponierung, um Dislokationen zu verhindern.

Typ IV

Diese Verletzungen durchqueren die Epiphyse, die Epiphysenfuge und die Metaphyse. Sie werden durch eine längsgerichtete spaltende Kraft erzeugt und betreffen gewöhnlich den distalen Humerus oder die distale Tibia. Solche Verletzungen machen meistens die offene Reposition der Bruchfragmente erforderlich. Nachfolgend kann es zu Achsenabweichungen und zu Beinlängendifferenzen kommen.

Typ V

Typ-V-Verletzungen werden oft retrospektiv diagnostiziert, wenn es nach einem Unfall zu einem Wachstumsstillstand kommt. Sie entstehen durch große

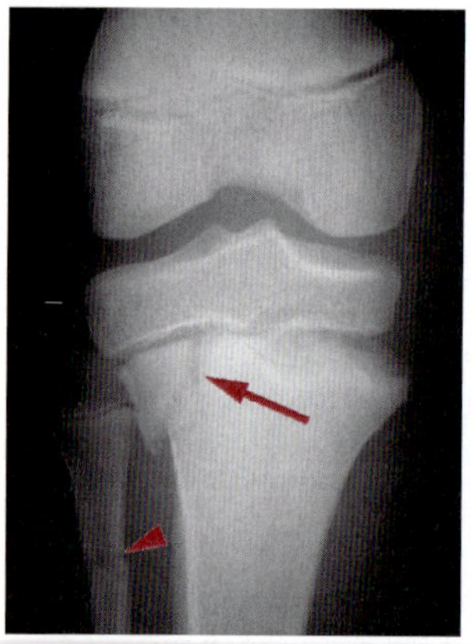

Abbildung 17-8: Salter-Harris-Typ-II-Fraktur der proximalen Tibia (Pfeil). Beachten Sie die Querfraktur der proximalen Fibula (Pfeilspitze).

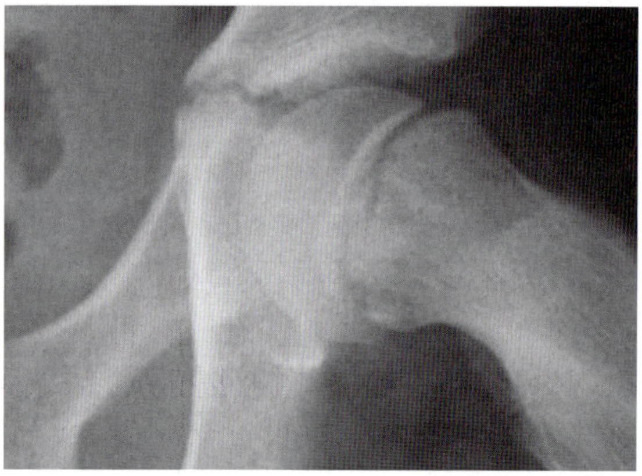

Abbildung 17-7: Salter-Harris-Typ-I-Fraktur; Epiphysiolysis capitis femoris der linken Hüfte.

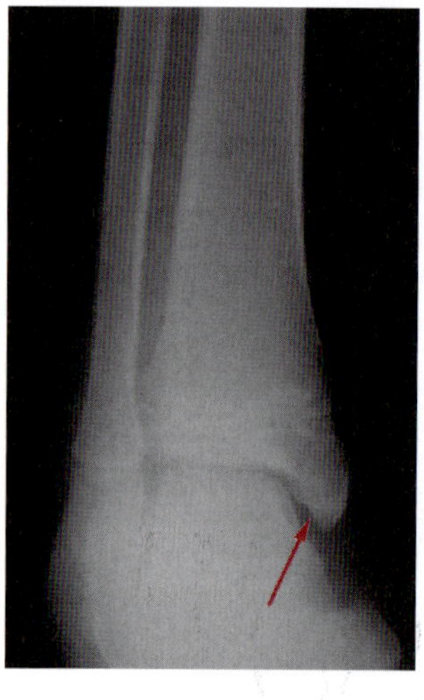

Abbildung 17-9: Salter-Harris-Typ-III-Fraktur der distalen Tibiaepiphyse (Pfeil).

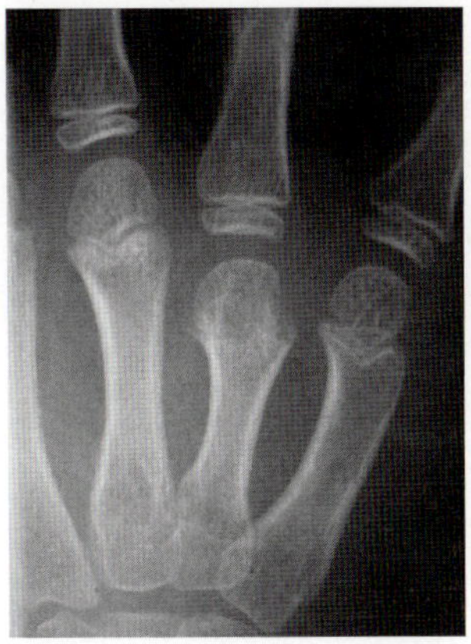

Abbildung 17-10: Salter-Harris-Typ-V-Fraktur des Metakarpale IV. Eine große Lastkraft führte zu der Kompressionsfraktur.

Belastung oder Kompressionskräfte, welche die vaskuläre Versorgung und somit auch die Germinalzellen der Epiphysenfuge schädigen (Abb. 17-10). Die meisten isolierten Typ-V-Verletzungen kommen an den Knöcheln und Knien vor.

Ellbogenfrakturen

Verletzungen mit Beteiligung der drei Knochen rund um das Ellbogengelenk sind die häufigsten Frakturen des Kindesalters. Es gibt sechs sekundäre Ossifikationszentren am Ellbogen. Das Alter, in dem die Ossifikationszentren erscheinen, variiert (Tab. 17-4). Die Ossifikationszentren des distalen Humerus fusionieren miteinander und dann in der Adoleszenz zwischen 14 und 16 Jahren mit dem distalen Humerus. Der Epicondylus medialis oder lateralis fusioniert nicht vor einem Alter vom 19 Jahren.

Die anterioren und posterioren Fettpolster rund um den Ellbogen sind bei einem Gelenkerguss abgehoben. Das kann bei einem Trauma der Fall sein, kommt aber auch bei Blutungen, Infektionen, Entzündungen und malignen Erkrankungen vor.

Tabelle 17-4: Durchschnittliches Erscheinungsalter der Ossifikationszentren

Zentrum	Alter (in Jahren)
Capitulum	1
Radiusköpfchen	3–6
Epicondylus medialis	4–7
Trochlea	7–10
Olekranon	6–10
Epicondylus lateralis	11–14

Ein traumatischer Gelenkerguss entsteht durch Dislokation oder Fraktur von Humerus, Radius oder Ulna. Über 90 % der Kinder mit einem abgehobenen Fettpolster haben eine Fraktur. Die Radiusköpfchenfraktur ist die häufigste übersehene Verletzung, aber auch eine Chassaignac-Luxation (durch plötzlichen Zug am kindlichen Arm, Reponierung zum Zeitpunkt der Aufnahme), suprakondyläre Frakturen und laterale Kondylenfrakturen sind schwer zu erkennen.

Befundung der Ellbogenaufnahme

Bei der Befundung helfen Ihnen vier Linien (Abb. 17-11):

- Vordere Humeruslinie: Normalerweise verläuft sie durch das mittlere Drittel des verknöcherten Capitulums. Bei einer suprakondylären Fraktur und dorsaler Achsenabweichung des distalen Humerusfragments läuft die Linie vor dem anterioren Drittel des Capitulums.
- Radius-Capitulum-Linie: Die Linie verläuft durch den Schaft des Radius und sollte auf allen Aufnahmen durch das Capitulum führen. Sie bestätigt die Artikulation zwischen dem Radiusköpfchen und dem Capitulum. Wenn diese Linie hinter oder vor dem Capitulum verläuft, liegt wahrscheinlich eine Dislokation des Radiusköpfchens vor.
- Coronoid-Linie: Dies ist eine konkave Linie, die entlang der Fossa coronoidea gezogen wird. Die Verlängerung dieser Linie berührt das Capitulum oder projiziert etwas weiter nach anterior und hilft somit, eine Kapitulumverlagerung im Rahmen einer suprakondylären Fraktur anzuzeigen.

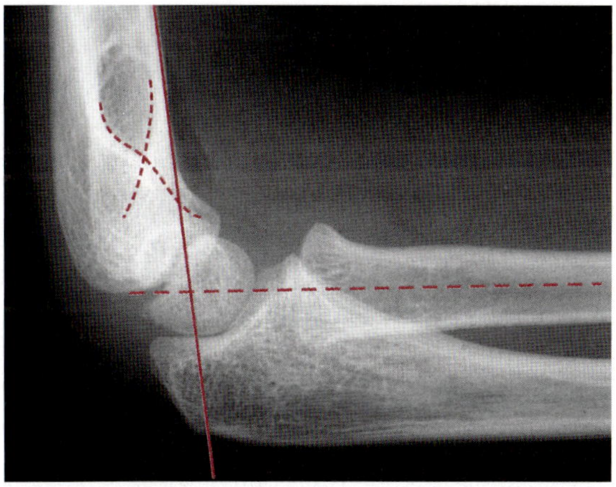

Abbildung 17-11: Hilfslinien bei der Befundung einer Ellbogenseitaufnahme: vordere Humeruslinie, Radius-Capitulum-Linie, Coronoid-Linie und das X- oder Sanduhrzeichen.

- X- oder Sanduhrzeichen: Das X (oder die Sanduhr) wird in der einfachen Seitaufnahme aus den Knochenrändern des Olekranons und der Fossa coronoidea gebildet. Eine suprakondyläre Fraktur zerstört nahezu immer die normale X-Form.

Suprakondyläre Fraktur

Sie ist die häufigste Form der kindlichen Ellbogenfraktur im Alter von 5 bis 10 Jahren. Es handelt sich um Hyperextensionsverletzungen, die meistens durch einen Sturz auf die ausgestreckte Hand zustande kommen.

Auf der Ellbogenseitaufnahme ist ein positives Fettpolsterzeichen zu sehen, das X- oder Sanduhrzeichen ist zerstört und die vordere Humeruslinie verläuft durch oder anterior des anterioren Kapitulumdrittels. Die Frakturlinie ist oft auf der Seitaufnahme besser zu sehen (Abb. 17-12).

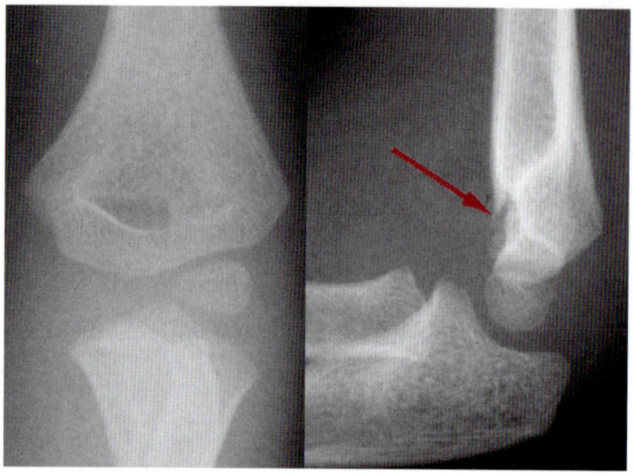

Abbildung 17-12: Suprakondyläre Fraktur. Beachten Sie die subtile Frakturlinie auf der a.-p.-Aufnahme (links). Auf der Seitaufnahme (rechts) sieht man eine positive vordere Humeruslinie und ein positives X- oder Sanduhrzeichen (Pfeil).

Laterale Kondylenfraktur

Dies ist die zweithäufigste Form der kindlichen Ellbogenfraktur im Alter von 2 bis 8 Jahren. Es handelt sich auch hier um eine Hyperextensionsverletzungen, jedoch mit zusätzlicher Varusbelastung. Normalerweise liegt eine Salter-Harris-Typ-IV-Fraktur vor, welche ein kleines Metaphysenfragment miteinbezieht und sich bis in die nicht ossifizierte Epiphyse der lateralen Humeruskondyle erstreckt.

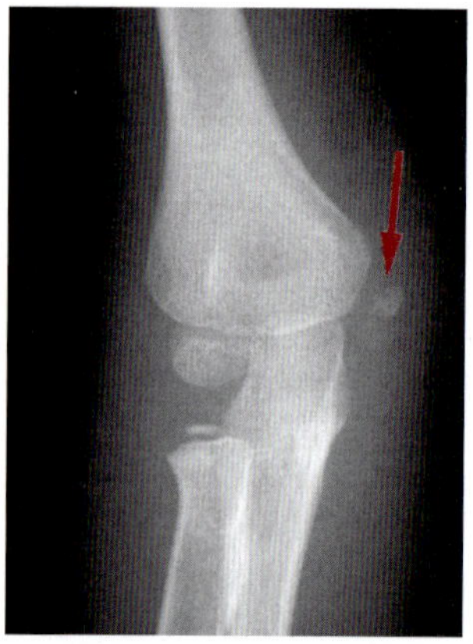

Abbildung 17-13: Frakturdislokation des Epicondylus medialis (Pfeil).

Mediale Kondylenfraktur

Etwa 10 % der Ellbogenfrakturen betreffen den medialen Epikondylus. Sie kommen bei Kindern zwischen 8 und 15 Jahren vor.

Die Fraktur geht auf eine Hyperextensionsverletzung mit Valgusbelastung zurück. Am Epicondylus medialis setzen die Unterarmflexoren und das Lig. collaterale ulnare an. Die Insertion ist anfällig gegenüber Valgusbelastungen und exzessiven Muskelzug (meist beim Werfen).

Im Röntgenbild überlagern üblicherweise Weichteilschwellungen den Epicondylus medialis (Abb. 17-13). Besondere Aufmerksamkeit muss bei Kindern unter 5 Jahren aufgebracht werden, weil der Epikondylus zu diesem Zeitpunkt noch nicht ossifiziert ist. Die Verletzungen reichen von einer Ablösung bis zur Dislokation und intraartikulären Einklemmung der Epikondyle, die nicht mehr an ihrem angestammten Platz zu finden ist. Mediale Epikondylenfrakturen werden durch eine Unterarmrotation ausgelöst, bei der es zum Abriss der Epikondyle durch die Flexor-Pronator-Sehne kommt.

Radiusköpfchenfraktur

Etwa 9 % der Ellbogenverletzungen bei Kindern zwischen 6 und 13 Jahren sind Radiusköpfchenfrakturen. Sie entstehen durch eine Valguskraft, die auf die Knochen unterhalb des Ellbogens einwirken und einen Stauchungsbruch verursachen.

Die häufigste Radiusköpfchenfraktur ist eine Salter-Harris-Typ-II-Verletzung. Wulstbrüche können subtil sein. Die Fraktur ist oft schwer zu entdecken, allerdings sieht man oft abgehobene Fettpolster (Abb. 17-14).

Chassaignac-Luxation

Diese Verletzung kommt oft bei Säuglingen und Kleinkindern vor. Sie entsteht durch einen plötzlichen Zug am Arm oder durch das Hochheben des Kindes an einem Arm. Die Verletzung ist extrem schmerzhaft, und das Kind bewegt den Arm nicht mehr. Es

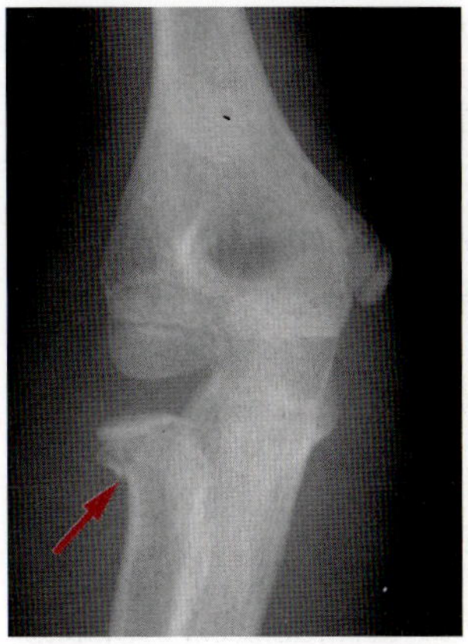

Abbildung 17-14: Radiushalsfraktur (Pfeil).

handelt sich um eine Subluxation des Radiusköpfchens aus dem Lig. annulare mit partieller Ruptur und partieller Einklemmung des Ligaments im Gelenkspalt.

Das Röntgenbild hilft gewöhnlich nicht bei der Diagnose, wenngleich die Positionierung des Kindes für die Seitaufnahme zur Spontanremission der Subluxation führen kann.

Unterarmfrakturen

Dazu zählen die Monteggia- und die Galeazzi-Fraktur. Die Monteggia-Fraktur ist eine Fraktur des proximalen bis mittleren Ulnaschaftdrittels mit disloziertem Radiusköpfchen. Bei einer scheinbaren isolierten Ulnafraktur, muss das Radiusköpfchen besonders gut überprüft werden, um seine Dislokation auszuschließen. Galeazzi-Frakturen sind bei Kindern selten. Der Radius ist gebrochen und die Art. radioulnaris distalis ist disloziert.

Hüftgelenkprobleme im Kindesalter

Perthes-Krankheit

Die Perthes-Krankheit betrifft hauptsächlich die weiße Bevölkerung. Das Verhältnis zwischen Jungen und Mädchen beträgt 4:1. Eine beidseitige Erkrankung sieht man bei 13 % der Perthes-Patienten. Das Erkrankungsalter liegt zwischen 3 und 12 Jahren mit einem Gipfel zwischen 5 und 8 Jahren. Mädchen stellen sich in jüngeren Jahren vor. Kinder mit einer Perthes-Krankheit weisen immer ein jüngeres Knochenalter auf. Sie klagen über Schmerzen in den Hüften, der Leiste, den Schenkeln oder Knien und die Innenrotation ist eingeschränkt.

Die Perthes-Krankheit ist eine idiopathische avaskuläre Nekrose der Femurkopfepiphyse. Manchmal geht der Erkrankung ein Trauma oder ein Erguss voraus. Die Ursache der Erkrankung ist jedoch unklar.

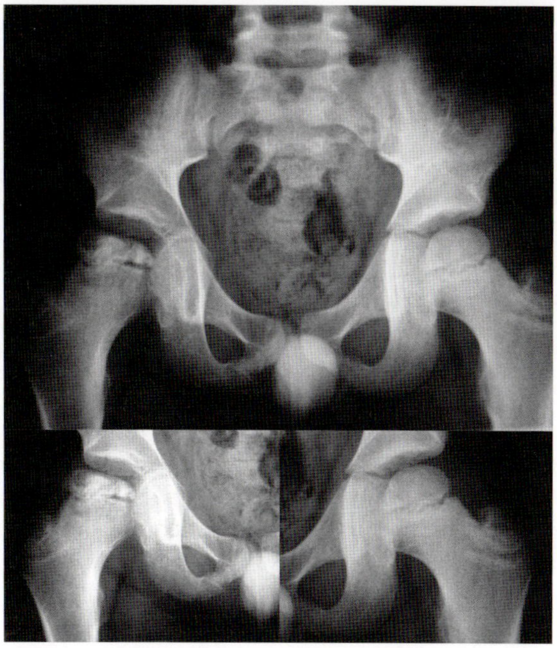

Abbildung 17-15: Perthes-Krankheit. Sichtbare Abflachung, Sklerose und Fragmentierung der rechten Femurkopfepiphyse im Vergleich zu einer normalen linken Epiphyse eines 7-jährigen Jungen.

Die typischen Röntgenbefunde (Abb. 17-15) hängen von dem Stadium der Krankheit ab. In einem frühen Stadium kann man eine kleine Femurkopfepiphyse mit einer subchondralen Aufhellung erkennen. Die MRT und die Szintigraphie können frühe Veränderungen besser anzeigen als das konventionelle Röntgen. Marködeme sind in der MRT erkennbar und eine fehlende Radionuklidaufnahme in der betroffenen Epiphyse beim Knochenscan. Auf der konventionellen Aufnahme sind in späteren Stadien Fragmentierung, Abflachung und Sklerose der Femurkopfepiphyse zu sehen. Im Reparationsstadium kann auch die Coxa magna sichtbar sein. Behandelt wird nur minimal oder einfach nur Ruhe verordnet. Das Ziel ist es, eine Hüftsubluxation, Schmerzen zu verhindern und Degenerationen zu minimieren.

Epiphysiolysis capitis femoris

Das Verhältnis zwischen Jungen und Mädchen beträgt 2,5:1. Jungen werden meist zwischen dem 12. und 15. Lebensjahr vorgestellt, Mädchen zwischen dem 10. und 13. Es kann eine positive Familienanamnese vorliegen.

Die Kinder sind oft übergewichtig oder sehr groß für ihr Alter und zeigen eine etwas verzögerte Skelettreifung. Die Hälfte der Betroffenen gibt ein schweres

Trauma in der Vorgeschichte an. Die meisten Patienten stellen sich mit Hüftschmerzen und hinkend vor, allerdings klagen auch 25 % über Knieschmerzen. Eine beidseitige Epiphysiolysis kommt bei 20 bis 32 % der Betroffenen vor, und häufiger sind es Mädchen.

Die Epiphysiolysis capitis femoris ist eine Salter-Harris-Typ-I-Fraktur. Initial wird eine a.-p.-Aufnahme des Beckens und eine seitliche Aufnahme in Froschbeinposition beider Hüften angefordert (Abb. 17-16).

Die Befunde können auf der a.-p.-Aufnahme subtil sein. Da die Epiphyse zunächst nach posterior rutscht, ist die seitliche Aufnahme in Froschbeinposition beider Hüften essenziell, da nur bei 75 % der Patienten die Epiphyse signifikant nach medial rutscht.

Auf der Frontalaufnahme sieht man eine Osteopenie des betroffenen Femurs. Die Epiphysenfuge kann weit sein, und ihr metaphysealer Rand ist meist verwaschen. Eine gedachte Tangente am lateralen Femurhals sollte die Femurkopfepiphyse so teilen, dass etwa $^{1}/_{6}$ ihres Durchmessers sich lateral dieser Linie befindet. Die Epiphysenhöhe ist aufgrund des Verrutschens nach posterior verringert. In chronischen Fällen kann eine Kallusbildung erkennbar sein.

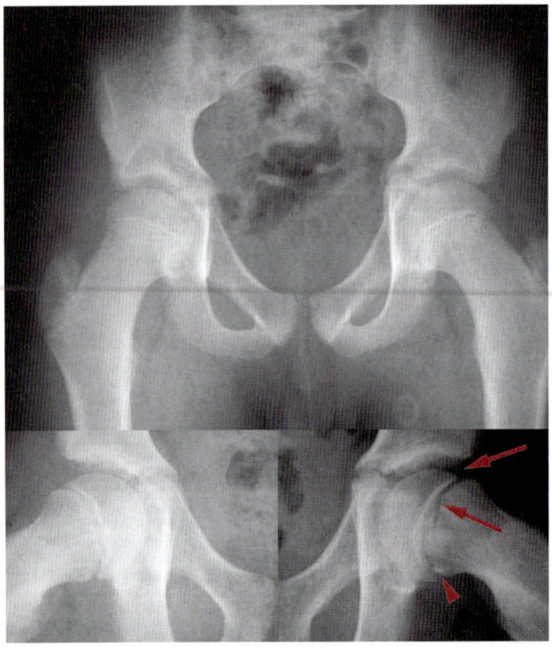

Abbildung 17-16: Epiphysiolysis capitis femoris. Subtile Veränderungen in der a.-p.-Aufnahme, doch in der seitlichen Aufnahme in Froschbeinposition ist eine subtile Erweiterung der Epiphysenfuge zu erkennen (Pfeile). Der Unterrand ist verwaschen und die Epiphyse ist im Vergleich zur rechten Hüfte nach inferomedial verrutscht (Pfeilspitzen).

Zur Behandlung wird die Hüfte fixiert, um ein weiteres Verrutschen zu verhindern. Die Hüfte wird in situ verdrahtet, da eine Neuausrichtung zur avaskulären Nekrose führen kann.

Septische Arthritis

Fieber, Schmerzen, eine Leukozytose und vermehrte Akute-Phase-Proteine lenken den Verdacht auf eine septische Arthritis. Neben der konventionellen Röntgenaufnahme wird auch eine Sonographie der betroffenen Hüfte durchgeführt. Die eventuell subtilen Zeichen auf der Röntgenaufnahme zeigen eine Osteopenie des Femurs und eine Verlagerung des glutäalen Fettpolsters. Der Femurkopf kann nach lateral verschoben sein mit Erweiterung des medialen Gelenkspalts aufgrund einer Flüssigkeitsansammlung. Das Hüftgelenk wird dann in der Sagittalebene im Seitenvergleich sonographisch untersucht. Eiter im Gelenk führt zur Vorwölbung der Kapsel, und auf dem Flüssigkeitsspiegel können Gewebstrümmer sichtbar sein. Zur Behandlung wird das Gelenk gespült.

Abrissfrakturen der Hüfte

Abrissfrakturen an den Beckenknochen kommen bei Kindern häufig vor. Bevorzugte Stellen sind die Spina iliaca anterior superior, die Spina iliaca anterior inferior und das Tuber ischiadicum. Mithilfe des normalen Röntgenbildes und einer sorgfältigen klinischen Untersuchung sind diese Verletzungen normalerweise gut zu diagnostizieren.

Nicht-akzidentielle Verletzungen

Kennzeichnend für Kindesmisshandlungen ist der klinische und röntgenologische Nachweis wiederholter Verletzungen. Caffey beschrieb dies zuerst 1946, obwohl Tardieu bereits 1860 diese Verletzungen bei Kindern in der französischen Literatur beschrieb.

Nicht akzidentielle Skelettverletzungen betreffen meistens Kinder, die noch nicht sprechen können. Somit ereignen sich 50 % der Fälle vor der Vollendung des 1. Lebensjahres und 80 % vor Vollendung des 2. Lebensjahres. In der Hälfte der nachgewiesenen Fälle von nicht-akzidentiellen Verletzungen ist die Skelettaufnahme normal.

Der Verdacht sollte aufkommen, wenn Verletzungen mit Verzögerung vorgestellt werden, wenn die Erklärung unwahrscheinlich klingt oder sich ändert, wenn ungewöhnliche Mechanismen wirkten oder wenn multiple Frakturen unterschiedlichen Alters nachgewiesen werden können. Die Bedeutung einer sorgfältigen Anamnese in diesen Fällen kann nicht genug betont werden.

Die Fallhöhe, der Mechanismus des Sturzes, das vorangehende Körperteil und auch die Art des Untergrundes, auf den das Kind gefallen ist, sowie der genaue zeitliche Ablauf müssen sorgsam ermittelt werden. Bedenken Sie, dass ein Sturz aus dem Bett auf einen Teppich bei einem Kind mit gesunden Knochen keine Fraktur erzeugt. Retinablutungen durch kräftiges Schütteln sind ebenso wichtige Hinweise auf Misshandlungen wie Hämatome, Quetschungen und Verbrennungen.

Viele geschlagene Kinder werden mit einem Schädelbruch (Abb. 17-17) und einem Subduralhämatom (Abb. 17-18) vorgestellt. Eine unerklärliche Schädelfraktur, die womöglich noch die Schädelnähte kreuzt, oder eine klaffende Fraktur lassen an eine nicht-akzidentielle Verletzung denken. Die CT des Gehirns zeigt dann auch intrazerebrale Verletzungen.

Die typische nicht-akzidentielle Fraktur ist die Metaphysenwinkelfraktur (Abb. 17-19, 17-20) infolge eines gewaltsamen Schüttelns oder Schleuderns des Säuglings, allerdings weisen weniger als 50 % der Säuglinge solche Metaphysenwinkelfrakturen auf. Es können gleichzeitig andere Verletzungen vorliegen wie Rotationsbrüche oder Schrägfrakturen der langen Röhrenknochen, Weichteilverletzungen oder abdominale Verletzungen (Pankreas und Duodenum). Bei Säuglingen ist eine isolierte Fraktur eines langen Röhrenknochens verdächtig auf eine nicht-akzidentielle Verletzung und rechtfertigt eine Röntgenaufnahme.

Auch Frakturen der Rippen (Abb. 17-21), der Wirbelsäule, des Beckens und der Skapula können eine nicht-akzidentielle Verletzung sein. Besonders poste-

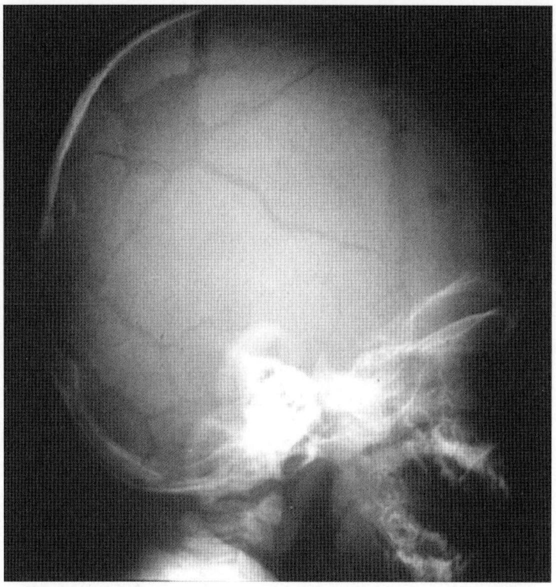

Abbildung 17-17: Nicht akzidentielle komplexe Schädelfraktur.

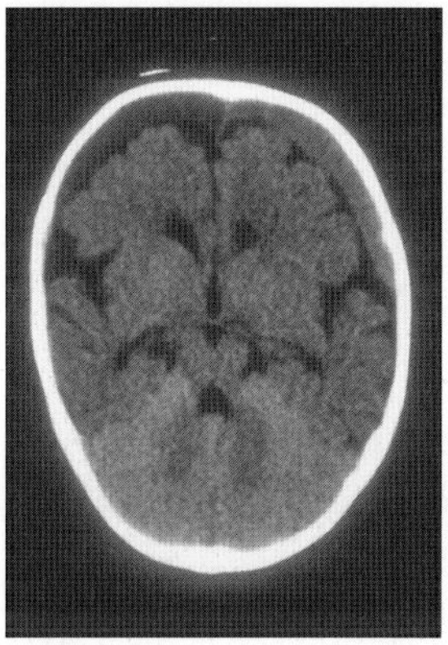

Abbildung 17-18: Beidseitiges Subduralhämatom von unterschiedlichem Alter bei einem 6 Monate alten Baby mit unplausiblen anamnestischen Angaben der Eltern.

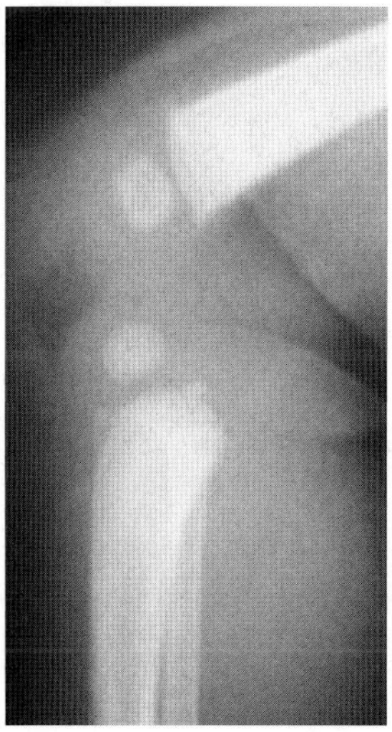

Abbildung 17-19: Metaphysenwinkelfraktur der proximalen Tibia.

Tabelle 17-5: Skelettaufnahmen bei nicht akzidentiellen Verletzungen

- Schädelaufnahme: a.-p.-Aufnahme, Seitaufnahme und bei Verdacht auf eine Hinterhauptsfraktur eine Townes-Aufnahme
- Seitaufnahme der gesamten Wirbelsäule
- Thoraxaufnahme mit Wiederholung nach 10 Tagen
- Schrägaufnahmen der Rippen
- a.-p.-Aufnahmen von Abdomen und Becken
- Frontalaufnahmen der Arme und Hände
- Frontalaufnahmen der Beine und Füße
- CT des Gehirns

Frakturierte Knochen sollten auch in der 2. Ebene dargestellt werden.

riore Rippenfrakturen sind sehr verdächtig, wenngleich auch laterale oder anteriore Frakturen häufig im Rahmen nicht-akzidentieller Verletzungen vorkommen. Sie entstehen durch Quetschen und Schütteln des Kindes und gehen auf eine kostochondrale Separation zurück. Die Frakturen sind am besten zu sehen, wenn sich Kallus bildet, sodass sich eine wiederholte Aufnahme 10 Tage nach der Vorstellung empfiehlt.

Thorakale Notfälle

Inhalierte Fremdkörper

Es empfiehlt sich eine Aufnahme in Exspiration, um ein Air-Trapping anzeigen zu können (Abb. 17-22). Die Thoraxaufnahme kann eine Verdichtung der Lungenstruktur, einen Kollaps oder Air-Trapping bei strahlentransparenter Lunge anzeigen. Der Fremdkörper kann auch selbst sichtbar sein.

> Wenn es Hinweise auf eine Fremdkörperinhalation gibt, kann die Thoraxaufnahme unauffällig sein und trotzdem eine Bronchoskopie notwendig werden.

Andere thorakale Notfälle

Asthma: keine röntgenologischen Auffälligkeiten, außer einem gewissen Air-Trapping bei voluminösen Lungen. Es ist wichtig, einen Pneumothorax auszuschließen.

Pneumonie: kann wie eine fokale Verdichtungszone aussehen.

Pleuraempyem: Sonographisch sind der Pleuraerguss und eine Kammerung zu erkennen. Die Throax-

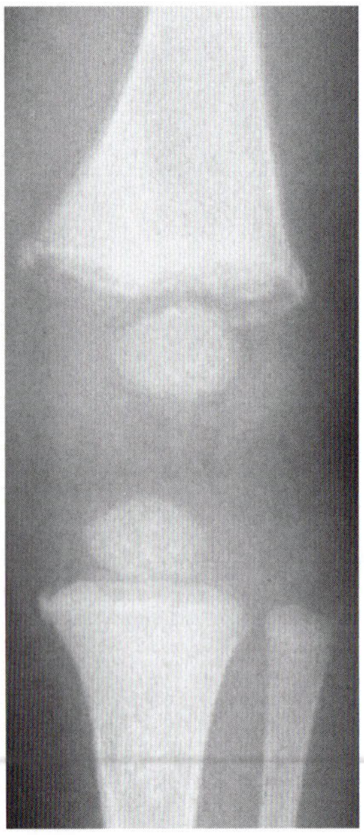

Abbildung 17-20: Korbhenkelriss der Metaphyse des distalen Femurs und ein subtiler Korbhenkelriss der proximalen Tibia.

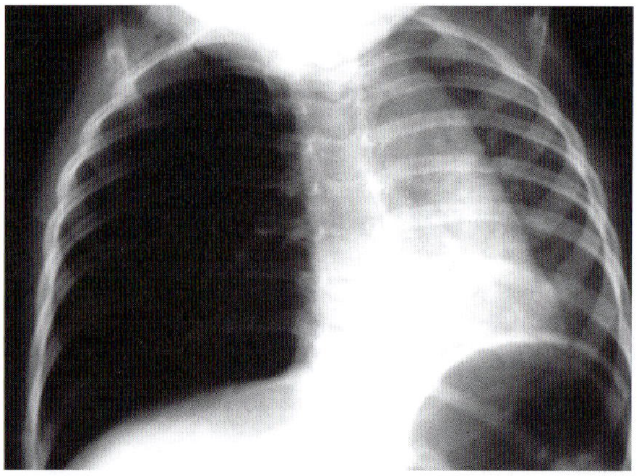

Abbildung 17-22: Inhalierter Fremdkörper auf der Thoraxaufnahme mit überblähter und strahlentransparenter rechter Lunge.

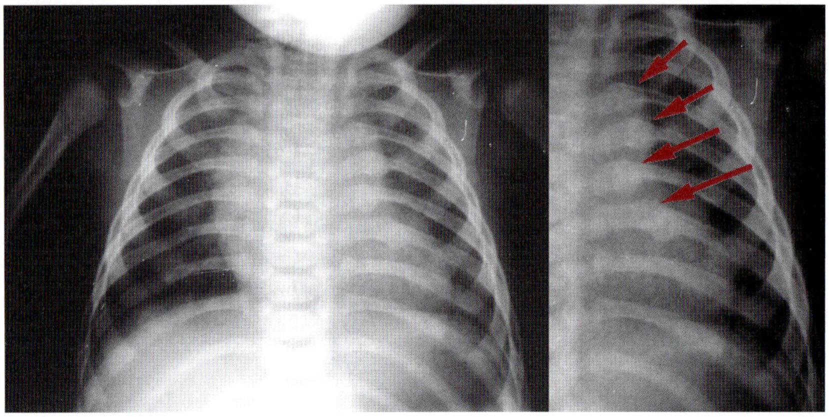

Abbildung 17-21: Multiple Rippenfrakturen auf der Thoraxaufnahme und in der a.-p.-Vergrößerung.

drainage wird unter sonographischer Kontrolle gelegt.

Pneumothorax: kann bei Aufnahme in Rückenlage schwer zu diagnostizieren sein.

Kardiale Anomalien: Die Thoraxaufnahme kann kardiale Vergrößerungen, einen rechtsseitigen Aortenbogen, eine Elevation der Herzspitze oder eine selektive Kammervergrößerung anzeigen, ist aber häufig nicht hilfreich. Zum weiteren Management sollte der Patient zu einem Spezialisten (speziell zur Echokardiographie) überwiesen werden.

Tabelle 17-6: Ursachen eines akuten Abdomens bei Kindern

Obstruktionen bei Neugeborenen

Hohe Obstruktion:

- Malrotation und Volvolus
- Duodenalatresie, Duodenalmebran, Duodenalstenose und Pancreas annulare zeigen alle das Bild einer Doppelblase (Double-Bubble-Sign)
- Jejunalatresie
- Duodenalduplikatur mit obstruierender Zyste

Tiefe Obstruktion:

- Hirschsprung-Krankheit
- Mekoniumileus: kann bereits in utero diagnostiziert werden; mögliche Mekoniumperitonitis mit Kalzifikationen
- Ileumatresie
- anorektale Malformation
- Analstenose
- Obstruktion durch geronnene Milch
- obstruierte Hernie

Obstruktion bei Kleinkindern und älteren Kindern

- Invagination: Diagnose sonographisch
- Appendizitis
- Adhäsionsobstruktion
- Hernie
- Obstipation
- Malrotation

Abdominale Massen:

- Duplikationszysten
- Ovarzysten
- Mesenterialzysten
- Tumoren

Akutes Abdomen

Die klinische Untersuchung und die Bauchsonographie sind die initialen Untersuchungen bei Kindern mit einem akuten Abdomen. Anders als bei Erwachsenen bleibt die CT in der Pädiatrie ganz bestimmten Fällen vorbehalten und wird auch nur vom Pädiater angefordert. In Tabelle 17-6 finden Sie einige mögliche Indikationen zusammengestellt, aber ohne detaillierte Beschreibung der röntgenologischen Anomalien. Die konventionelle Aufnahme kann bei Neugeborenen noch hilfreich sein, aber weniger bei älteren Kindern.

Notfälle der Harnwege

Wenn der Verdacht auf Nierenanomalien besteht, fordern Sie eine Sonographie an.

Nierenmassen:

- Hydronephrose
- komplizierte Doppelniere
- multizystische dysplastische Niere
- Nierentumor: bei Kindern unter 10 Jahren gewöhnlich ein Wilms-Tumor oder ein mesoblastisches Nephrom, das bald nach der Geburt diagnostiziert wird
- autosomal rezessiv vererbte polyzystische Nieren.

Nierenanomalien:

- Harnwegsinfekt
- Nierensteine
- Hämaturie, Trauma, Infektion, Nierenvenenthrombose, Glomerulonephritis und nephrotisches Syndrom.

Literatur

Borden S. Roentgen recognition of acute plastic bowing of the forearm in children. *AJR* 1975;**125**:524–30

Rang M. *Children's fractures.* Philadelphia: JP Lippincott, 1983

Salter RB, Harris WB. Injuries involving the epiphyseal plate. *J Bone Joint Surg Am* 1963;**45**:587–622

18 Lebensbedrohliches Trauma

Otto Chan, Alastair Wilson und Michael Walsh

ATLS (Advanced Trauma Life Support) ist eine standardisierte Methode zum initialen Management von Traumapatienten. Das Prinzip ist einfach: Behandle zuerst die größte Lebensbedrohung. Für die Initialbehandlung des Patienten ist eine definitive Diagnose nicht erforderlich. Über allem steht der Gedanke, Sekundärschäden zu vermeiden. Das Management schwer traumatisierter Patienten teilt sich in die Erstversorgung und die Zweitversorgung.

Erstversorgung von Traumapatienten

Die Erstversorgung des Patienten besteht aus der raschen Untersuchung, Reanimation und der Einleitung lebenssichernder Behandlungen. Dieser Prozess folgt dem sog. ABCDE-Schema für Traumen (Tab. 18-1). Zu der Erstversorgung treten noch relevante bildgebende Verfahren und die neuerliche Evaluation hinzu.

In der Praxis werden die meisten Schritte des ABCDE-Schemas durch das Notärzteteam gleichzeitig ausgeführt. Anästhesisten kümmern sich normalerweise um die Atemwege und den i. v.-Zugang, während die Chirurgen den Thorax, das Abdomen und das Becken auf potenziell lebensbedrohliche Verletzungen untersuchen.

Bildgebende Verfahren werden als Teil der Erstversorgung angefordert, während der Patient untersucht wird, seine lebensbedrohlichen Verletzungen versorgt und das Rettungsprogramm eingerichtet werden. Die Bildgebung muss zurückstehen, wenn sie die Erstversorgung oder Behandlung behindert, und es dürfen nur Untersuchungen durchgeführt werden, die einen direkten Einfluss auf die primären Probleme des Patienten haben.

Beispiele für sinnvolle Bildgebungen im Rahmen der Erstversorgung sind die a.-p.-Aufnahme des Thorax in Rückenlage, die Beckenaufnahme in Rückenlage (Abb. 18-1) und die Seitaufnahme der Wirbelsäule (obwohl Letztere nötigenfalls aufgeschoben werden kann) sowie eine limitierte sonographische Untersuchung (sog. FAST, Focused Assessment with Sonography for Trauma).

Tabelle 18-1: Das ABCDE-Schema

A – Atemwege freimachen, HWS-Kontrolle
B – Beatmung
C – Circulation (Kreislauf), Blutungen stoppen
D – Disability (neurologische Untersuchung)
E – Exposure and Environment (Umweltbedingungen anpassen)

Atemwege freimachen, HWS-Kontrolle

Prüfen Sie die Durchgängigkeit der Atemwege. Fremdkörper und Erbrochenes werden entfernt. Verletzungen von Gesicht, Mandibula, Trachea und Kehlkopf werden klinisch ausgeschlossen.

Wenn der Patient bei Bewusstsein und ansprechbar ist, besteht normalerweise keine Notwendigkeit zur

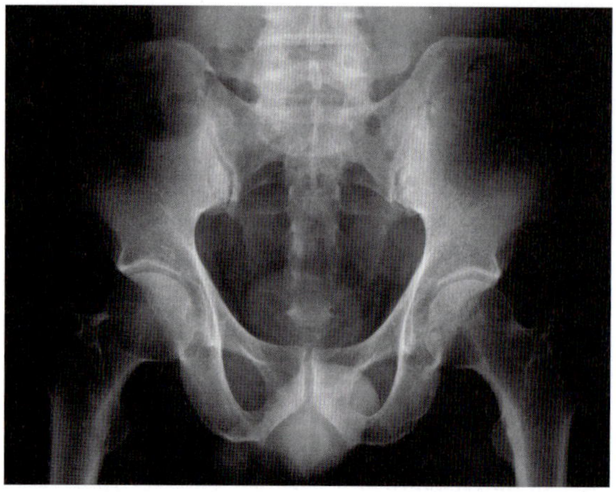

Abbildung 18-1: Unauffällige Beckenaufnahme in Rückenlage im Rahmen der Erstversorgung.

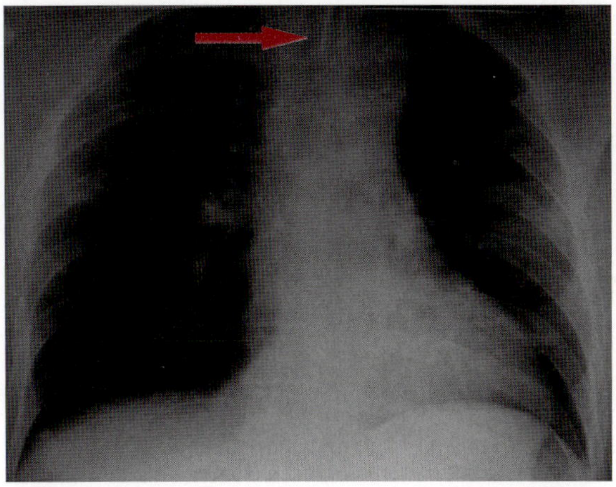

Abbildung 18-2: Die Aufnahme in Rückenlage zeigt einen Endotrachealtubus, der etwa 5 cm oberhalb der Carina liegt (Pfeil).

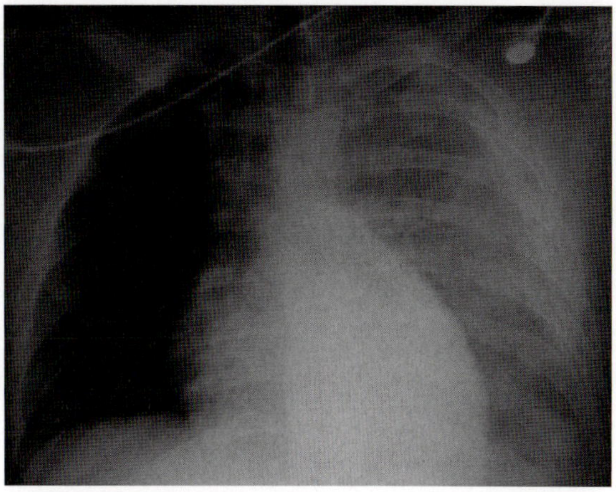

Abbildung 18-3: A.-p.-Aufnahme des Thorax in Rückenlage mit linksseitigem Spannungshämatothorax. Man sieht eine linksseitige Verschattung mit Anzeichen einer kontralateralen Mediastinumverschiebung.

künstlichen Beatmung. Ist der Patient bewusstlos, aber atmet spontan, ist die vorübergehende Anlage eines oropharyngealen Tubus ausreichend. Jeder Patient mit Kopfverletzungen und weniger als 8 Punkten auf der Glasgow-Koma-Skala wird intubiert. Doch kann auch bei Patienten mit einer höheren Punktzahl eine Intubation zum Zwecke der optimalen Atemwegskontrolle erforderlich sein.

Nach der Intubation wird die Lage des Tubus anhand einer Thoraxaufnahme überprüft (Abb. 18-2). Die Tubusspitze sollte in Rückenlage nicht unterhalb des Niveaus des Aortenbogens liegen und mindestens 3,5 cm (besser 5 cm) oberhalb der Carina.

Bei der Einrichtung der Beatmung und der Sicherung der Atemwege muss gut darauf geachtet werden, eine potenzielle HWS-Verletzung nicht zu verschlimmern. Wenn die Atemwege gesichert sind und der Hals immobilisiert, kann die Röntgenaufnahme der Wirbelsäule warten. Die HWS wird mit Halskrawatte, Sandsack und Tape immobilisiert. Falls die Halskrawatte abgenommen werden muss, sollte ein erfahrenes Teammitglied die Immobilisation von Kopf und Hals manuell sicherstellen.

Beatmung

Freie Atemwege bedeuten nicht automatisch auch ausreichende Ventilation. Lunge, Thoraxwand und Diaphragma müssen auf potenzielle Verletzungen hin untersucht werden, welche die Atmung akut beeinträchtigen könnten. Zu solchen Verletzungen zählen der Spannungspneumothorax, Spannungshämatothorax (Abb. 18-3), das Thoraxwandflattern und der offene Pneumothorax. Bei einem polytraumatisierten Patienten kann der Ausschluss dieser Verletzungen schwierig sein, und es sollte möglichst bald eine Thoraxaufnahme durchgeführt werden. Wird der Patient anschließend intubiert oder beatmet, sollte eine weitere Thoraxaufnahme die korrekte Lage des endotrachealen Tubus bestätigen und eine Verschlechterung der lebensbedrohlichen Situation ausschließen. Eine Beatmung kann aus einem einfachen Pneumothorax einen Spannungspneumothorax machen.

Circulation (Kreislauf), Blutungen stoppen

Die hämodynamische Situation des Patienten muss umgehend akkurat beurteilt werden, weil Blutungen eine Hauptursache für vermeidbare Todesfälle sind. Die klinische Untersuchung ist ausschlaggebend, besonders im Hinblick auf Bewusstsein, Hautfarbe und Puls. Jede externe Blutung muss identifiziert und sofort manuell abgedrückt werden. Wenn Untersuchung und Anamnese an eine innere Verletzung denken lassen, werden eine Beckenaufnahme und eine FAST-Sonographie zum Ausschluss einer inneren Blutung durchgeführt. Bei Nachweis einer Beckenfraktur oder von freier Flüssigkeit bei der Sonographie muss die Meinung eines Spezialisten eingeholt werden.

Die FAST-Sonographie hat sich als wertvoll bei der Beurteilung stumpfer Traumen in der Notaufnahme erwiesen, besonders wenn es sich um instabile polytraumatisierte Patienten handelt. Die Untersuchung wendet sich fünf Gebieten zu – den «5 P»: perihepatisch, perilienal und pelvin für das Abdomen, perikardial (zum Ausschluss einer Herzbeuteltamponade) und pleural (zum Nachweis von Flüssigkeit oder einem Pneumothorax).

Hauptursache für innere Blutungen sind:

- Thorax-, Abdomen und retroperitoneale Verletzungen
- Beckenfrakturen
- multiple Frakturen langer Röhrenknochen.

Disability (neurologische Untersuchung)

Der neurologische Zustand des Patienten wird mithilfe der Glasgow-Koma-Skala beurteilt (Tab. 18-2). Sie ist einfach und schnell anwendbar und erlaubt eine erste Prognose und gibt die Richtung des weiteren Patientenmanagements vor.

Alle Patienten mit Kopfverletzungen werden einer CT des Kopfes zugeführt, besonders wenn sie bewusstlos sind, eine Amnesie oder schwere Kopfschmerzen aufweisen. Bis zu 18 % der Traumapatienten mit Kopfschmerzen zeigen Auffälligkeiten in der CT, und bei 5 % dieser Patienten wird ein neurochirurgischer Eingriff erforderlich.

> If the patient has a head, scan it! – Es kann katastrophale Folgen haben, eine schwere Kopfverletzung zu übersehen.

Die CT sollte möglichst schnell erfolgen, weil Morbidität und Mortalität bei verzögerter neurochirugischer Intervention deutlich ansteigen. Mögliche Befunde sind eine unauffällige CT, ein Epiduralhämatom (Abb. 18-4), ein Subduralhämatom, Kontusionsblutungen und intrazerebrale Hämatome, Subarachnoidalblutung, diffuse Axonschädigungen und kombinierte Verletzungen.

Das National Institute of Clinical Excellence (NICE) hat 2003 in Großbritannien Richtlinien für

Tabelle 18-2: Glasgow-Koma-Skala

Funktion	Qualität	Punkte
Augenöffnen	spontan	4
	auf Anruf	3
	auf Schmerz	2
	keine Reaktion	1
beste verbale Reaktion	orientiert	5
	verwirrt	4
	inadäquat	3
	unverständlich	2
	keine Reaktion	1
beste motorische Reaktion	adäquate Bewegung	6
	Aufforderung befolgt	5
	Schmerz lokalisiert	4
	Fluchtreaktion	3
	abnorme Flexion	2
	Streck-synergismen	1
	keine Reaktion	0
Maximale Punktzahl 15, minimale Punktzahl 2; leichte Verletzungen 14–15, mittelschwere Verletzungen 9–13, schwere Verletzungen 2–8.		

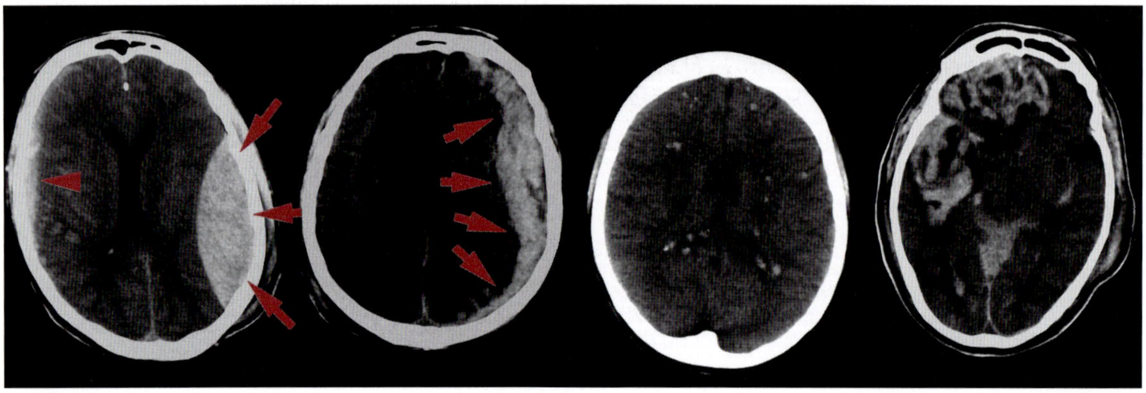

Abbildung 18-4: Epiduralhämatom links (Pfeile) und subtiles Epiduralhämatom rechts (Pfeilspitzen) (ganz links), ausgedehntes Subduralhämatom (Pfeile) (Mitte links), diffuse Axonschädigungen (Mitte rechts), kombinierte Verletzungen (ganz rechts).

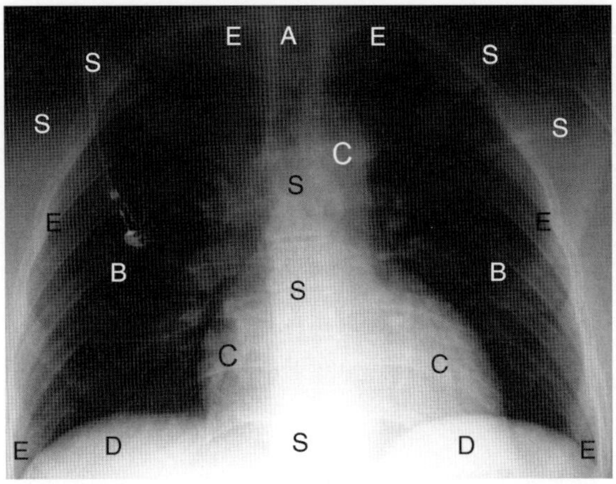

Abbildung 18-5: Normale a.-p.-Thoraxaufnahme in Rückenlage mit eingetragenen Prüfpunkten des ABC-Schemas: A Atemwege, B Beatmung, C Circulation (Kreislauf), D Diaphragma, E Edges (Ränder), S Skelett und Weichteile.

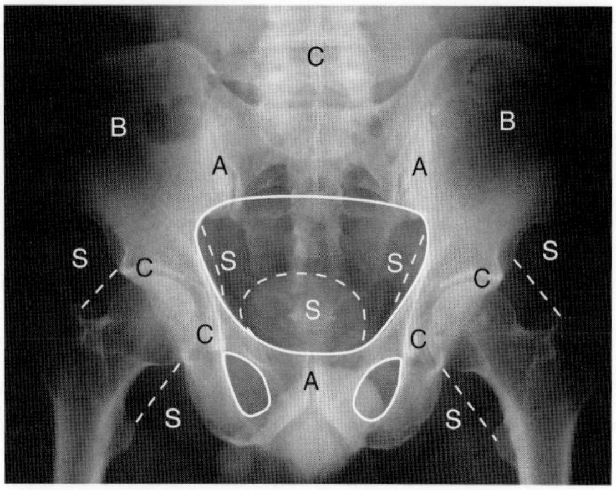

Abbildung 18-6: Normale Beckenaufnahme in Rückenlage mit eingetragenen Prüfpunkten des ABC-Schemas: A Alignment (Ausrichtung), B Bones (Knochen), C Cartilage (Knorpel) und Gelenke, S Weichteile.

das Management von Kopfverletzungen als Erweiterung des ATLS herausgegeben. Darin wird betont, dass solche Patienten innerhalb einer Stunde nach Ankunft in der Notaufnahme einer CT zugeführt werden müssen.

Exposure and Environment (Umweltbedingungen anpassen)

Der Patient sollte für eine gründliche körperliche Untersuchung vollständig entkleidet werden (durch Zerschneiden der Kleidung). Es ist aber wichtig, den Patienten durch Decken und einen gut geheizten Notaufnahmeraum warm zu halten. Wenn große Volumina an Flüssigkeit infundiert werden, sollten diese ebenfalls erwärmt sein.

Ergänzende Maßnahmen

Die Patienten sollten mindestens ein EKG-, Blutdruck- und Oxygenierungsmonitoring sowie eine Magensonde und einen Blasenkatheter erhalten. Auch die Zusammensetzung der Blutgase sollte überwacht werden. Bei Verdacht auf eine Schädelbasisfraktur kann die (nasogastrale) Magensonde auch nach der CT gelegt werden, oder man legt eine orogastrale Sonde.

Befundung von Röntgenbildern im Rahmen der Erstversorgung

Jede Bildgebung muss unter Aufsicht erfolgen und in Ruhe und ohne unnötige Verzögerung bei sorgfältiger Anwendung der Technik durchgeführt werden. Auch auf die Details muss geachtet werden. Vor allem muss der Film mit dem Patientennamen und einem Seitenmarker ausgezeichnet werden.

Die Thoraxaufnahme in Rückenlage sollte so schnell wie möglich erfolgen, nachdem der Patient korrekt positioniert worden ist. Die Patienten dürfen sich nicht mehr drehen und müssen in der Mitte der Untersuchungsliege gehalten werden.

Zur Befundung siehe Tabellen 18-3 und 18-4.

Tabelle 18-3: Befundungs-ABC für Thoraxaufnahmen in Rückenlage (vgl. Abb. 18-5)

Atemwege

- Prüfen Sie, ob die Trachea frei und mittig ausgerichtet ist.
- Prüfen Sie, ob die Atemwege frei sind.
- Prüfen Sie die Position des Endotrachealtubus.
- Suchen Sie nach Zähnen oder Fremdkörpern.
- Prüfen Sie alle Linien und Kanäle.

Beatmung

- Schließen Sie einen Spannungspneumothorax und einen Spannungshämatothorax aus.
- Suchen Sie nach flatternden Lungensegmenten.
- Schließen Sie Rippenfrakturen aus.
- Prüfen Sie, ob die Lungen frei sind.

Circulation (Kreislauf)

- Prüfen Sie, ob die Herzgröße und die Herzkonturen normal sind.
- Vergewissern Sie sich, dass der Aortenbogen deutlich erkennbar ist.
- Prüfen Sie, ob die Hili und die Gefäßmarker normal sind.

Diaphragma

- Prüfen Sie Größe, Form und Position des Diaphragmas.
- Prüfen Sie, ob beide Diaphragmen deutlich erkennbar sind.
- Prüfen Sie den Raum unter den Diaphragmen.

Edges (Ränder)

- Prüfen Sie die Pleura und den Recessus costodiaphragmaticus.
- Schließen Sie einen subtilen Pneumothorax oder einen Pleuraerguss aus.

Skelett und Weichteile

- Suchen Sie nach chirurgischen Eingriffen nach subkutanen Emphysemen.
- Kontrollieren Sie die Claviculae und die Schultern und schließen Sie Rippenfrakturen aus.
- Achten Sie auf die paraspinalen Linien und prüfen Sie die Wirbelsäule.

Tabelle 18-4: Befundungs-ABC für Beckenaufnahmen (vgl. Abb. 18-6)

Alignment (Ausrichtung)

- Prüfen Sie, ob die Symphysis pubis symmetrisch und nicht erweitert ist.
- Kontrollieren Sie sehr genau, ob das Sakroiliakalgelenk intakt ist.

Bones (Knochen)

- Prüfen Sie, ob alle drei Beckenringe intakt sind.
- Verwenden Sie helles Licht, um die Crista iliaca beidseits und die Hüften zu prüfen.
- Schauen Sie sich noch einmal speziell die LWS und die Hüftgelenke an.

Cartilage (Knorpel) und Gelenke

- Bestimmen Sie die Weite der Symphysis pubis.
- Prüfen Sie noch einmal das Sakroiliakalgelenk.
- Kontrollieren Sie beide Hüften.

Weichteile

- Prüfen Sie, ob die Weichteilebenen symmetrisch sind.
- Suchen Sie den M. obturator internus auf.
- Fahren Sie sorgfältig die perivesikalen Fettpolster ab.
- Prüfen Sie, ob die Fettstreifen des M. glutaeus medius und des M. psoas intakt sind.

Sachregister

A

Abdomen 100ff.
–, Anatomie 100
–, Befundungs-ABC 23, 100ff.
–, Computertomographie 100, 105ff.
–, extraluminale Luft 107
–, Fettstreifen 101, 104f.
–, freie intraperitoneale Luft 107
–, Fremdkörper 104
–, häufige Notfall-Befunde 105
–, Kalzifikationen 103
–, Lage der Hohlorgane 101
–, Lage der soliden Organe 100
–, Luft 102
–, Magnetresonanztomographie 100
–, Masse 110
–, Notfälle 108ff.
–, Skelett und solide Organe 105
–, Sonographie 100, 108, 110, 163
–, Trauma 110
–, übliche Aufnahmerichtung 16
–, Verdichtungen und Ränder 104
Abdomen, akutes
–, beim Kind/Neugeborenen 163
Abdomenaufnahme 100
–, Organe 100
–, in Rückenlage 102
–, im Stehen 101f.
–, Zeichen für freie Luft 107
Advanced Trauma Life Support (ATLS) 164
Altersklassen, pädiatrische 153
Anamnese bei Verletzten 13f.
Anomalie, kardiale 163
Apoplexie 122
–, ischämische 122
–, Richtlinien zur Bildgebung 122f.
Appendikolithen 104
Appendizitis, akute 109
–, Computertomographie (CT) 109
Arthritis, septische 160
Articulatio acromioclavicularis 49
–, Rockwood-Klassifikation 53
Articulatio humeri 49
Asthma 162
ATLS s. Advanced Trauma Life Support
ATLS-Training 11
Atmung 93
Augen 118
Azetabulumfraktur 59, 63

B

Bankart-Läsion 52
Barton-Fraktur 30, 35
Baseball-Finger s. Mallet-Finger
Bauchaortenaneurysma 110
Becken 55ff.
–, Befundungs-ABC 56ff.
–, Computertomographie 59
–, Dislokation 63
–, Hauptligamente 56
–, Knochen und Ausrichtung 57
–, knöcherne Anatomie 55
–, Knorpel/Gelenke/Weichteile 59
–, komplexe Bruchmuster 60
–, Kompressionsfraktur 59f.
–, laterale und anteroposteriore Kompression 59
–, normales 57f.
–, röntgenologische Projektionen 57
–, schwere vertikale Scherverletzung 60
–, Sonographie 63
–, übliche Aufnahmerichtung 16
–, Verletzungsmuster 59f.
–, vertikale Scherkräfte 60
Beckenaufnahme, Befundungs-ABC 167
Beckenfraktur 55
Befundungs-ABC 23ff.
–, Abdomen 23, 100ff.
–, Becken 56ff., 167
–, Brust- und Lendenwirbelsäule 147ff.
–, Brust 23
–, Ellbogen 40ff.
–, Fuß 82ff.
–, Gesicht 23, 126ff.
–, Halswirbelsäule 136
–, Hand 25ff.
–, Handgelenk 31ff.
–, Hüfte 56ff.
–, Knie 66ff.
–, Knöchel 75ff.
–, Kopf 23, 112ff.
–, peripheres Skelett 23
–, Schulter 48ff.

–, Thorax 92ff., 167
–, Wirbelsäule 23
Bennet-Fraktur 29
Biegungsbruch beim Kind 155
Blow-out-Fraktur 133
Blutung
–, hypertensive 124
–, intraparenchymale 123
Böhler-Winkel 84
Boxerfraktur 28
Bronchialkarzinom, primäres 18, 96, 98
Bronchien 92
Brust, Befundungs-ABC 23
Brustwirbelsäule (BWS) 145ff.
–, a.-p.-Aufnahme und Seitaufnahme 148
–, Aufnahme/Ausrichtung 149
–, Befundung Röntgenbild 146
–, Befundungs-ABC 147ff.
–, Computertomographie 145, 150
–, Fraktur 145f.
–, klinische Untersuchung 145
–, Knochen/Knorpel/Gelenke/Weichteile 149
–, Magnetresonanztomographie 145
–, Trauma 145f.
–, übliche Aufnahmerichtung 16
–, Verletzung 150
Brustwirbelsäulenverletzung 145
–, Fraktur 150
–, Mechanismen 147
–, Röntgenbefunde 151
–, durch Sturz 145

C

Caecum s. Zäkum
Calcaneus s. Kalkaneus
Campbell-Linie 129
Cerebrospinal Fluid Spaces 116f.
Chassaignac-Fraktur beim Kind/Säugling 158
Chassaignac-Luxation 20
–, Ellbogen 43
Cholezystitis, akute 110
Clavicula s. Klavikula
Clay Shoveler's Fracture 140
Colitis s. Kolitis
Colitis ulcerosa 107
Colles-Fraktur 32, 34
Computertomographie (CT)
–, Abdomen 100, 105ff.
–, bei akuter Appendizitis 109
–, Becken und Hüfte 59, 61
–, Brust- und Lendenwirbelsäule 145, 150
–, Fuß 80, 86f.
–, Gehirn 161
–, Gesicht 133
–, Halswirbelsäule 143
–, Knie 65, 69
–, Knöchel 75, 80
–, Kopf 21, 111ff., 166ff.
–, kraniale 112, 118f.
–, Meningitis 121
–, Schädel 21
–, Technik 111
–, Thorax 20, 93, 95
–, traumatische Aortenverletzung 94
Condylus s. Kondylen
Coronoid-Linie 157
Coxa vara
–, adolescentium 64
–, idiopathische 64
CT s. Computertomographie

D

Darmgase 103
Darmhernie 104
Darmwand, Luft in der 107
Daumen, Bennet-Fraktur und Dislokation 29
Daumenverletzung 28f.
Delbet-Klassifikation, kindliche Oberschenkelhalsfrakturen 63
Densaufnahme, transorale 143
Densfraktur 138f.
Dermoidzyste 104
Dickdarmdilatation 105f.
Dickdarmkollaps 106
Dickdarmperforation 106
Dislokation
–, Art. acromioclaris 52
–, Art. sternoclaviculare 52
–, Daumen 29
–, Ellbogen 43
–, Karpalknochen 36
–, Schulter 19, 51ff.
Dolan-Linie 129
Drei-Säulen-Modell, nach Denis 150
Dünndarmdilatation 105f.
Dünndarmobstruktion 105f.
Duraräume 117

E

Ellbogen 38ff.
–, Anatomie 38
–, Aufnahme/Ausrichtung 40
–, Befundungs-ABC 40ff.
–, Besonderheiten beim Kind 38f., 45
–, Chassaignac-Luxation 43
–, Dislokation des Capitulums 44
–, Dislokationen 43
–, Fraktur 41, 157
–, Fraktur des Capitulum humeri 22
–, Fraktur des proximalen Ulnaschaftes 44
–, Fraktur von Radiusköpfchen und -hals 42
–, Gelenkerguss 44
–, Knochen 41
–, Kombinationsverletzungen 45
–, Kondylenfraktur 42
–, Kongruenz der Gelenke 44
–, Ossifikationszentren 39
–, Radius-Capitulum-Linie 40f.

–, Regeln zur Weichteilbeurteilung 44
–, Sturz 38
–, suprakondyläre Humerusfraktur 42
–, übliche Aufnahmerichtung 16
–, Verletzungsformen und -häufigkeiten 43
–, vordere Humeruslinie 40
–, Weichteile 44
–, X- oder Sanduhrzeichen 41
Ellbogenaufnahme, Befundung beim Kind 157
Ellbogengelenk 38
Ellbogenverletzung 38
Endotrachealtubus 92f.
Enzephalopathie, hypertensive 124
Epicondylus medialis 42
Epiduralhämatom 117
Epiphysenfraktur
–, beim Kind 155f.
–, beim Neugeborenen 156
–, Typ I bis V 156
Epiphysenverletzung
–, Lokalisationen 155
–, Salter-Harris-Klassifikation 155f.
Epiphyseolysis capitis femoris 64
–, beim Kind 159f.
Erstversorgung von Traumapatienten 164

F

FAST-Sonographie 165
Femur-Fibula-Ulna-Komplex 64
Femurhalsfraktur 58
–, Lokalisationen 62
Femurkondylenfraktur 69
Fibula, Rotationsbruch 79
Fibulafraktur 78
Fibulakopffraktur 71
Finger, übliche Aufnahmerichtung 16
Fingerfraktur 25
Football-Zeichen 107
Frakturtypen beim Kind 154f.
Fremdkörper, übliche Aufnahmerichtung 16
Fremkörperinhalation beim Kind 162
Fuß 82ff.
–, Anatomie 82
–, Aufnahme/Ausrichtung 83
–, Befundungs-ABC 82ff.
–, bildgebende Verfahren 84
–, Computertomographie 80, 86f.
–, Fraktur der Metatarsalenbasis V 88
–, Frakturen von Os naviculare/Os cuboideum/Ossa cuneiformes 87
–, Knochen/Knorpel/Gelenke/Weichteile 85
–, Magnetresonanztomographie 83, 86f.
–, osteochondrale Fraktur der Trochlea tali 87
–, Phalangenfraktur 88
–, röntgenologische Projektionen 84
–, Stressfraktur 86
–, Stressverletzung 88
–, talare und subtalare Dislokationen 87
–, übliche Aufnahmerichtung 16
–, Verletzungsmechanismen 82
Fußverletzung 85ff.
–, durch Sturz 85

G

Galeazzi-Fraktur 30, 35, 45, 159
Gallenkolik 110
Gallensteine 103
Gallensteinileus 108
Gallenszintigraphie 110
Garden-Klassifikation der subkapitalen Frakturen 62
Geburt, Klavikulafraktur 53
Geburtstrauma 51
Gehirn, Computertomographie 161
Gelenke, übliche Aufnahmerichtung 16
Gesicht 118, 126ff.
–, Anatomie 126f.
–, Ausrichtung und Knochen 128f.
–, Befundungs-ABC 23, 126ff.
–, Computertomographie 133
–, Fraktur 130ff.
–, Knorpel und Gelenke 133
–, Luft-Flüssigkeit-Spiegel 133
–, Sinus und Weichteile 133
–, übliche Aufnahmerichtung 16
–, Weichteilschwellung 134
Gesichtsasymetrie 133
Gesichtsfraktur 130ff.
Gesichtsverletzung 126
–, beim Verkehrsunfall 126
–, empfohlene Röntgenaufnahme 126
Glasgow-Koma-Skala 119, 166
Glühbirnenzeichen 48f., 52
Grünholzfraktur 33
–, beim Kind 155

H

Halswirbelsäule (HWS) 135ff.
–, a.-p.-Aufnahme 137
–, Anatomie 135
–, Axialring 136
–, Befundung der a.-p.-Aufnahme 141f.
–, Befundung der Seitaufnahme 136ff.
–, Befundung einer transoralen Densaufnahme 143
–, Befundungs-ABC 136ff.
–, Computertomographie 143
–, Facettendislokation 138
–, Fallstricke der Befundung 143f.
–, Fraktur 135
–, Hyperextensionsdislokation 141
–, Hyperextensionsfraktur 139
–, Hyperflexionsfraktur 140
–, Magnetresonanztomographie 143
–, physiologische Verletzungsimitationen beim Kind 144
–, röntgenologische Projektionen 136
–, Seitaufnahme, Ausrichtung 137
–, subtiler Berstungsbruch 140
–, übliche Aufnahmerichtung 16

Halswirbelsäulenverletzung
–, beim Kind 135
–, Mechanismen 137
Hämatothorax 93
Hand 25ff.
–, Anatomie 25
–, Aufnahme/Ausrichtung 25
–, Befundungs-ABC 25ff.
–, Knochen 25
–, Knorpel und Gelenke 26
–, Kompressionsfraktur 27
–, Querfraktur 27
–, Rotationsbruch 27
–, übliche Aufnahmerichtung 16
–, Weichteile und Fremdkörper 26
Handgelenk 30ff.
–, Anatomie 30
–, Aufnahme/Ausrichtung 31
–, Befundungs-ABC 31ff.
–, Fraktur 30, 36
–, Knorpel/Gelenke/Weichteile/Knochen 33
–, Magnetresonanztomographie 35
–, Sturz 34
–, übliche Aufnahmerichtung 16
–, Verletzung der Karpalknochen 35ff.
–, Verletzung distaler Radius/distale Ulna 33ff.
Handgelenkverletzung beim Kind 30
Handverletzung 25
Hangman's Fracture 139
Harnleiterkolik 110
Hawkins-Klassifikation der Talushalsfrakturen 81
Herzgröße, Bestimmung 94
Herzinsuffizienz 98
Hill-Sachs-Läsion 52
Hirnparenchym 114
Hirnschaden, schwerer hypoxischer 115
Hirnstammverletzung, tiefe zerebrale 120
Hirnverletzung, primäre 119f.
Hüftbeschwerden beim Kind 62
Hüftdislokation
–, Komplikationen 63
–, durch Sturz 63
Hüfte 55ff.
–, Abrissfraktur beim Kind 160
–, Befundung der a.-p.-Aufnahme 60f.
–, Befundung der Seitaufnahme 61f.
–, Befundungs-ABC 56ff.
–, Computertomographie 59, 61
–, Dislokation 63
–, beim Kind 56
–, Knochen und Ausrichtung 57
–, knöcherne Anatomie 56
–, röntgenologische Projektionen 57
–, Sonographie 63, 160
–, subtile Oberschenkelhalsfraktur 22
–, übliche Aufnahmerichtung 16
Hüftgelenkprobleme beim Kind 159
Hüftgelenksluxation, angeborene 63
Hüftverletzung beim Kind 60
Humerusfraktur, proximale 54
–, Neer-Klassifikation 53
Humeruslinie, vordere 40, 157
–, beim Kind 45
HWS s. Halswirbelsäule
Hydrocephalus communicans 117
Hydrozephalus, akuter 117
Hyperextensionstrauma 27
Hyperflexionstrauma 138

I

Ileus, paralytischer 108

J

Jefferson-Fraktur 143

K

Kahnbeinfraktur, Magnetresonanztomographie (MRT) 19
Kalkaneusfraktur 75, 85
Kalkaneusverletzung 85
Karpalknochen
–, beim Kind 31
–, Frakturen und Dislokationen 36
Kind
–, Abrissfraktur der Hüfte 160
–, akutes Abdomen 163
–, Asthma 162
–, Befundung der Ellbogenaufnahme 157
–, Besonderheiten bei Frakturen 153ff.
–, Biegungsbruch 155
–, Biegungsfraktur am Ellbogen 45
–, biomechanische und physiologische Unterschiede 153
–, Chassaignac-Fraktur 158
–, Chassaignac-Luxation 20
–, Delbet-Klassifikation der Oberschenkelhalsfrakturen 63
–, Diaphysenfraktur 154
–, Ellbogenfraktur 41, 157
–, Ellbogenverletzung 38, 43, 45
–, Epiphysenfraktur 155f.
–, Epiphysiolysis capitits femoris 159f.
–, Frakturtypen 154f.
–, Grünholzfraktur 155
–, Halswirbelsäulenverletzung 135
–, Handgelenkverletzung 30
–, Hüftbeschwerden 62
–, Hüfte 56
–, Hüftgelenkprobleme 159
–, Hüftverletzung 60
–, inhalierte Fremdkörper 162
–, kardiale Anomalie 163
–, Karpalknochen 31
–, laterale Kondylenfraktur 158
–, Lead-Pipe-Fraktur 155
–, mediale Kondylenfraktur 158
–, nicht-akzidentielle Verletzung/Skelettverletzung 160
–, Nierenanomalie/Nierenmassen 163
–, Notfälle der Harnwege 163
–, Notfallradiologie 153ff.
–, Oberschenkelhalsbruch 62

–, Obstruktion 163
–, Perthes-Krankheit 159
–, physiologische Verletzungsimitationen HWS 144
–, Pleuraempyem 162
–, Pneumonie 162
–, Pneumothorax 163
–, Radius-Capitulum-Linie und Humeruslinie 45
–, Radiusköpfchenfraktur 158
–, Schädelbruch 161
–, septische Arthritis 160
–, Skelettverletzung 153
–, Stürze 161
–, suprakondyläre Fraktur 158
–, thorakale Notfälle 162f.
–, Unterarmfraktur 159
–, Verletzung durch Gewalteinwirkung 161
–, Wulstbruch 154
Klavikulafraktur 52
–, bei der Geburt 53
Klippel-Feil-Krankheit 137, 144
Knie 65ff.
–, Abrissfraktur und Bandverletzung 72
–, Anatomie 65
–, Befundung der a.-p.-Aufnahme 69
–, Befundung der Seitaufnahme 68
–, Befundungs-ABC 66ff.
–, Computertomographie 65, 69
–, Ligamente und muskulotendinöse Strukturen 66
–, Magnetresonanztomographie 65, 71
–, normale a.-p.-Aufnahme 67
–, normale Seitaufnahme 67
–, röntgenologische Projektionen 67
–, Segond-Fraktur 73
–, sekundäre Ossifikationszentren 66
–, Sonographie 65
–, suprakondyläre Fraktur 69
–, übliche Aufnahmerichtung 16
–, Verletzung der Patella 71
–, Verletzung des distalen Femurs 69
–, Verletzungen der proximalen Tibia und der Fibula 70
Kniedislokation 71
Knieverletzung, Ottawa Knee Rules 65
Knöchel 74ff.
–, Anatomie 74
–, Aufnahme/Ausrichtung 75
–, Befundungs-ABC 75ff.
–, Computertomographie 75, 80
–, Fraktur des Malleolus lateralis 78
–, Knochen 75
–, Knorpel und Gelenke 76
–, Magnetresonanztomographie 75
–, Ottawa-Regeln 74
–, Röntgenebenen 75
–, übliche Aufnahmerichtung 16
–, Verletzungsmechanismen 77
–, Weichteile 77
Knöchelbewegung, normale 77
Knöcheldislokation 80
Knöchelfraktur, trimalleoläre 79
Knopflochdeformität 27
Köhler-Tränenfigur 58, 61
Kolitis
–, akute 107
–, entzündliche 109
–, ischämische 109
Kompressionsfraktur
–, Becken 59f.
–, Hand 27
Kondylenfraktur
–, laterale beim Kind 158
–, mediale beim Kind 158
Kopf 111ff.
–, akute Parenchymblutung 116
–, AV-Malformation 124
–, Befundungs-ABC 23, 112ff.
–, beidseitiger Territorialinfarkt 123
–, Computertomographie (CT) 21, 111ff., 166ff.
–, diffuse Axonschädigung 120
–, extraaxiale Blutung 117, 119
–, extraaxiale Läsion 118
–, hyperdense Läsionen 116
–, hypodense Läsionen 115
–, Knochen 113
–, Lufträume 113
–, Mehrschicht-CT (MDCT) 128
–, Rindenkontusion 120
–, Scherverletzung 115
–, subakuter Infarkt 123
–, Trauma 111
–, übliche Aufnahmerichtung 16
–, vasogenes Ödem 115
–, wichtige Kontrollgebiete 119
Kopftrauma
–, Behandlungsziel 120
–, stumpfes 119
Kopfverletzung 119
–, Computertomographie 21, 111ff., 166ff.
–, Trauma 166

L

Lead-Pipe-Fraktur beim Kind 155
LeFort, Rene 132
LeFort-Klassifikation/-Verletzung 132
Lendenwirbelsäule (LWS) 145ff.
–, a.-p.-Aufnahme und Seitaufnahme 147f.
–, Anatomie 146f.
–, Aufnahme/Ausrichtung 149
–, Befundung Röntgenbild 146
–, Befundungs-ABC 147ff.
–, Computertomographie 145, 150
–, Fraktur 145f.
–, klinische Untersuchung 145
–, Knochen/Knorpel/Gelenke/Weichteile 149
–, Magnetresonanztomographie 145
–, Trauma 145f.
–, übliche Aufnahmerichtung 16
–, Verletzung 150
Lendenwirbelsäulenverletzung

–, Mechanismen 147
–, Röntgenbefunde 151
–, durch Sturz 145
–, Verdacht auf 145
Liquorräume 116f.
Lisfranc-Frakturdislokationen 87f.
Liver-Overlap-Sign 109
Luft, extraluminale 107f.
Lufträume, Kopf 113
Lunge
–, alveoläre Verschattung 95
–, Gefäßversorgung 93
–, Knoten 96
–, Pathologie 95
–, systematische Beurteilung 94
–, Verschattungslinien 95
Lungenhilus 93
Lungenkollaps 98
Lungenmassen 96, 99
Lungenmetastasen 99
Lungenödem 98
Lungenstruktur,Verdichtung 97f.
Luxatio coxae congenita 63
LWS s. Lendenwirbelsäule

M

Magenvolvolus 108
Magnetresonanztomographie (MRT)
–, Abdomen 100
–, Brust- und Lendenwirbelsäule 145
–, Fuß 83, 86f.
–, Halswirbelsäule 143
–, Handgelenk 35
–, Kahnbeinfraktur 19
–, Knie 65
–, Knöchel 75
–, pädiatrische Notfallradiologie 159
–, Schulter 47
Maisonneuve-Fraktur 78
Malleolus lateralis 75
Mallet-Finger (Baseball-Finger) 27
Mandibula, Anatomie 131
Mandibulafraktur 130f.
McGrigor-Linie 129
Mediastinum 93
Meningitis 121
–, Computertomographie 121
Mesenterialinfarkt 108
Metakarpalkverletzung 28
Metaphysenwinkelfraktur beim Säugling 161
Mittelgesichtsfraktur 131
Monteggia-Fraktur 30, 35, 44, 159
MRT s. Magnetresonanztomographie

N

Neer-Klassifikation 53
Neugeborenes
–, akutes Abdomen 163
–, Epiphysenfraktur 156
–, Obstruktionen 163
Nierenanomalie beim Kind 163
Nierenkolik 110
Nierenmassen beim Kind 163
Nierensteine 103
Notfall
–, abdominaler 105ff.
–, gastrointestinaler 108
–, Harnwege beim Kind 163
–, pädiatrischer 153
–, thorakaler beim Kind 162f.
Notfallradiologie, pädiatrische 153ff.

O

Oberschenkelhalsbruch 62
–, beim Kind 62
–, durch Sturz 62
Oberschenkelhalsfraktur 61
Obstruktion
–, beim Kind/Neugeborenen 163
Okzipitomentalaufnahme 128
Orbitatrauma, indirekte Zeichen 133
Orbitaverletzung 132
Orthopantomogramm 129ff.
Ossifikationszentren 153
–, durchschnittliches Erscheinungsalter 157
Osteoporose 62
Ottawa Knee Rules für Standardröntgenaufnahmen 65

P

Pacchioni-Granulationen 117
Pankreatitis, akute 110
Patelladislokation 71
Patellafraktur 71
Perthes-Krankheit beim Kind 159
Phalangenfraktur, Fuß 88
Phalanxverletzung 27
Phlebolithen 103
Pilon-Fraktur 79
Pleuraempyem beim Kind 162
Pleuraerguss 97
Pneumomediastinum 97
Pneumonie beim Kind 162
Pneumothorax 96
–, beim Kind 163
Pneumozephalus 113
Pseudoobstruktion 108

Q

Querfraktur, Hand 27

R

Radius-Capitulum-Linie 40f., 157
–, beim Kind 45
Radiusfraktur, distale 35
Radiusköpfchenfraktur 42
–, beim Kind 158
Red-Dot-System 17
Rigler-Zeichen 107
Rippen-Zwerchfell-Winkel 94

Rockwood-Klassifikation 53
Röntgen
–, übliche Aufnahmerichtungen 16
–, Zweierregel 15ff.
Röntgenbild, Fehldiagnose 21
Röntgenbildbefundung
–, Anomalie 17
–, Grundlagen 15ff.
–, Kontrolle 22
Röntgenthorax, nach Verkehrsunfall 20
Röntgenuntersuchung bei Verletzten 13f.
Rotationsbruch
–, Fibula 79
–, Hand 27

S

SAB s. Subarachnoidalblutung
Sakrum, übliche Aufnahmerichtung 16
Salter-Harris-Klassifikation, Epiphysenverletzung 155f.
Salter-Harris-Fraktur 30
Salter-Harris-Verletzung 17, 34
Säugling
–, Chassaignac-Fraktur 158
–, Metaphysenwinkelfraktur 161
–, Schütteln/Schleudern 161
–, Skelettverletzung 153
Schädel, Computertomographie (CT) 21, 111ff.
Schädelaufnahme bei Trauma 119
Schädelbruch beim Kind 161
Schädelimpressionsfraktur 21, 111, 114
Schulter 47ff.
–, Anatomie 47
–, Aufnahme/Ausrichtung 48f.
–, Befundungs-ABC 48ff.
–, Dislokationen 51ff.
–, Fraktur 52ff.
–, Knochen/Knorpel/Gelenke/Weichteile 50
–, Magnetresonanztomographie 47
–, Normalwerte bei der a.-p.-Aufnahme 50
–, sekundäre Ossifikationszentren 48
–, Sturz 52
–, subtile posteriore Dislokation 19
–, übliche Aufnahmerichtung 16
–, Verletzungsmuster 51
Schultergelenk, a.-p.-Aufnahme 47
Schultergürtel 47
–, Häufigkeit von Dislokationen 51
Sehnenplatte, palmare, Ausriss 27
Shenton-Linie 57f.
Sigmavolvolus 109
Skaphoidfraktur 35f.
Skapulafraktur 53
Skelett 12
–, peripheres, Befundungs-ABC 23
Skelettaufnahmen bei nicht-akzidentiellen Verletzung 161
Skelettverletzung 13
–, beim Kind/Säugling 153
–, nicht-akzidentielle beim Kind 160
Skidaumen 29
Smith-Fraktur 30, 34
Sonographie
–, Abdomen 100, 108, 110, 163
–, Becken und Hüfte 63, 160
–, Knie 65
Spannungshämotothorax 20
Spannungspneumothorax 20, 93
Sprunggelenk 74
–, Bänder 74
Sprunggelenksdistorsion 77
Sprunggelenksfraktur 77f.
Stressfraktur, Fuß 86
Stressverletzung, Fuß 88
String of Beads 106
Sturz 12
–, Ellbogen 38
–, Fußverletzung 85
–, Handgelenk 34
–, Hüftdislokation 63
–, beim Kind 161
–, Oberschenkelhalsbruch 62
–, Schulter 52
–, Verletzung der Brust- und Lendenwirbelsäule 145
Subakromialraum 50
Subarachnoidalblutung (SAB) 121f.

T

Talusfraktur 80, 86
Talushalsfraktur 80f.
–, Hawkins-Klassifikation 81
Teardrop Fracture 139
Teardrop Sign 133
Territorialinfarkt, vaskulärer 122
Thorax 90ff.
–, a.-p.-Aufnahme 90, 94
–, Anatomie 90
–, Befundungs-ABC 92ff.
–, Computertomographie (CT) 20, 93, 95
–, Diaphragma/Hemidiaphragma 94
–, nicht-traumatische Erkrankungen 97
–, p.-a.-Aufnahme 90, 94
–, Skelett/Weichteile 94
–, Traumafolgen 96
–, traumatische Aortenverletzung 97
–, Tumor am linken Hilus 94
–, übliche Aufnahmerichtung 16
Thoraxaufnahme 90f.
–, in Rückenlage, Befundungs-ABC 167
Thoraxdrainagen 92
Thurston-Holland-Fragment 156
Tibiakopffraktur 70
Tibiastressfraktur 70
Tillaux-Fraktur 80
Touquets zehn Gebote 19ff.
Trachea 92
Trauma
–, ABCDE-Schema 164
–, Abdomen 110
–, Allgemeines 11ff.

–, Atemwege freimachen/HWS-Kontrolle 164
–, Beatmung 165
–, Befundung von Röntgenbildern bei Erstversorgung 167
–, Bildgebung bei der Erstversorgung 164
–, Brust- und Lendenwirbelsäule 145f.
–, bei der Geburt 51
–, bei Kopfverletzung 166
–, Kreislauf und Blutung 165
–, lebensbedrohliches 164ff.
–, neurologische Untersuchung 166
–, Schädelaufnahme 119
–, mit Todesfolge 12
Traumaepidemiologie 11f.
Traumafolgen, Thorax 96
Traumapatient, Erstversorgung 164
Triplane-Fraktur 80
Tripodfraktur 132
Trough-Line 49, 52

U

Ulnafraktur 35
Unterarmfraktur 30
–, beim Kind 159
Unterkiefer, übliche Aufnahmerichtung 16
Urethersteine 103

V

Venenkatheter, zentraler 92
Verkehrsunfall 12
–, Brust- und Lendenwirbelsäulenverletzung 145
–, Gesichtsverletzung 126
Verletzte
–, Anamnese 13f.
–, bildgebende Verfahren in der Beurteilung 13f.
Verletzung
–, der Karpalknochen, Handgelenk 35
–, nicht-akzidentielle beim Kind 160
–, nicht-akzidentielle, Skelettaufnahme 161
Volvolus 107

W

Weber-Einteilung der Sprunggelenksfrakturen 78
Weichteilschatten, prävertebraler 142
West-Point-Klassifizierung der Sprunggelenksdistorsion 77
Wirbelsäule
–, Befundungs-ABC 23
–, Stabilität 136
Wirbelsäuleninstabilität, Drei-Säulen-Modell 150
Wirbelsäulenverletzung, prädisponierende Faktoren 145
Wulstbruch 33
–, beim Kind 154

X

X- oder Sanduhrzeichen 41, 158

Z

Zäkumvolvolus 108
Zeh
–, septische Arthritis 18
–, übliche Aufnahmerichtung 16
Zweierregel, Röntgen 15ff.